血管内治療のための血管解剖
脳静脈

編著…清末一路　著…田上秀一　石黒友也

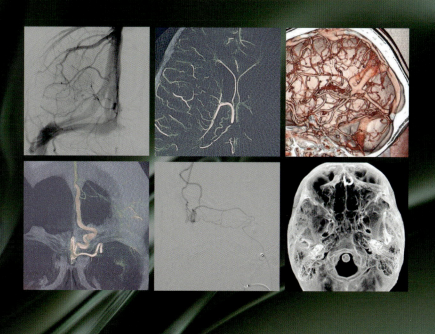

秀潤社

巻頭のことば

　待望の一冊である．と書き始めたところで，著者らの前著である「血管内治療のための血管解剖 外頸動脈」の巻頭のことばを見返してみた．元東北大学病院放射線診断科の高橋昭喜先生が，同じく「待望の一冊である」と書き始めてある．驚きとともに，本書にとっても書き始めとして適切なことばであることを確信した．

　本書は中枢神経の画像診断を学ぶ者が最もとりつきにくく，挫折しやすい脳静脈構造について，手に取るように分かるようになる工夫が施されている．血管造影と高精細の回転DSAおよび骨のCT画像のカラーでのフュージョンは著者らの独自の手法であり，前著から引き継がれている．

　脳脊髄に限らず静脈は動脈に比べて肩身の狭い思いをしてきたと感じるのは私だけであろうか．静脈の側副血行の良さに伴う懐の広さが臨床的にその様に感じさせてきたのかもしれない．それだけ医師も患者も静脈には助けられてきたとも言えよう．頭蓋内外の静脈走行はvariationに富むのではあるが，押さえておくべき基本ルートを押さえた上でその環流（流れ）を理解することができると流出路，逆流，閉塞などへの考えが柔軟になり，読影や治療において臨機応変に対応できるようになる．本書の著者らは脳血管内治療のスペシャリストであり，特に硬膜動静脈瘻の治療において造詣が深い．本書において随所に示される様に，硬膜動静脈瘻の血管内治療法の観点からのアプローチがなされており，脳血管内治療医にとっては必携の書と言える．一方，脳神経外科医にとっては静脈の局所解剖学を画像で把握でき，手術書や局所解剖学書で示される所見を術前に示現し，導いてくれることであろう．さらに神経放射線科医にとってはいつでも手が届くところにあるべき一冊であると確信する．

　前著が出版された際には，雑誌に書評を書く機会を与えていただいた．続編として静脈編の出版を期待する旨を書いておいたのであるが，あっという間に出来上がった感がある．著者らの仕事の質と早さには驚くばかりである．日本人にとっては日本語で説明がなされていることは幸せであるが，世界の人が待っている書であろう．

2016年11月

久留米大学医学部放射線医学教室

安陪等思

巻頭のことば

　2013年に発行された「血管内治療のための血管解剖　外頸動脈」に続き，待望の脳静脈の解剖書が出版されました．著者の清末一路と田上秀一の両先生は，神経放射線領域の診断・治療で長くリードして来られ私の良き友人であり，石黒友也先生は私と一緒に同分野を勉強してきた同僚です．三先生による脳静脈解剖についてのバイブル的な教科書・アトラスが完成したと思います．

　脳静脈解剖は，脳動脈のそれと異なり苦手感を持つ人が少なくありません．その理由の一つに，血管内治療の多くを占める脳動脈瘤や脳動脈の狭窄・閉塞性疾患（動脈性疾患）の治療時に，脳動脈解剖の情報だけで診断や治療が可能だという現実があります．折角，静脈相まで撮影した血管撮影の画像の静脈相をほとんど残さない施設もあります．普段からこのような体制で血管撮影を行なっている場合，静脈系の読影をきちんと行うことは不可能です．本当に静脈情報は不要でしょうか？　経静脈的塞栓術を行う場合は当然必要ですが，そもそも動静脈シャント疾患の脳動静脈奇形や硬膜動静脈瘻の病因は，動脈側にあるのではなく静脈側にあるので（静脈性疾患），その病態も静脈側の知識がないと理解できないのは至極当然です．

　本書は各章の初めに，発生学的な説明があり，それに続いて詳細な静脈解剖の説明が，画像と美しいイラストとともになされています．各画像，特にDSA画像やCT/MRなどの再構成画像やMIP像は，著者らの画像への熱意と愛情が感じられます．また静脈の本であるにも関わらず硬膜動脈の詳細な記載があります．硬膜動静脈瘻の治療を意識した，これ以上の解剖書はないように思います．

　「血管内治療のための血管解剖」と書名はなっていますが，決して血管内治療のためだけの本ではないように思います．脳の静脈解剖は通読してもなかなか知識として残らないので，個々の疾患の血管撮影像の読影の際に，この本を常に横に置いておき，参照するような読み方がいいように思います．脳の血管病変を扱う脳血管内治療医・脳神経外科医・神経内科医・放射線科医の必携の書と思います．

2016年11月

大阪市立総合医療センター
脳血管内治療科

小宮山雅樹

序 文

　静脈系の発達は動脈よりも受動的であり，脳や神経・骨など周囲臓器の発達に従い圧排・伸展され，消退や融合のプロセスを経て完成する．そのため静脈には非常に多くのバリエーションが存在し，その解剖の理解を難しくしている．また静脈間には吻合が多くみられ，そのため動脈よりも遮断に対する耐性があることから，その重要性は一般的にあまり認識されない傾向がある．しかし，動静脈シャントの脳血管内治療などの際に uncal vein や prepontine bridging vein などのように細いが重要な静脈の認識が無いことにより重篤な合併症をきたすこともあり，動脈と同様に安全に血管内治療を行うためには脳静脈の基本走行やバリエーションなどの画像解剖の知識は重要である．

　3年前に「血管内治療のための血管解剖　外頸動脈」を松丸祐司先生・田上秀一先生とともに執筆し，多くの先生から御評価をいただくとともに，数名の先生から「次は脳静脈を」という声を頂いた．もとより，血管内治療と脳静脈解剖は筆者の主な関心事項でありライフワークでもあることから前著出版のあと比較的早くから執筆を開始したが，改めて脳静脈の画像解剖の奥深さ・複雑さを再確認させられるとともに，20年以上前に詳細な脳血管解剖を示された奥寺利男先生，Yun Peng Huang 先生や Pierre Lasjaunias 先生などの先達の偉大さを改めて感じた．本書は筆者自身再度勉強するとともに，共同執筆者である石黒友也先生や田上秀一先生の貴重な御助力によりようやく作成された．静脈解剖を3次元的に理解しやすくするために，前著「外頸動脈」同様に通常の血管造影像に加えて3DRAの多断層像を多数呈示するとともに，多くの場合DSAではステレオ像を用いている．また，血管内治療の役に立つように各静脈洞に分布する動脈系についても言及している．本書の内容が脳・頭頸部の血管内治療において，いくばくかの役に立てば幸いである．

　前著同様に，お世話になってばかりである森　宣教授，いつも脳血管内治療のみならず多方面においてご指導いただいている小宮山雅樹，安陪等思両先生にこの場を借りて深く感謝の意を表させていただく．

清末一路

　脳静脈の解剖に関する知識は，血管内治療においては硬膜動静脈瘻をはじめとするシャント疾患において特に重要となる．しかし疾患自体の頻度が低く，また静脈自体を詳細に描出，評価するには bi-plane DSA のステレオ撮影での静脈相の評価，造影 MRA，造影 CTA での静脈相の再構成画像など，やや特殊な評価方法が必要となる．解剖に関しては，バリエーションが非常に多いことも脳静脈の特徴と思われ，また静脈閉塞や動静脈シャント疾患においては，非常に多彩な吻合，灌流形態を呈する．そういった理由から，脳静脈解剖に精通し，それに関する臨床研究を行う医師はまだ少ないと考えられる．しかし，それらの正常解剖・機能解剖を知り，発生のプロセスとバリエーションを知ることで脳静脈に関する理解を深めることが可能で，さらに病態や発生プロセスに柔軟に対応して様々な形態を呈するに至る過程を理解することは，脳静脈の興味深いところと思われる．本書が脳血管内治療のみならず，開頭手術を安全に行うための有用な情報を得るツールの一つとなり，また脳静脈解剖に興味を持って臨床研究に携わる医師が増えるきっかけとなることを願う．

田上秀一

多くの脳血管内治療医において脳静脈の解剖は，一度は勉強したが十分に習得出来なかった知識ではないだろうか．その理由として形態が非常に多彩で様々なvariationを認めること，静脈弁が存在しないため血流の方向が周囲の環境に応じて変化することが考えられる．また脳静脈洞とは異なり脳静脈に直接コイルを留置したり，液体塞栓物質を使用する機会は非常に限られており，脳静脈の解剖を知らなくても多くの疾患の治療が可能であることも理由として挙げられる．しかし脳静脈の解剖は動静脈シャント疾患，developmental venous anomaly，静脈洞血栓症などの疾患の病態把握のためには必須の知識である．脳静脈は一見すると複雑そうであるが，基本となる正常解剖を習得すれば，そのvariationは比較的容易に理解出来るようになる．本書ではその基本となる正常解剖をDSAにcone-beam CTや回転撮影の再構成画像を加えて解説している．血管撮影を用いた脳静脈の詳細な検討は1970年前後にすでに行われ，その際にはステレオ撮影が用いられた．現在においても，狭い空間に様々な静脈を認める深部静脈系や後頭蓋窩静脈系に対してステレオ撮影は非常に有用な方法であることは知っておくべきである．

　繰り返しになるが，脳静脈は形態が非常に多彩で様々なvariationがあり，どの方向へも流れることが出来る．そのことが脳静脈を取り付き難くしているが，逆に魅力でもある．本書でその魅力を少しでも感じとってもらえれば幸いである．

石黒友也

執筆者一覧

清末一路　Hiro Kiyosue

1989 年	大分医科大学医学部卒業，同学放射線医学教室入局
1994 年	麻生飯塚病院脳血管内治療科
1995 年	大分医科大学医学部放射線医学教室　助手
1999 年	永冨脳神経外科病院放射線科　部長（～2002 年）
2002 年	大分医科大学医学部放射線医学教室　助手（～2008 年）
2004 年	ドミニカ共和国医学教育センター（JICA 専門家派遣：3 か月間）
2006 年	西オーストラリア大学 Royal Perth Hospital（クリニカルフェロー：6 か月間）
2008 年	大分大学医学部付属病院放射線部　准教授（～現在）

日本医学放射線学会専門医
日本脳神経血管内治療学会指導医
日本 IVR 学会専門医
日本 IVR 学会理事，同機関誌副編集委員長，同学会学術委員，同薬事委員
日本脳神経血管内治療学会理事，同機関誌副編集委員長
Neuroradiology Journal 編集委員
American Journal of Roentogenology 査読委員
Neurointervention 編集委員
Interventional Radiology 編集委員長
日本神経放射線学会評議員

【受賞】
・Certificate of Merit, RSNA, Annual Meeting. Chicago, USA, 2011.
・Cum Laude, RSNA, Annual Meeting. Chicago, USA, 2007.
・Certificate of Merit, European Congress of Radiology, Vienna, Austria, 2006.

など多数

田上秀一　Shuichi Tanoue

1996 年	大分医科大学医学部卒業，同学附属病院放射線科　医員
1997 年	大分県立病院放射線科
1998 年	大分医科大学医学部附属病院放射線科
1999 年	永冨脳神経外科病院放射線科
2000 年	大分医科大学医学部附属病院放射線科
2002 年	脳神経センター大田記念病院放射線科
2003 年	大分医科大学医学部附属病院放射線科
2004 年	大分大学医学部附属病院放射線部　助手
2006 年	Royal Perth Hospital, Division of Diagnostic and Interventional Radiology（オーストラリア）
2007 年	大分大学医学部附属病院放射線部　助教（～現在）
2016 年	Área Clínica de Imagen Médica, Hospital Universitario y Politécnico La Fe（スペイン）

日本医学放射線学会専門医
日本脳神経血管内治療学会指導医
日本 IVR 学会専門医
マンモグラフィ読影認定医
日本 PET 核医学認定医

【受賞】
・第 27 回日本脳神経血管内治療学会ポスター賞（金賞），2012.
・10th meeting of Asian Australasian Federation of Interventional and Therapeutic Neuroradiology, Poster Award（Silver prize），2012.
・第 71 回日本医学放射線学会総会ポスター賞（銅賞），2012.

など多数

石黒友也　Tomoya Ishiguro

1999 年	大阪市立大学医学部卒業，同学付属病院脳神経系外科
2001 年	大阪市立総合医療センター脳神経外科
2002 年	大阪市立総合医療センター小児脳神経外科
2003 年	大阪市立大学医学部付属病院脳神経外科
2006 年	大阪市立総合医療センター脳神経外科
2013 年	大阪市立総合医療センター脳血管内治療科（～現在）

日本脳神経血管内治療学会専門医　指導医
日本脳神経外科学会専門医
日本脳卒中学会専門医

シェーマ作成：清末一路，田上秀一，石黒友也

血管内治療のための血管解剖 | **脳静脈** 目次

概要　頭蓋内静脈解剖　11

1章　上矢状静脈洞と上大脳静脈系　23

- 1　上矢状静脈洞　superior sagittal sinus　24
- 2　上大脳静脈　superior cerebral vein　32
- 3　上矢状静脈洞領域に分布する動脈系　35

2章　直静脈洞，下矢状静脈洞と深部・脳底静脈　39

- 1　直静脈洞　straight sinus　40
- 2　下矢状静脈洞　inferior sagittal sinus　43
- 3　直静脈洞・下矢状静脈洞領域への動脈分布　47
- 4　ガレン大静脈　vein of Galen　52
- 5　深部静脈系（内大脳静脈）　deep cerebral vein (internal cerebral vein)　56
  - 5-1　内大脳静脈の分枝　56
    - 1) 上衣下静脈　56
    - 2) 脈絡叢静脈　63
    - 3) 脳梁静脈　65
    - 4) 視床静脈　65
- 6　脳底静脈　basal vein of Rosenthal　73
  - 6-1　脳底静脈の分枝　79
    - 1) deep middle cerebral vein（深中大脳静脈）　79
    - 2) inferior striate vein　79
    - 3) olfactory vein　79
    - 4) anterior cerebral vein　81
    - 5) frontoorbital vein　81
    - 6) uncal vein　81

- 7) peduncular vein ... 81
- 8) inferior ventricular vein ... 81
- 9) lateral atrial vein ... 81
- 10) lateral mesencephalic vein ... 81
- 11) 脳底静脈 third segment に還流するその他の静脈分枝 ... 83

3章 横・S状静脈洞と静脈洞交会　93

はじめに ... 94

1 下大脳静脈　inferior cerebral vein ... 103
2 天幕静脈洞　tentorial sinus ... 109
3 静脈洞交会・横静脈洞領域に分布する動脈系 ... 118
- 3-1 静脈洞交会・横静脈洞遠位部 ... 118
- 3-2 横静脈洞近位部 ... 118
- 3-3 S状静脈洞　sigmoid sinus ... 121

4章 後頭蓋窩静脈系　123

はじめに ... 124

1 superior（Galenic）drainage group　Galenic drainage group ... 125
- 1-1 precentral cerebellar vein ... 125
- 1-2 superior vermian vein ... 129
- 1-3 superior hemispheric vein ... 129

2 脳幹〜小脳前面の静脈群 ... 131
- 2-1 anterior pontomesencephalic vein-anterior medullary vein（APMV-AMV） ... 131
- 2-2 lateral mesencephalic vein ... 131
- 2-3 petrosal vein ... 133

3 後方の tentorial sinus および横静脈洞，直静脈洞に注ぐ静脈群
posterior/tentorial drainage group ... 137
- 3-1 superior/inferior hemispheric veins ... 137
- 3-2 inferior vermian vein ... 137

5章 海綿静脈洞，上下錐体静脈洞 … 139

- **1** 海綿静脈洞　cavernous sinus … 140
- **2** 浅中大脳静脈と鉤静脈　superficial middle cerebral vein and uncal vein … 143
- **3** 上錐体静脈洞と橋前架橋静脈　superior petrosal sinus and prepontine bridging vein … 150
- **4** 下錐体静脈洞　inferior petrosal sinus … 155
- **5** 海綿静脈洞に関連するその他の静脈系 … 165
  - 5-1　intercavernous sinus と basilar plexus（ICS & BPx） … 165
  - 5-2　pterygoid plexus（翼突静脈叢） … 165
  - 5-3　inferior petroclival vein（IPCV） … 165
  - 5-4　superior ophthalmic vein, facial vein & middle/superficial temporal vein … 172
- **6** 海綿静脈洞領域に分布する動脈系 … 178
- **7** 上錐体静脈洞領域に分布する動脈系 … 183

6章 顆管静脈系 … 187

はじめに … 188

- 6-1 領域の動脈支配　anterior condylar confluence … 197

本書の参考文献 … 198
略語索引 … 200
索引 … 204

脳静脈

概要

頭蓋内静脈解剖

頭蓋・頭蓋内静脈は頭蓋の静脈である diploic vein（板間静脈），硬膜・硬膜下静脈である meningeal vein（硬膜静脈）や dural sinus（硬膜静脈洞），およびそれらの頭蓋外への emissary vein（導出静脈）と，大脳・小脳・脳幹などの脳静脈より構成される．脳実質からの静脈血は medullary vein（髄質静脈）を介して脳表の pial vein（cortical vein）または脳室内の subependymal vein（上衣下静脈）（deep vein）に注ぎ，いくつかの静脈が合流して静脈洞を通り内頸静脈に導出される．また脈絡叢からの静脈も深部や後頭蓋窩の pial vein へと繋がり，同様の経路を通り導出される（**図1**）．

medullary vein は superficial medullary vein と deep medullary vein に分けられ，superficial medullary vein は遠心

図1 脳静脈還流路

A 脳静脈還流路模式図 側面像

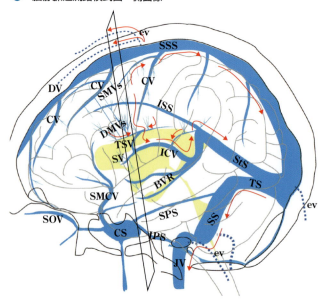

A, B：脳実質からの静脈血は superficial medullary veins（SMVs）を介して脳表の coritical vein（CV）に，または deep medullary veins（DMVs）を介して thalamostriate veins（TSVs）や septal vein（SV）から internal cerebral vein（ICV）に注ぎ，静脈洞を通り内頸静脈に導出される．また一部の血流は静脈洞から emissary vein（ev）を介して頭蓋外に流出する．

B 脳静脈還流路模式図 冠状断像

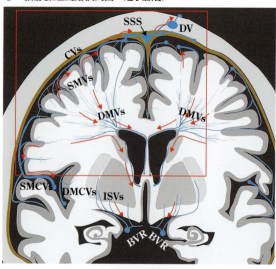

C Bの赤枠内の拡大図 medullary vein の模式図

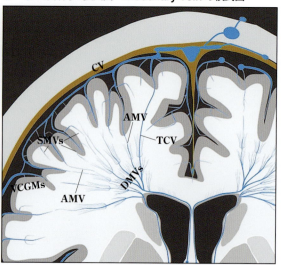

C：medullary vein は superficial medullary veins（SMVs）と deep medullary veins（DMVs）に分けられ，superficial medullary veins は皮質より1〜2 cm の深さから白質を還流する．deep medullary veins は脳室壁の subependymal veins に還流する．この表在と深部の medullary vein のシステムは transcerebral vein（TCV）や anastomotic medullary vein（AMV）などの transcerebral anastomotic venous system により交通している．

図1（続き） 脳静脈還流路

■ 内頸動脈造影静脈相の回転撮影　冠状断再構成像

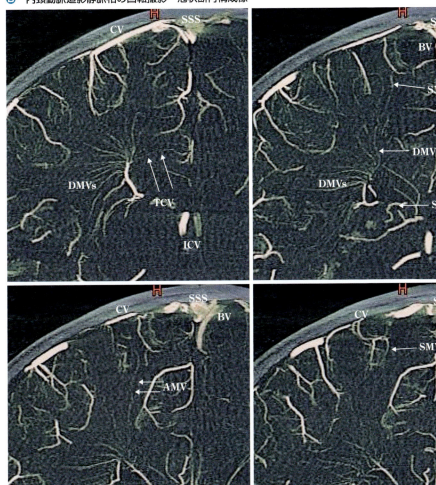

■：大脳白質部分の還流の多くは深部の deep medullary veins（DMVs）を介して internal cerebral vein（ICV）系に還流する．表在部は superficial medullary vein（SMV）を介して大脳皮質静脈 cortical vein（CV）に流入し，cortical vein は bridging vein（BV）を介して superior sagittal sinus（SSS）などの静脈洞に連続する．
深部・表在の medullary venous system は transcerebral vein（TCV）や anastomotic medullary vein（AMV）により交通を有する．

AMV：anastomotic medullary vein
BV：bridging vein
BVR：basal vein of Rosenthal
CS：cavernous sinus
CV：cortical veins
DMCV：deep middle cerebral vein
DMV：deep medullary vein
DV：diploic vein
ev：emissary vein
ICV：internal cerebral vein
IPS：inferior petrosal sinus
ISS：inferior sagittal sinus
ISV：inferior striate vein
JV：jugular vein
SchoV：superior choroidal vein
SMCV：superficial middle cerebral vein
SMV：superficial medullary vein
SOV：superior ophthalmic vein
SPS：superior petrosal sinus
SS：sigmoid sinus
SSS：superior sagittal sinus
StS：straight sinus
SV：septal vein
TCV：transcerebral vein
TS：transverse sinus
TSV：thalamostriate vein
VCGM：vein of cortical gray matter

図2 大脳表在静脈系の模式図

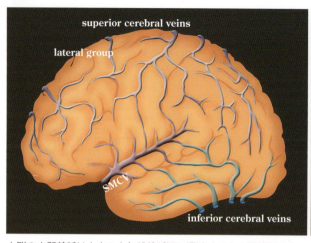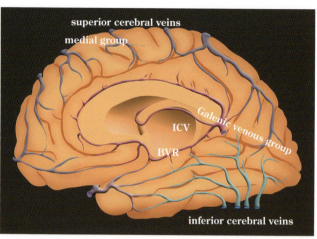

大脳の皮質静脈は上方の上矢状静脈洞に還流する上大脳静脈系（superior cerebral veins：superior drainage group：青色）とシルビウス裂を通り海綿静脈洞に還流する浅中大脳静脈系（SMCV：暗青色），背側に向かい tentorial sinus を介して横静脈洞や直静脈洞に流入する下大脳静脈系（ICV：inferior drainage group：水色），さらに脳底部の脳表を走行する脳底静脈系（BVR：紫色）に分けられる．superior cerebral veins（superior drainage group）はさらに半球間裂を走行する内側群（medial group）と外表面を走行する外側群（lateral group）に分かれる．

BVR：basal vein of Rosenthal
ICV：inferior cerebral veins
SMCV：superficial middle cerebral vein

性の還流路であり，皮質より1～2cmの深さから始まり白質の静脈血を皮質静脈に還流する．deep medullary veins は白質の求心性還流路であり脳室壁の subependymal vein に還流する（図1）．medullary vein は胎生初期には遠心性に還流するが，大脳や間脳，脳室の発達や脳室壁の肥厚などにより深部静脈系が発達することにより，deep medullary venous system を介する求心性の静脈還流が主体となっていく．これらの deep medullary venous system は脳室上衣から皮質への神経細胞の遊走，髄鞘化，脳梁の半球間の神経線維の発達などに伴って発達していき，胎長40mmの時期に大脳半球の深部と表層部の medullary venous system と深部と表層部を結ぶ transcerebral vein や anastomotic medullary vein などの transcerebral anastomotic venous system が完成する[1]．medullary vein の径は非常に細く20μm以下であるが，direct anastomoses の径は大体50～350μmといわれる．transcerebral anastomotic vein は動静脈シャント疾患や静脈洞閉塞時に深部静脈系と表在静脈系間の側副路として機能し得る．

皮質静脈は脳表に存在し，pial vein からの静脈血を受け静脈洞に流入するが，静脈洞に流入する直前に平坦化し局所的に狭細化を示す．また皮質静脈は頭蓋内圧の影響を受け容易に圧迫される．よって頭蓋内圧が著明に亢進した場合，皮質静脈は容易に圧迫され血流が阻害される．

大脳の皮質静脈は上方の上矢状静脈洞に還流する上大脳静脈系（superior cerebral veins：superior drainage group）とシルビウス裂を通り海綿静脈洞に還流する浅中大脳静脈系（superficial middle cerebral vein），背側に向かい tentorial sinus を介して横静脈洞や直静脈洞に流入する下大脳静脈系（inferior cerebral veins：inferior drainage group），さらに脳底部の脳表を走行する脳底静脈系に分けられる（図2）[2)3)]．通常これらの皮質静脈間には吻合が見られ，潜在的側副路を形成する．大脳半球外面の皮質静脈では胎生3～4月頃までは superficial middle cerebral vein から tentorial sinus へ流入する静脈経路が大脳の還流を主に担う．その後，側頭葉や前頭葉の発達によりシルビウス裂が形成されるとともに，superior cerebral veins や inferior cerebral veins，またそれらと superficial middle cerebral vein との間の吻合が発達していき superficial middle cerebral vein の還流域を置換していく[3)]．superficial middle cerebral vein と superior cerebral vein の吻合は（superior）anastomotic vein of Trolard と呼ば

図3 小脳脳幹静脈系の模式図（側面像）

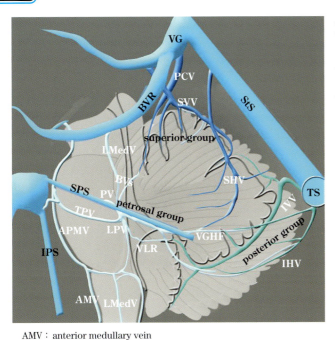

小脳の静脈系は上方のガレン大静脈に還流する precentral cerebellar vein（PCV）や superior vermian vein（SVV）などの superior drainage group（superior group），小脳外側表面の petrosal vein（PV）を介して上錐体静脈洞（SPS）に還流する petrosal group，inferior vermian vein（IVV）や inferior hemispheric vein（IHV）など後方の横静脈洞（TS）や静脈洞交会に還流する posterior drainage group（posterior group）に分けられる．脳幹の静脈は anterior spinal vein から連続し前面正中を上下に縦走する anterior medullary vein（AMV）から anterior pontomesencephalic vein（APMV）と transverse pontine vein（TPV）を代表とする脳幹前面を横走する静脈から構成され，前面外側から側面を縦走する lateral pontine vein（LPV）や lateral medullary vein（LMedV）などが補完する．

AMV：anterior medullary vein
APMV：anterior pontomesencephalic vein
BVR：basal vein of Rosenthal
BVs：brachial veins
IHV：inferior hemispheric vein
IPS：inferior petrosal sinus
IVV：inferior vermian vein
LMedV：lateral medullary vein
LPV：lateral pontine vein
PCV：precentral cerebellar vein
PV：petrosal vein
SHV：superior hemispheric vein
SPS：superior petrosal sinus
StS：straight sinus
SVV：superior vermian vein
TPV：transverse pontine vein
TS：transverse sinus
VG：vein of Galen
VGHF：vein of great horizontal fissure
VLR：vein of lateral recess of the 4th ventricle

れ，同様に superficial middle cerebral vein と inferior cerebral vein の吻合は（inferior）anastomotic vein of Labbe と呼ばれる[3]．成人における大脳の皮質静脈の各還流グループの発達の程度は相補的であり，ひとつのグループの発達が乏しい場合には，その還流領域を発達した他のグループの静脈系が還流する．深部白質や大脳基底核などを還流する深部静脈は内大脳静脈または一部脳底静脈を介してガレン静脈から直静脈洞に還流する．脳底静脈系と深部静脈を合わせて Galenic drainage group（ガレン静脈系）とも呼ばれる．小脳の静脈も同様に，上方のガレン大静脈に還流する precentral cerebellar vein などの superior drainage group，小脳前面から上錐体静脈洞に還流する petrosal group，後方の横静脈洞や静脈洞交会に還流する posterior drainage group に分けられる（図3）[4)5)]．脳幹の静脈は anterior spinal vein から連続し前面正中を上下に縦走する anterior medullary vein から

anterior pontomesencephalic vein と transverse pontine vein を代表とする脳幹前面を横走する静脈から構成され，前面外側から側面を縦走する lateral pontine vein や lateral medullary vein などが補完する．頭蓋骨や硬膜の静脈血は diploic vein や meningeal vein を介して dural sinus または emissary vein へと流出する．diploic vein は頭蓋骨内板間層を走行する静脈であり，骨の還流静脈であるとともに，頭蓋内静脈の頭蓋外への潜在的側副路としての機能を有する[6]．また，最近の報告では arachnoid granulation と連続し脳脊髄液の還流路としても働くとされる[7]．前方から frontal diploic vein，anterior temporal diploic vein，posterior temporal diploic vein，occipital diploic vein に分けられ，前3者は頭側で上矢状静脈洞に連続する．尾側では frontal diploic vein は眼窩上縁レベルで supraorbital vein などの皮下静脈に連続し，anterior temporal diploic vein は middle

図4 diploic vein と middle meningeal vein

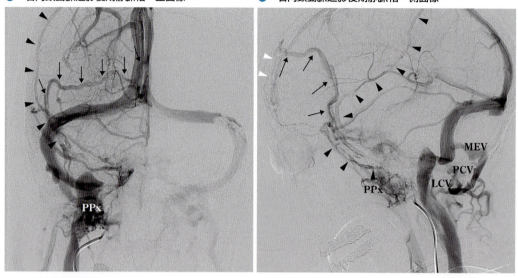

Ⓐ 右内頸動脈造影後期静脈相　正面像
Ⓑ 右内頸動脈造影後期静脈相　側面像

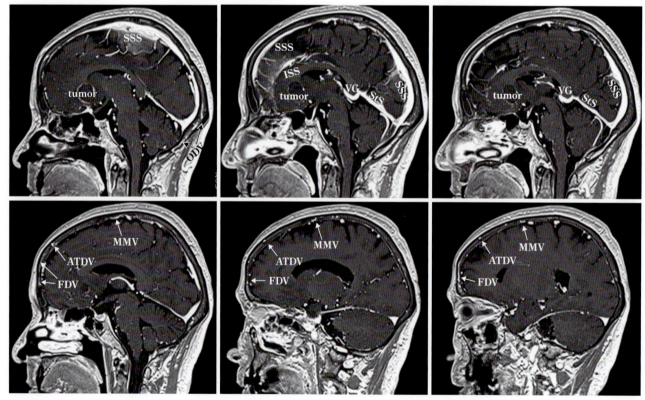

Ⓒ 造影 MRI 矢状断像（正中側から右外側方向への連続断面）

Ⓐ〜Ⓒ：anterior temporal diploic vein（ATDV，→）が上矢状静脈洞（SSS）から前頭骨内に入り骨内を外側下方に走行し，側頭部にて再び頭蓋内硬膜外腔に出て middle meningeal vein（MMV，▶）に合流し，foramen ovale を通り側頭下窩の pterygoid plexus（PPx）に流出する．anterior temporal diploic vein 起始より遠位側の SSS から短い frontal diploic vein（FDV）が骨内を眼窩上縁に向けて下方に走行する（▷）．

図4（続き） diploic vein と middle meningeal vein

⊙ 造影MRI矢状断像（正中側から右外側方向への連続断面）（続き）

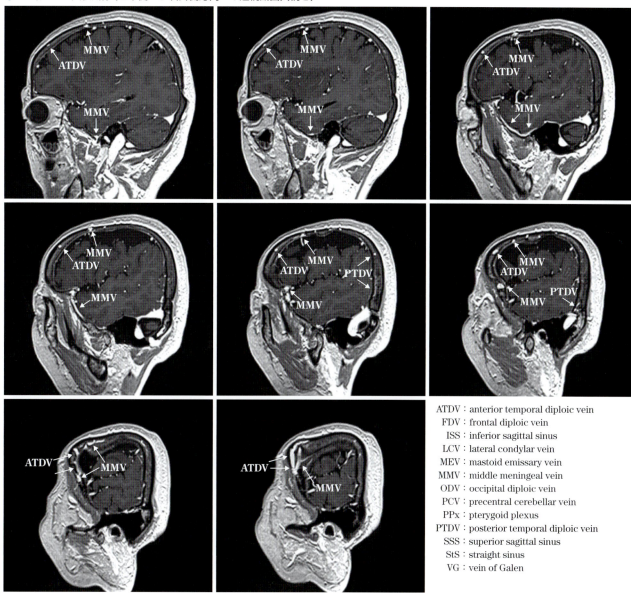

ATDV：anterior temporal diploic vein
FDV：frontal diploic vein
ISS：inferior sagittal sinus
LCV：lateral condylar vein
MEV：mastoid emissary vein
MMV：middle meningeal vein
ODV：occipital diploic vein
PCV：precentral cerebellar vein
PPx：pterygoid plexus
PTDV：posterior temporal diploic vein
SSS：superior sagittal sinus
StS：straight sinus
VG：vein of Galen

meningeal vein と合流し foramen ovale を通り pterygoid plexus に流出する（図4）．posterior temporal diploic vein は横静脈洞に連続する（図5）．occipital diploic vein は sinus confluence に連続するとともに，後頭骨の小孔を通り後頭部皮下に流出する．middle meningeal vein は middle meningeal artery に沿って走行する一対の硬膜外静脈である（図6）．頭側は上矢状静脈洞に連続し，頭蓋冠を下降し anterior temporal diploic vein と合流し中頭蓋窩を背内側に走行し foramen ovale を通り pterygoid plexus に流出する（図4）．

■ 脳静脈の発生

これらの頭蓋・頭蓋内静脈系は，原則的に胎芽期に neural tube（神経管）を覆う静脈叢に始まり，これらが脳および脳神経と頭蓋骨の発達に伴い，消退・融合・吻合・偏位などのプロセスを経て形成される[8)9)]．

胎生5～8mmの時期の neural tube は5つの部位に分かれ

図5 posterior temporal diploic vein と petrosquamosal sinus

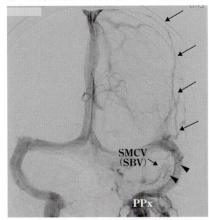

Ⓐ 左内頸動脈造影後期静脈相　正面像

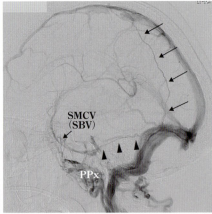

Ⓑ 左内頸動脈造影後期静脈相　側面像

Ⓐ, Ⓑ：posterior temporal diploic vein（→）が上矢状静脈洞より起始し，外側後下方に頭蓋冠内を走行し横静脈洞遠位部に連続する．横静脈洞遠位端外側から前方に petrosquamosal sulcus を走行する petrosquamosal sinus（▶）も描出されている．本例では petrosquamosal sinus は中頭蓋底を走行する superficial middle cerebral vein（sphenobasal vein）（SMCV, SBV）と合流し，卵円孔を通り側頭下窩の pterygoid plexus（PPx）へと連続する．

Ⓒ 左内頸動脈回転撮影（静脈相）再構成像　横断像

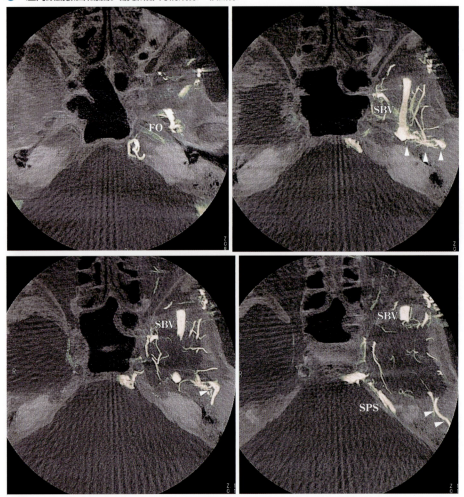

図5（続き） posterior temporal diploic vein と petrosquamosal sinus

⊙ 左内頸動脈回転撮影（静脈相）再構成像　矢状断像

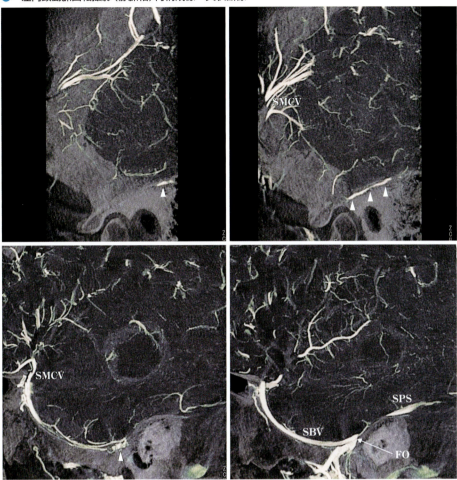

ⓒ，ⓓ：petrosquamosal sinus（▷）は petrosquamosal sulcus を前方に走行し，錐体骨前方で middle meningeal vein と合流し内側に向かい，sphenobasal vein（SBV）と合流した後に卵円孔（FO）を通り側頭下窩に流出する．

FO：foramen ovale
PPx：pterygoid plexus
SBV：sphenobasal vein
SMCV：superficial middle cerebral vein
SPS：superior petrosal sinus

図6　middle meningeal vein

posterior convexity branch（左中硬膜動脈）からの選択的造影

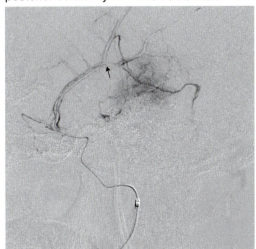

ガイドワイヤによる middle meningeal artery 損傷に起因する meningeal arteriovenous fistula 症例

マイクロカテーテル先端（→）は posterior convexity branch に挿入されているが，造影剤は middle meningeal vein に流入し，特徴的な tramline を示す．middle meningeal artery はカテーテル内の造影剤以外は造影欠損として描出される．

図7 脳静脈発生模式図

Ⓐ 胎長 5〜8 mm

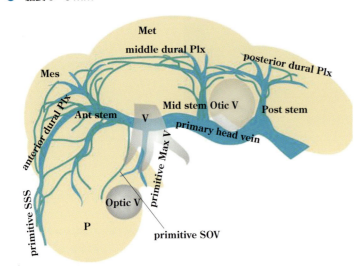

Ⓐ：neural tube からの静脈血は外側表層に存在する dural plexus（硬膜静脈叢）を介して primary head vein（sinus）に流出する．dural plexus は anterior stem（Ant stem），middle stem（Mid stem），posterior stem（Post stem）の3本の dural plexus stem を形成し primary head vein に流入し，primary head vein は anterior cardinal vein に連続する．
primitive superior ophthalmic vein（SOV）や primitive maxillary vein（Max V）は optic vesicle（Optic V：眼胞）周囲の血液を primary head sinus に還流する．

Ⓑ 胎長 18〜24 mm

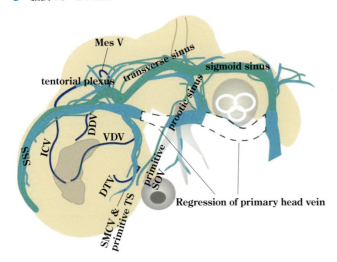

Ⓑ：otic vesicle（耳胞）や三叉神経，大脳の発達に伴い primary head sinus は圧排され middle（dural plexus）stem 流入部と posterior stem の間および anterior stem と middle stem の間では消退していく．その代わりに各 dural plexus 末梢間での吻合が発達し融合して transverse sinus と sigmoid sinus を形成する．middle stem と残存する primary head sinus の一部から prootic sinus が形成され，primitive ophthalmic vein や primitive maxillary vein を介して眼窩の血流を受ける．また anterior dural plexus 遠位側は大脳半球の発達により内側に偏位・融合し静脈洞交会部（sinus confluence, torcular）や上矢状静脈洞（superior sagittal sinus：SSS）を形成する．また一部は融合せずに tent 内の plexus として残る．大脳半球外側および深部の血流は superficial telencephalic vein（将来の superficial middle cerebral vein：SMCV）および deep telencephalic vein（DTV, 将来の uncal vein）から primitive tentorial sinus（TS）を介して anterior dural plexus stem に流入する．ventral diencephalic vein（VDV）は primitive tentorial sinus に流入し，dorsal diencephalic vein は anterior dural plexus に還流する．またこの時期に第3脳室から anterior dural plexus に流入する primitive internal cerebral vein（ICV）が形成される．

ており，各々 telencephalon（終脳）と diencephalon（間脳），midbrain（中脳），metencephalon（後脳），myelencephalon（髄脳）である．neural tube は原始毛細血管叢により覆われており，これらは neural tube の背外側面で外側の表層の dural plexus（硬膜静脈叢）に直接流出する．dural plexus は anterior, middle, posterior の3本の dural plexus stem を形成し primary head sinus に流入する．anterior dural plexus は forebrain（前脳）と midbrain（中脳）を，middle dural plexus は将来の小脳領域，posterior dural plexus は延髄領域を還流する（図7-A）．primary head sinus はこの時期の唯一の頭部静脈の還流路であり neural tube の外側を走行し anterior cardinal vein（将来の内頸静脈）に流入する．脳神経根との関係では三叉神経根と迷走神経根部ではその内側を走行するが，その他の部位では脳神経根の外側を走行する．発生初期には neural tube の表面を覆う原始毛細血管網は背外側に存在する多数の短い静脈（transverse vein）を介して隣接する dural plexus に流出するが，大脳半球や小脳，耳胞の拡大に伴い primary head sinus と dural plexus は外側に移動し，その結果多数存在した pial layer と dural layer を繋ぐ transverse vein の大部分は伸展され一部の静脈を残して消失す

図7（続き） 脳静脈発生模式図

ⓒ 胎長 40～60 mm

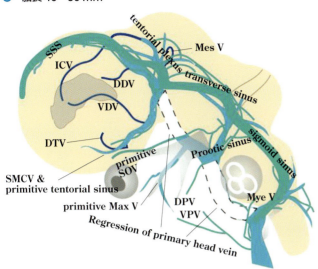

ⓒ：dural plexus の融合が進み transverse sinus の近位側および sinus confluence の形成が進む．また大脳の発達により primitive tentorial sinus は進展され長い距離を走行し transverse sinus に流入する．primary head sinus の近位端は myelencephalic vein の流入部として遺残し，将来の inferior petrosal sinus の近位部を形成する．dorsal pharyngeal vein（DPV）は三叉神経第3枝に沿って発達し将来の卵円孔を通る emissary drainage を形成する．また primitive maxillary vein（Max V）の末梢側も発達し眼窩および翼口蓋窩部の静脈を形成していく．ventral pharyngeal vein は顔面の静脈を anterior cardinal vein に還流し将来の顔面静脈およびその分枝を形成する．また三叉神経の頭側と尾側に2本の anastomotic vein が形成されている．

ⓓ 胎長 60～80 mm

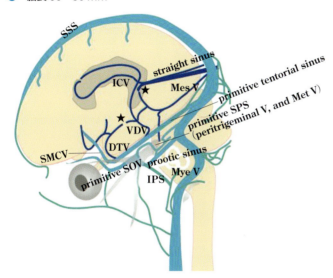

ⓓ：静脈洞は大部分が形成されている．また deep telencephalic vein（DTV）と ventral telencephalic vein（VTV），mesencephalic vein（MesV），dorsal diencephalic vein の末梢枝が吻合し（★）basal vein of Rosenthal が形成され，internal cerebral vein と合流して straight sinus に流入する．海綿静脈洞の基本部分と inferior petrosal sinus（IPS）が形成され anterior cardinal vein（jugular vein）に流入する．側頭葉の発達により primitive tentorial sinus はさらに伸展されるが，いまだ transverse sinus に流入する．その後多くの症例では tentorial sinus は内側に偏位し海綿静脈洞に融合し，海綿静脈洞の外側部分を形成するが，融合しない症例や不完全に融合する症例も比較的多く存在し paracavernous sinus や laterocavernous sinus などの superficial middle cerebral vein の変異としてしばしば見られる．また三叉神経の頭側および腹側に側副路（peritrigeminal V）が形成されこのうち頭側のものと middle dural plexus の遠位部，および同部の還流する metencephalic vein（MetV）の近位端が上錐体静脈洞（superior petrosal sinus：SPS）の形成に関与する．

Ant stem：anterior dural plexus stem	Otic V：otic vesicle
anterior dural Plx：anterior dural plexus	Post stem：posterior dural plexus stem
DDV：dorsal diencephalic vein	posterior dural Plx：posterior dural plexus
DPV：dorsal pharyngeal vein	primitive SPS：primitive superior petrosal sinus
DTV：deep telencephalic vein	primitive Max V：primitive maxillary vein
ICV：internal cerebral vein	primitive SOV：primitive superior ophthalmic vein
IPS：inferior petrosal sinus	primitive SSS：primitive superior sagittal sinus
Mes：mesencephalon	SMCV：superficial middle cerebral vein
Mes V：mesencephalic vein	primitive TS：primitive tentorial sinus
Met：metencephalon	SSS：superior sagittal sinus
Met V：metencephalic vein	V：5th cranial nerve
Mid stem：middle dural plexus stem	VDV：ventral diencephalic vein
middle dural Plx：middle dural plexus	VPV：ventral pharyngeal vein
Mye V：myelencephalic vein	
Optic V：optic vesicle	
P：procencephalon	

図8 pial vein と dural sinus 形成の模式図

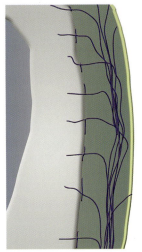

Ⓐ：発生初期には neural tube は原始毛細血管叢により drainage されるが，これらの原始毛細血管叢は直接外側の表層の dural plexus（静脈叢）に流出する．dural plexus は将来の硬膜・骨膜を形成する mesenchymal layer に存在する．

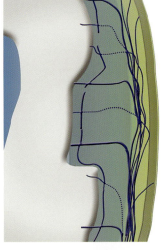

Ⓑ：脳の発達に伴い原始毛細血管叢と dural plexus 間の距離が拡大することにより，直接 dural plexus に流入する静脈は伸展され，その多くは消退していく．代償性に neural tube 表面における吻合が形成され pial venous network を形成する．

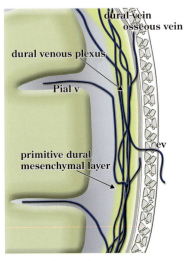

Ⓒ：脳のさらなる発達により脳表から dural plexus に流入する静脈はさらに減少し，かつ個々の pial vein はより発達する．dural plexus が存在する mesenchymal matrix から硬膜・骨膜が形成されていく．

ev：emissary vein

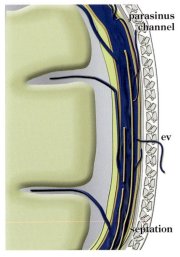

Ⓓ：dural plexus が融合し静脈洞を形成する．一部の plexus は融合せずに静脈洞内の septation（隔壁）を形成する．また静脈洞壁内や硬膜内の venous channel（parasinus channel）や骨を貫く emissary vein（ev）も dural plexus の遺残から形成される．

Pial v：pial vein

る．残存した pial vein（静脈）は相補的に消失する transverse vein の脳表分枝を取り込み発達する．さらに，それらの pial vein の末梢枝が脳表で吻合し最終的に皮質静脈が形成される（図8）．一方で，脳や，耳胞，脳神経の拡大に伴い primary head sinus も圧排され一部を残し消退していくが，それに伴い各 dural plexus stem 間の吻合が発達する．また，左右半球の発達により各 dural plexus の末梢側も正中方向や尾側方向に偏位・融合していく．middle dural plexus stem と posterior dural plexus stem の間の吻合が最初に発達拡大し，同吻合と posterior dural plexus stem から sigmoid sinus（S 状静脈洞）が形成される．また anterior dural plexus stem と middle dural plexus stem 間の吻合が transverse sinus（横静脈洞）近位側を形成し，anterior dural plexus の尾側部が融合・消退することにより transverse sinus の遠位側から sinus confluence（静脈洞交会）が形成される（図7-B）．anterior dural plexus の中で大脳半球の拡大により正中側に変位した部分からは同様に superior (inferior) sagittal sinus（上下矢状静脈洞）や straight sinus（直静脈洞）が形成される（図7-C, D）．海綿静脈洞や上下錐体静脈洞の形成はより複雑であるため各々の項で解説するが，頭蓋・頭蓋内の静脈還流路はこのように静脈叢が脳の発達などの外的な環境の変化に合わせて融合・消退することにより形成される．そのため，その完成形には豊富なバリエーションがある．

脳静脈

1章

上矢状静脈洞と上大脳静脈系
superior sagittal sinus & superior cerebral veins

1-1
上矢状静脈洞
superior sagittal sinus

1-2
上大脳静脈
superior cerebral vein

1-3
上矢状静脈洞領域に分布する動脈系

1 上矢状静脈洞 *superior sagittal sinus*

【参照図：概要図4（p.16），1-1（p.24），1-2（p.25），1-3（p.26）】

　superior sagittal sinus（上矢状静脈洞）は anterior dural plexus の頭側端部が大脳半球の拡大に伴い正中側に移動，左右2本の硬膜静脈を形成し，それらが融合または一側が消退することにより形成される．大脳鎌の頭蓋冠付着部内を前後に走行し，尾側では sinus confluence にて左右の transverse sinus（TS：横静脈洞）に移行するが，発生過程における anterior dural plexus の融合・消退の程度によって，duplication や fenestration，accessory sinus などの variation を示す（図1-1）．前端は前頭骨の foramen cecum（盲孔）を介して鼻腔の小静脈と連続するとされるが，血管造影上描出

図1-1 上矢状静脈洞のCT像（fenestration と duplication）

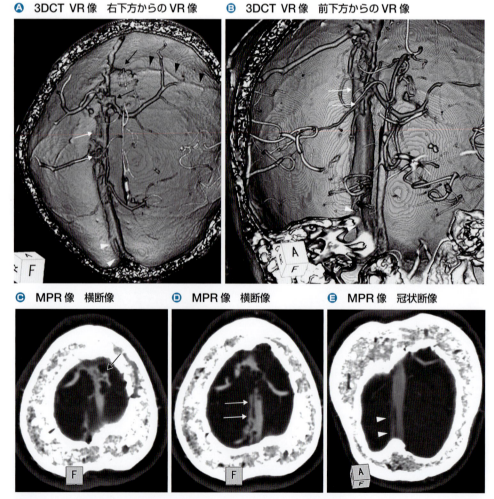

Ⓐ 3DCT VR像　右下方からのVR像　　Ⓑ 3DCT VR像　前下方からのVR像

Ⓒ MPR像　横断像　　Ⓓ MPR像　横断像　　Ⓔ MPR像　冠状断像

Ⓐ～Ⓔ：上矢状静脈洞近位側は二分し duplication を示す（▷）．頭頂部には fenestration（⇨）を認める．左上大脳静脈や左 middle meningeal vein（▶）は venous lake（→）を介して上矢状静脈洞に連続する．

されることは非常に稀である[10]．また foramen cecum 内には線維性索状構造は見られるが多くの症例では静脈は存在しないとする報告も見られる[11]．鼻腔の小静脈が篩板の小孔を通り上矢状静脈洞に流入する症例が血管造影上，稀に見られ，前頭蓋底部の硬膜動静脈瘻（ethmoidal arteriovenous fistula）の発生に関連する可能性があると思われる（図1-2)[12]．上矢状静脈洞には大脳外側および内側面からの多数の皮質静脈が bridging vein を介して流入する．また大脳鎌内の小静脈（falcine vein, falcine sinus）や骨内の diploic vein や骨を通過する emissary vein，硬膜外の epidural vein などとも交通を有する（概要図4，図1-1）．これらの皮質静脈や emissary vein と静脈洞の間にはしばしば venous lacunae と呼ばれる arachnoid granulation を含む硬膜内の静脈腔が存在するとされる（図1-1，1-3)[13)14]．sinus confluence における上矢状静脈洞の近位端と横静脈洞との連続は通常は右側が優位である．

図 1-2 上矢状静脈洞に連続する鼻腔小静脈

右内頸動脈造影静脈相　正面像（ステレオ）

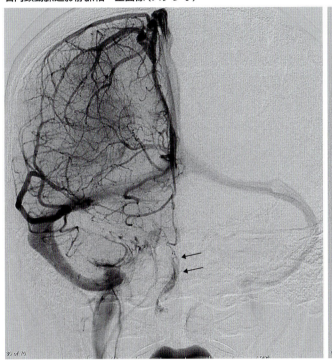
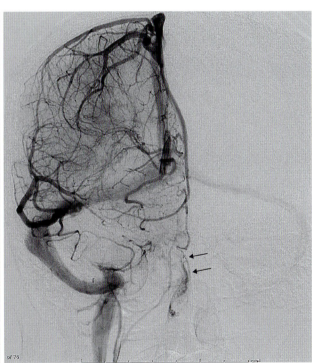

鼻甲介の濃染像から連続する小静脈（→）が正中よりやや右側を通り anterior medial frontal vein を介して上矢状静脈洞に連続する．foramen cecum は正中に存在することから，同静脈は cribriform plate の小孔を通り頭蓋内に入っているものと思われる．

図 1-3 右内頸動脈造影静脈相回転撮影による大脳静脈解剖

Ⓐ 右内頸動脈造影静脈相回転撮影　MIP像正面像（ステレオ）

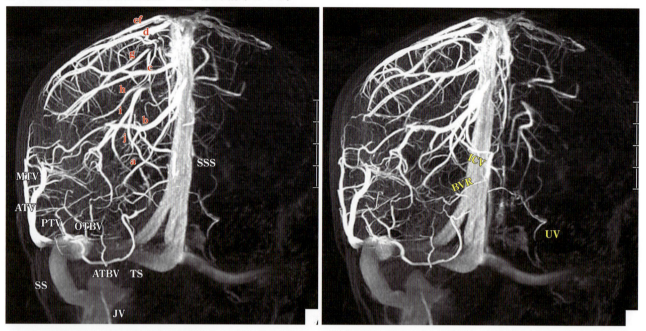

Ⓑ 右内頸動脈造影静脈相回転撮影　側面像

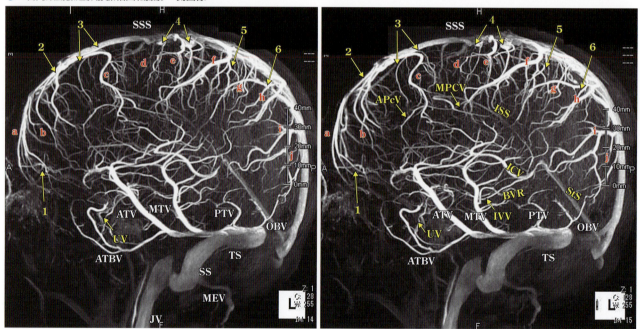

Ⓐ～Ⓓ：本例では海綿静脈洞の発達が悪く，代償性に下大脳静脈が発達している．MIP正面像（ステレオ）（Ⓐ）では上矢状静脈洞（SSS）近位側は二分し（duplication），右横静脈洞（TS）と静脈洞交会に連続する．頭頂部横断像では，上大脳静脈が上矢状静脈洞に流入する部分に venous lake を認める．また，上矢状静脈洞右側に分離した静脈路を認める．上矢状静脈洞の fenestration または壁内の parasinusal venous channel と考えられる．
上大脳静脈内側群は 1～6 の番号（黄色）で，外側群は a～j の英字（赤）で示す．内側群の posterior calcarine vein は描出されていない．

図 1-3（続き） 右内頸動脈造影静脈相回転撮影による大脳静脈解剖

ⓒ 右内頸動脈造影静脈相回転撮影　連続矢状断像

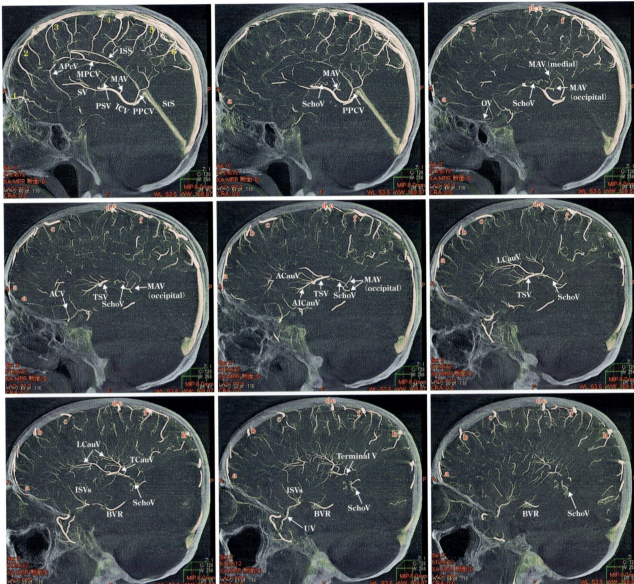

medial group：
  1：anteromedial frontal vein
  2：centromedial frontal vein
  3：posteromedial frontal vein
  4：paracentral vein
  5：anteromedial parietal vein
  6：posteromedial parietal vein
lateral group：
  a：frontopolar vein
  b：anterior frontal vein
  c：middle frontal vein
  d：posterior frontal vein
  e：precentral vein
  f：central vein
  g：posterior central vein
  h：anterior parietal vein
  i：posterior parietal vein
  j：occipital vein

ACauV：anterior caudate vein
ACV：anterior cerebral vein
AICauV：anterior inferior caudate vein
APcV：anterior pericallosal vein
ATBV：anterior temporobasal vein
ATV：anterior temporal vein
BVR：basal vein of Rosenthal
ICV：internal cerebral vein
ISS：inferior sagittal sinus
ISVs：inferior striate veins
IVV：inferior vermian vein
JV：jugular vein
LCauV：longitudinal caudate vein
MAV：medial atrial vein
MEV：mastoid emissary vein
MPCV：medial pericallosal vein
MTV：middle temporal vein

OBV：occipitobasal vein
OTBV：occipitotemorobasal vein
OV：olfactory vein
PPCV：posterior pericallosal vein
PSV：posterior striate vein
PTV：posterior temporal vein
SchoV：superior choroidal vein
SS：sigmoid sinus
SSS：superior sagittal sinus
StS：straight sinus
SV：septal vein
TCauV：transverse caudate vein
Terminal V：terminal vein
TS：transverse sinus
TSV：thalamostriate vein
UV：uncal vein

図 1-3（続き）　右内頸動脈造影静脈相回転撮影による大脳静脈解剖

○ 右内頸動脈造影静脈相回転撮影　連続矢状断像（続き）

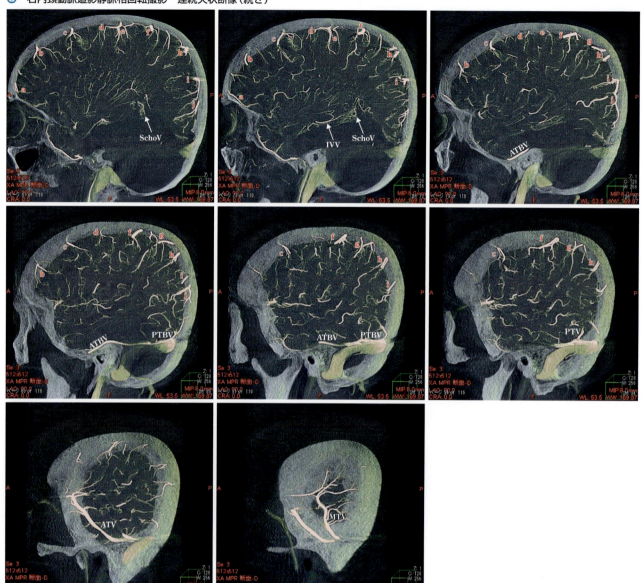

図1-3（続き） 右内頸動脈造影静脈相回転撮影による大脳静脈解剖

● 右内頸動脈造影静脈相回転撮影　連続横断像

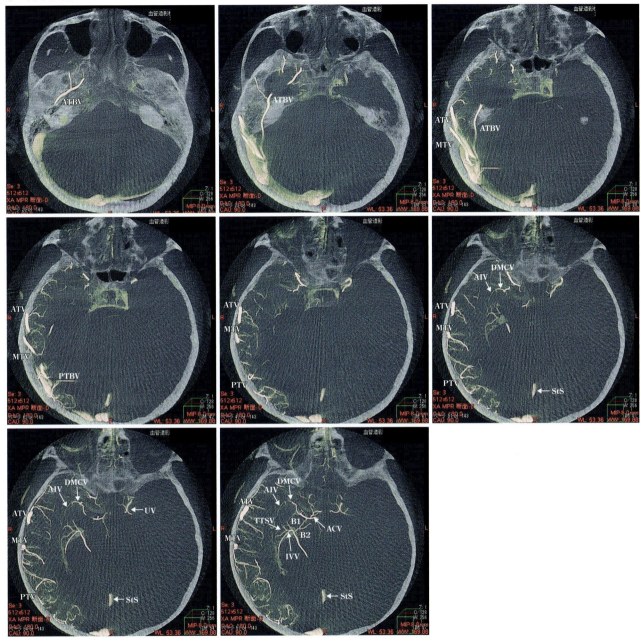

lateral group；
  a：frontopolar vein
  b：anterior frontal vein
  c：middle frontal vein
  d：posterior frontal vein
  e：precentral vein
  f：central vein
  g：posterior central vein
  h：anterior parietal vein
  i：posterior parietal vein
  j：occipital vein

ACV：anterior cerebral vein
AIV：anterior insular vein
ATBV：anterior temporobasal vein
ATV：anterior temporal vein
B1：BVR 1st segment
B2：BVR 2nd segment
DMCV：deep middle cerebral vein
IVV：inferior vermian vein
MTV：middle temporal vein
PTBV：posterior temporobasal vein
PTV：posterior temporal vein
SchoV：superior choroidal vein
StS：straight sinus
TTSV：temporal tip subependymal vein
UV：uncal vein

図1-3（続き） 右内頸動脈造影静脈相回転撮影による大脳静脈解剖

▶ 右内頸動脈造影静脈相回転撮影　連続横断像（続き）

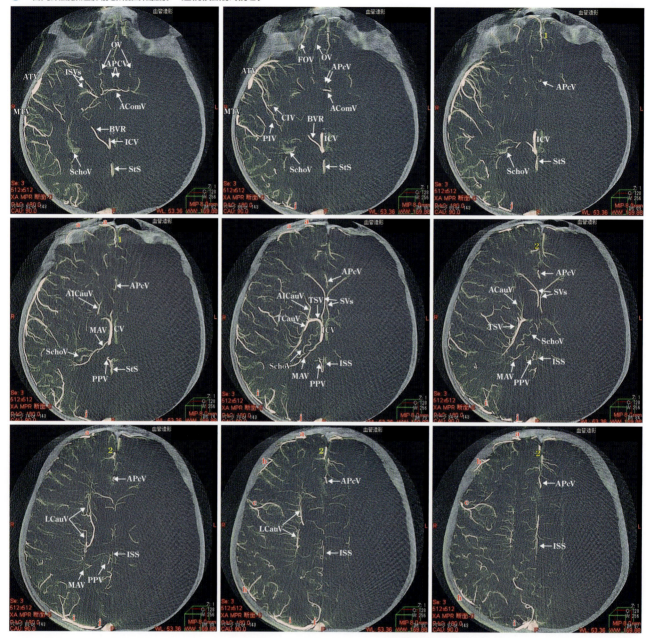

medial group；
- 1：anteromedial frontal vein
- 2：centromedial frontal vein
- 3：posteromedial frontal vein
- 4：paracentral vein
- 5：anteromedial parietal vein
- 6：posteromedial parietal vein

lateral group；
- a：frontopolar vein
- b：anterior frontal vein
- c：middle frontal vein
- d：posterior frontal vein
- e：precentral vein
- f：central vein
- g：posterior central vein
- h：anterior parietal vein
- i：posterior parietal vein
- j：occipital vein

ACauV：anterior caudate vein
AcomV：anterior communicating vein
AICauV：anterior inferior caudate vein
APcV：anterior pericallosal vein
ATV：anterior temporal vein
BVR：basal vein of Rosenthal
CIV：central insular vein

図1-3（続き） 右内頸動脈造影静脈相回転撮影による大脳静脈解剖

● 右内頸動脈造影静脈相回転撮影　連続横断像（続き）

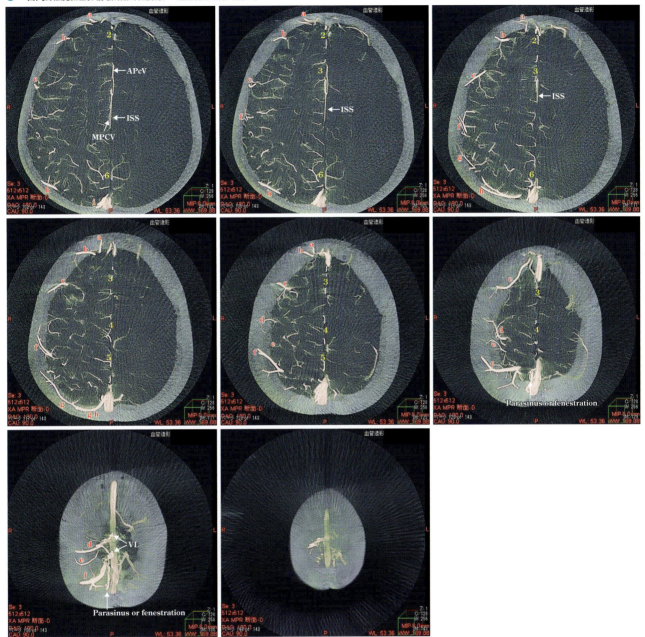

CV：cortical veins
FOV：frontoorbital veins
ICV：internal cerebral vein
ISS：inferior sagittal sinus
ISVs：inferior striate veins
LCauV：longitudinal caudate vein
MAV：medial atrial vein
MPCV：medial pericallosal vein
MTV：middle temporal vein

OV：olfactory vein
PIV：posterior insular vein
PPV：posterior pericallosal vein
SchoV：superior choroidal vein
StS：straight sinus
SVs：septal veins
TCauV：transverse caudate vein
TSV：thalamostriate vein
VL：venous lake

2 上大脳静脈 superior cerebral vein

【参照図：概要図1 (p.12)，1-3 (p.26)，1-4 (p.32)，1-5 (p.33)，1-6 (p.33)，1-7 (p.34)】

上矢状静脈洞には大脳半球外側面および内側面からの多くの大脳皮質静脈が還流する．これら大脳表在静脈への血流は，大脳白質からの血流を還流するmedullary veinsのうち脳表に向かうsuperficial medullary veinsに始まり，同静脈が灰白質を貫き脳表のpial veinに流入し，大脳表在静脈へと連続する（概要図1）．脳表のpial veinは動脈より深部に存在するが，pial veinの合流した比較的太い皮質静脈は動脈よりも表層を走行し静脈洞に流入する．上矢状静脈洞に注ぐ皮質静脈の走行は非常に変異に富むため一括してsuperior cerebral veins（上大脳静脈）と呼称され，medial group（内側群）とlateral group（外側群）に分類されることが多い．lateral groupの静脈は動脈系と同様にその分布部位に従って下前頭回領域を還流するanterior frontal vein，中前頭回領域を還流するmiddle frontal vein，上前頭回領域を還流するposterior frontal vein，中心前回領域を還流するprecentral vein，中心前回から中心後回領域を還流するcentral veinなどのように個々の名称で呼ばれる場合もある（図1-3，1-4）．これらのうちanterior〜posterior frontal veinsやprecentralとcentral veinはしばしば共通幹を形成して上矢状静脈洞に流入する（図1-4）．central veinはfMRIなどの際にmotor areaを同定するlandmarkともなることから重要である[15]．またlateral groupのうち後述するsuperficial middle cerebral vein（superficial sylvian vein）と太い吻合を有する静脈はanastomotic vein of Trolardとも呼ばれる（図1-5）．medial groupの静脈は脳梁近傍から始まり，上矢状静脈洞に向けて上行した後，やや外側に向かいlateral groupの静脈と合流した後に上矢状静脈洞に流入する（図1-6）．これらもlateral groupと同様に個々の名称で呼ばれることもある．medial groupの静脈系はしばしば下矢状静脈洞や直静脈洞にも流入する（図1-7）．

前頭葉底面前部から前頭極領域を還流するfrontopolar veinは前頭極部で上矢状静脈洞に流入するものとlateral groupのanterior frontal veinに合流するものがある．また同静脈末梢枝は前頭葉底面で脳底静脈のolfactory veinやfrontoorbital veinと潜在的に吻合する．

図1-4 上大脳静脈外側群

左内頸動脈撮影静脈相　側面像（ステレオ）

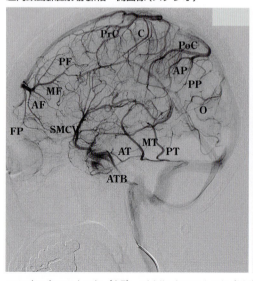
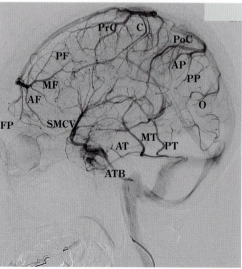

AF : anterior frontal vein
AP : anterior parietal vein
AT : anterior temporal vein
ATB : anterior temporobasal vein
C : central vein
FP : frontopolar vein
MF : middle frontal vein
MT : middle temporal vein
O : occipital vein
PF : posterior frontal vein
PoC : posterior central vein
PrC : precentral vein
PP : posterior parietal vein
PT : posterior temporal vein
SMCV : superficial middle cerebral vein

anterior frontal vein（AF），middle frontal vein（MF），posterior frontal vein（PF）は共通幹を形成して上矢状静脈洞前部に流入する．
またprecentral veinとcentral veinも共通幹を形成し，頭頂部で上矢状静脈洞に流入する．

図 1-5　vein of Trolard

Ⓐ　左内頸動脈撮影静脈相　正面像　　　Ⓑ　左内頸動脈撮影静脈相　側面像

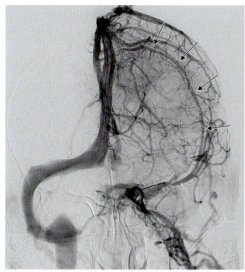
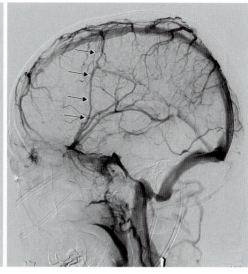

上大脳静脈（precentral cerebral vein）が浅中大脳静脈（superficial middle cerebral vein）と比較的太い吻合を有し（→），anastomotic vein of Trolard と呼ばれる．

図 1-6　上大脳静脈内側群（medial group）の上矢状静脈洞への合流様式

左内頸動脈造影回転撮影　冠状断再構成像

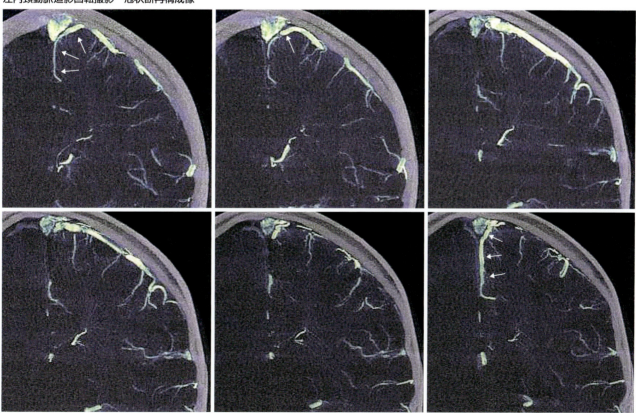

medial group の上大脳静脈（→）は前頭葉内側面を上行した後に外側へ向きを変え，lateral group の静脈と合流後，上矢状静脈洞に流入する．

図 1-7 下矢状静脈洞と直静脈洞に還流する上大脳静脈（medial group）

Ⓐ 左内頸動脈造影静脈相　側面像（ステレオ）

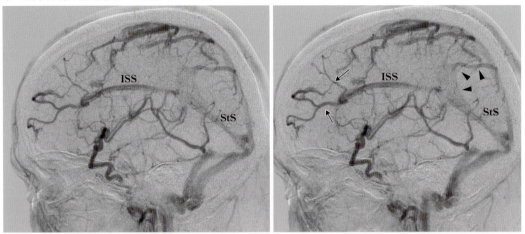

Ⓑ 左内頸動脈造影静脈相　MPR 横断像　再構成像

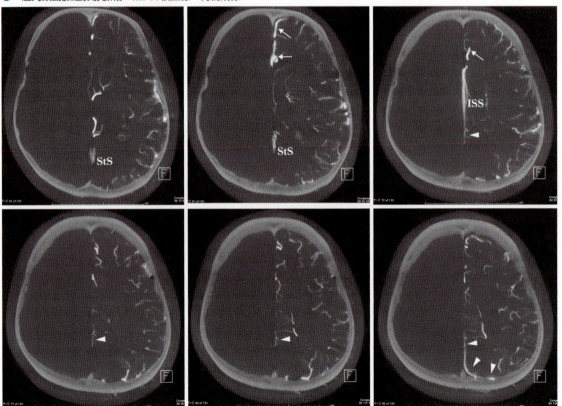

Ⓐ, Ⓑ：下矢状静脈洞（inferior sagittal sinus：ISS）は顕著に発達しており，前頭葉内側の上大脳静脈（→：anteromedial frontal vein, centromedial frontal vein, posteromedial frontal vein）が下矢状静脈洞前部に流入する．また後方では頭頂葉内側の上大脳静脈（posteromedial parietal vein）が falx 内の venous channel を介して直静脈洞に流入する（▶）．

ISS：inferior sagittal sinus
StS：straight sinus

3 上矢状静脈洞領域に分布する動脈系

【参照図：図 1-8 (p.35), 1-9 (p.36), 1-10 (p.36), 1-11 (p.37), 1-12 (p.37)】

　各静脈洞領域に分布する主な動脈分枝を図1-8, 1-9に示す．上矢状静脈洞領域への動脈分布としては middle meningeal artery の終末枝である paramedian branch が上矢状静脈外側壁全長に分布するとともに，前方では篩骨動脈から crista galli（鶏冠部）で起始し前頭骨正中を上行する anterior falcine artery が，後方部では椎骨動脈より起始する posterior meningeal artery が分布する（図1-10, 1-11）．また secondary artery として表層より superficial temporal artery（STA：浅側頭動脈）末梢からの骨枝が骨を貫いて中硬膜動脈末梢枝などと吻合することにより同部の硬膜に供血する（図1-9）．上矢状静脈洞前方部では眼動脈の終末枝である frontal branch や顎動脈終末枝である medial sphenopalatine artery が anterior falcine artery との潜在的吻合を介して供血する．また後方部では後頭動脈の末梢枝が浅側頭動脈と同様に各々骨を貫き分布する．また，硬膜動静脈瘻や髄膜腫などの病態の場合には前大脳動脈皮質枝からの dural supply が見られることがあり，潜在的な供血路が存在する（図1-12）．

図 1-8 各静脈洞に分布する動脈系の模式図

Ⓐ 各静脈洞に分布する動脈系の模式図　側方

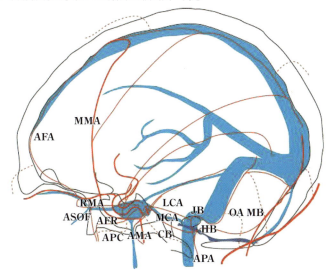

Ⓑ 各静脈洞に分布する動脈系の模式図　頭側

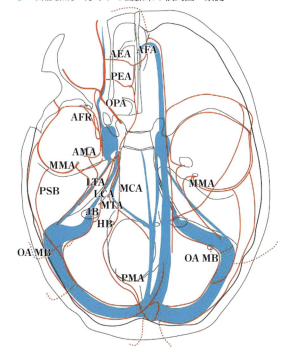

- AEA：anterior ethmoidal artery
- AFA：anterior falcine artery
- AFR：artery of foramen rotundum
- AMA：accessory meningeal artery
- APA：ascending pharyngeal artery
- APC：artery of pterygoid canal
- ASOF：artery of superior orbital fissure
- CB：carotid branch of the ascending pharyngeal artery
- HB：hypoglossal branch of the ascending pharyngeal artery
- JB：jugular branch of the ascending pharyngeal artery
- LCA：lateral clival artery
- LTA：lateral tentorial artery
- MB：mastoid branch
- MCA：medial clival artery
- MMA：middle meningeal artery
- MTA：medial tentorial artery
- OA：occipital artery
- OPA：ophthalmic artery
- PEA：posterior ethmoidal artery
- PMA：posterior meningeal artery
- PSB：Petrosquamosal branch
- RMA：recurrent meningeal artery

図 1-9 上矢状静脈洞に分布する中硬膜動脈と後頭動脈分枝（上矢状静脈洞部硬膜動静脈瘻）

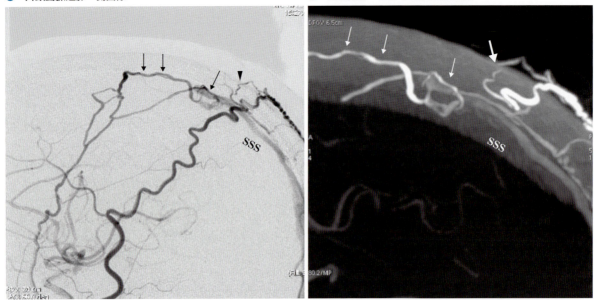

Ⓐ 外頸動脈造影　側面像
Ⓑ 回転撮影　MIP 矢状断再構成像

Ⓐ, Ⓑ：上矢状静脈洞腹尾側にシャントを有する硬膜動静脈瘻を認め，同シャントは中硬膜動脈終末枝である paramedian branch（→）から主に供血されるが，浅側頭動脈および後頭動脈頭頂枝からも骨枝が頭蓋骨を貫いて供血する（Ⓐ▶，Ⓑ⇨）．
SSS：superior sagittal sinus（上矢状静脈洞）

図 1-10 上矢状静脈洞に分布する anterior falcine artery

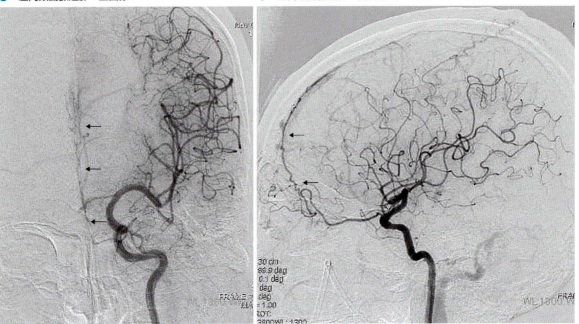

Ⓐ 左内頸動脈造影　正面像
Ⓑ 左内頸動脈造影　側面像

Ⓐ, Ⓑ：anterior falcine artery（→）は眼動脈からの anterior ethmoidal artery より crista galli 近傍で起始し，上矢状静脈洞壁に沿って外層の epidural space を上行しながら周囲硬膜に供血する．本例では上矢状静脈洞瘻の供血血管として発達している．

図 1-11 上矢状静脈洞近位部に分布する posterior meningeal artery

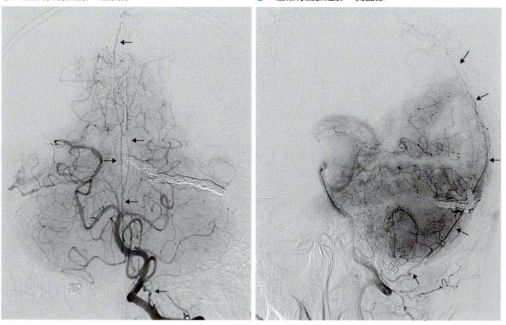

Ⓐ 左椎骨動脈造影　正面像　　Ⓑ 左椎骨動脈造影　側面像

Ⓐ, Ⓑ：左椎骨動脈より起始し，後頭骨内面を小脳鎌に沿って上行し，上矢状静脈洞に分布する拡張した posterior meningeal artery（→）を認める．

図 1-12 前大脳動脈皮質枝から分枝する硬膜枝（傍上矢状静脈洞の nonsinusal type 硬膜動静脈瘻症例）

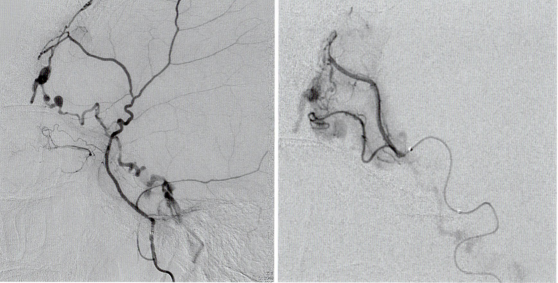

Ⓐ 左中硬膜動脈造影　側面像　　Ⓑ 左前大脳動脈造影　側面像

Ⓐ, Ⓑ：前頭部に中硬膜動脈 anterior convexity branch および paramedian branch より供血され皮質静脈に流出する硬膜動静脈瘻を認める．静脈側は varices を形成し海綿静脈洞に連続する．anterior cerebral artery 皮質枝（frontoorbital artery と frontopolar artery）は軽度拡張し，末梢より硬膜動静脈瘻に供血する複数の細く屈曲した硬膜枝が分枝する．

脳静脈

2章

直静脈洞, 下矢状静脈洞と深部・脳底静脈
straight sinus and deep/basal cerebral vein

2-1
直静脈洞
straight sinus

2-2
下矢状静脈洞
inferior sagittal sinus

2-3
直静脈洞・下矢状静脈洞領域への動脈分布

2-4
ガレン大静脈
vein of Galen

2-5
深部静脈系（内大脳静脈）
deep cerebral vein (internal cerebral vein)

2-6
脳底静脈
basal vein of Rosenthal

1 直静脈洞 straight sinus

【参照図：概要図3（p.15），1-7（p.34），2-1（p.40），2-2（p.41），2-3（p.41），2-4（p.42），2-5（p.42）】

　straight sinus（直静脈洞）は上矢状静脈洞と同様にanterior dural plexusが大脳半球の発達に伴い内側正中で融合することにより形成される．さらに左右のprimitive internal cerebral vein（superior choroidal vein）が合流することによりガレン大静脈から直静脈洞への還流路が形成されていく．

　直静脈洞はinternal cerebral vein（内大脳静脈）やbasal vein of Rosenthal（脳底静脈）などの大脳静脈やprecentral cerebellar veinやsuperior vermian veinなどの小脳静脈の血流を受けて静脈洞交会に注ぐ（概要図3, 2-1）．大脳鎌の小静脈（falcine vein）は直静脈洞に注ぐものが多く，一部は上矢状静脈洞と連続し，発達が著しい場合はfalcine sinusとして認識される（図2-2）．また頭頂葉から後頭葉の皮質静脈がfalx内のvenous channel（falcine sinus）を介して直静脈洞に流入することもある（図1-7, 2-3）．前述のごとく直静脈洞はanterior dural plexusの融合により形成されるため，しばしば不完全な融合によると思われるintrasinus septationが見られる（図2-4）．また静脈洞交会への移行部はしばしば複数に分離し，複雑な構造を示す（図2-5）．

図2-1 直静脈洞と関連静脈

造影CTMIP　矢状断像

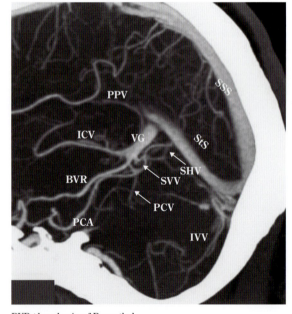

直静脈洞（straight sinus：StS）はinternal cerebral veinやbasal vein of Rosenthalを介する大脳の静脈血流と，precentral cerebellar veinやvermian veinなど小脳の静脈血流を受ける．
本例ではprecentral cerebellar veinとsuperior vermian veinは各々独立してvein of Galen（VG）下面に流入する．

BVR：basal vein of Rosenthal
ICV：internal cerebral vein
IVV：inferior vermian vein
PCA：posterior cerebral artery
PCV：precentral cerebellar vein
PPV：posterior pericallosal vein
SHV：superior hemispheric vein
SSS：superior sagittal sinus
StS：straight sinus
SVV：superior vermian vein
VG：vein of Galen

図 2-2 falcine sinus

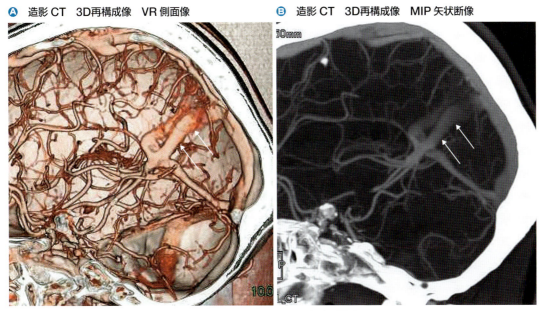

Ⓐ 造影 CT　3D再構成像　VR 側面像
Ⓑ 造影 CT　3D再構成像　MIP 矢状断像

Ⓐ, Ⓑ：直静脈洞遠位端と上矢状静脈洞を連続する falcine sinus（→）が描出されている．

図 2-3 上矢状静脈洞と連続しない太い falcine venous channel

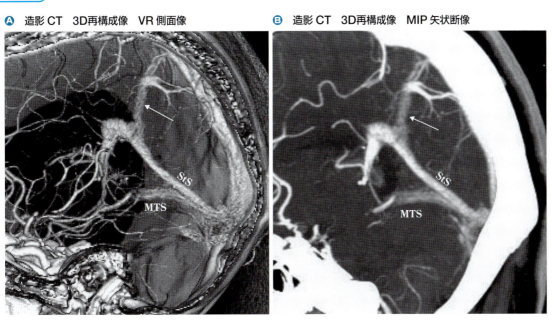

Ⓐ 造影 CT　3D再構成像　VR 側面像
Ⓑ 造影 CT　3D再構成像　MIP 矢状断像

Ⓐ, Ⓑ：直静脈洞（StS）遠位部背側に連続する falcine venous channel を認める（→）．一見 falcine sinus に見えるが上矢状静脈洞との連続はなく，後頭頭頂葉内側の皮質静脈が流入する．
本例では直静脈洞に連続する medial tentorial sinus（MTS）も見られる．

MTS：medial tentorial sinus
StS：straight sinus

図 2-4 直静脈洞内の intrasinusal septation

Ⓐ 造影 CT　3DVR 側面像　　　　Ⓑ 造影 CT　矢状断像

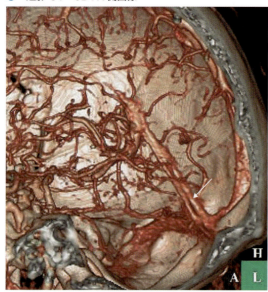
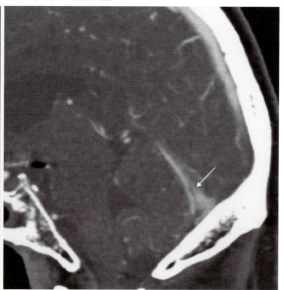

Ⓐ, Ⓑ：直静脈洞近位部に septation（→）を認める．

図 2-5 複数のチャンネルに分かれて両側の横静脈洞に合流する直静脈洞

Ⓐ 造影 CT　頭側からの 3DVR 像　　　Ⓑ 造影 CT　MIP 横断像

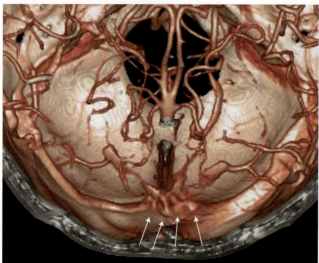
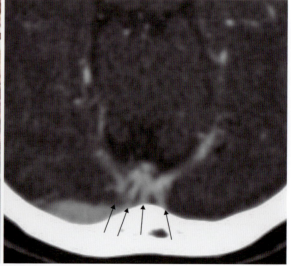

Ⓐ, Ⓑ：直静脈洞の近位端が複数の静脈（→）に分かれて両側の横静脈洞に連続する．
また同部には両外側から tentorial sinus が連続する．

2 下矢状静脈洞 inferior sagittal sinus

【参照図：図1-3（p.26），1-7（p.34），2-6（p.43），2-7（p.44），2-8（p.45），2-9（p.45），2-10（p.46）】

inferior sagittal sinus（下矢状静脈洞）も同様にanterior dural plexusの頭側端部の正中側への移動と融合により大脳鎌の自由縁に形成されるが，その発達の程度は個々さまざまであり約30％の成人では血管造影上同定されない．前端は脳梁膝部近傍であり脳梁や前頭葉内側の皮質静脈の血流を受けて大脳鎌自由縁を後方に走り，直静脈洞上前縁に流入する（図1-3, 1-7, 2-6, 2-7）．下矢状静脈洞は脳梁膝部や体部を還流するanterior pericallosal veinやmiddle pericallosal veinおよび前頭葉内側の小さな皮質静脈などの血流を受けるが，その発達は上矢状静脈洞に注ぐ上大脳静脈medial groupの発達の程度により異なり，上矢状静脈洞に注ぐmedial groupの発達が悪い場合には補完的に発達していることが多い（図1-7）．また後述するposterior pericallosal veinが下矢状静脈洞の代わりに著明に発達する症例や，下矢状静脈洞が直静脈洞ではなく上矢状静脈洞に流入する症例，直静脈洞近位部に流入する症例などのバリエーションも時に見られる（図2-8, 2-9, 2-10）．

図 2-6 下矢状静脈洞の模式図 側面像

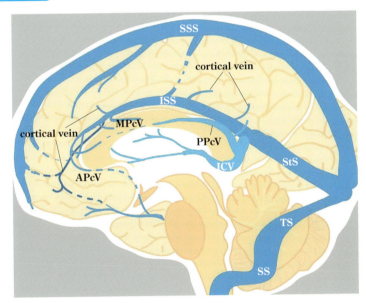

下矢状静脈洞（inferior sagittal sinus：ISS）は脳梁からのanterior pericallosal vein（APcV），middle pericallosal vein（MPcV）や前頭葉内側の皮質静脈（cortical vein）の血流を受けて大脳鎌自由縁を後方に走り，直静脈洞（straight sinus：StS）上前縁に流入する．上矢状静脈洞とfalx内の小静脈や皮質静脈間吻合により潜在的に交通を有する．また，anterior pericallosal veinはbasal vein of Rosenthalの分枝であるanterior cerebral veinにも連続する．
posterior pericallosal vein（PPcV）は脳梁後部および近傍の大脳半球内側の血流を受けて，内大脳静脈（internal cerebral vein：ICV）近位部に流入する．

APcV：anterior pericallosal vein
ICV：internal cerebral vein
ISS：inferior sagittal sinus
MPcV：middle pericallosal vein
PPcV：posterior pericallosal vein
SS：sigmoid sinus
SSS：superior sagittal sinus
StS：straight sinus
TS：transverse sinus

図 2-7 下矢状静脈洞

Ⓐ 右内頸動脈撮影静脈相　側面像（ステレオ）

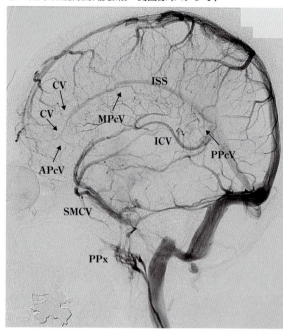
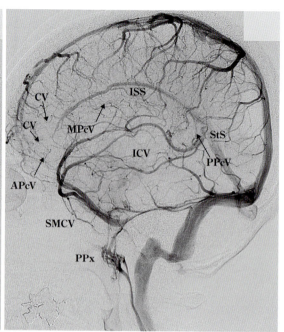

Ⓑ 右内頸動脈撮影静脈相　造影CT矢状断像

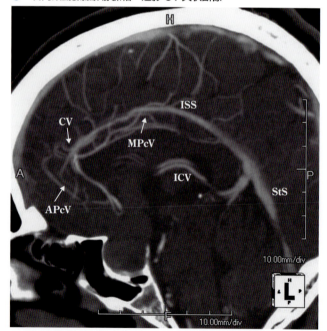

APcV：anterior pericallosal vein
　CV：cortical veins
　ICV：internal cerebral vein
　ISS：inferior sagittal sinus
MPcV：middle pericallosal vein

　PPcV：posterior pericallosal vein
　　PPx：pterygoid plexus
SMCV：superficial middle cerebral vein
　　StS：straight sinus

Ⓐ，Ⓑ：下矢状静脈洞（ISS）は anterior pericallosal vein や前頭葉内側の小さな皮質静脈（CV）から始まり，脳梁上方を弓状のアーチを描き背側に走行し，直静脈洞（StS）上端に流入する．脳梁体部の血流を受ける middle pericallosal vein（MPcV）が下矢状静脈洞に下方から流入する．posterior pericallosal vein（PPcV）は internal cerebral vein（ICV）近位部に上方から流入する．
また，本例では superficial middle cerebral vein（SMCV）は海綿静脈洞には流入せずに中頭蓋窩を背側に走行し，卵円孔から pterygoid plexus（PPx）に流出するとともに，一部はそのまま背側に走行し transverse sinus に流入する．
pterygoid plexus は外頸静脈に流入する．

図 2-8 下矢状静脈洞欠損例

Ⓐ 内頸動脈造影静脈相　側面像　　Ⓑ 造影CT　矢状断像

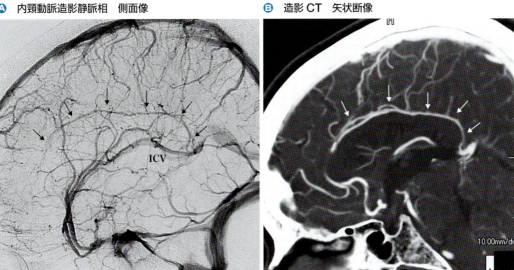

Ⓐ, Ⓑ：下矢状静脈洞は描出されず，内大脳静脈（ICV）に流入する posterior pericallosal vein（→）が同領域の還流を担い著明に発達している．

ICV：internal cerebral vein

図 2-9 上矢状静脈洞に流入する下矢状静脈洞例

Ⓐ 内頸動脈造影静脈相　側面像　　Ⓑ 造影CT　矢状断像

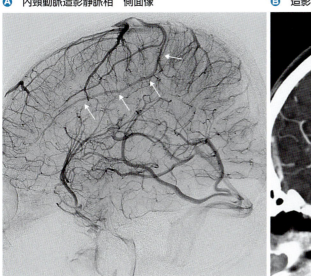
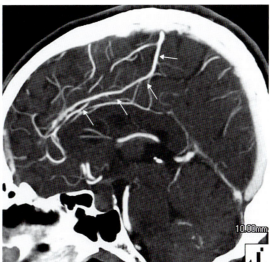

Ⓐ, Ⓑ：下矢状静脈洞近位部は描出されず，下矢状静脈洞前半部は上大脳静脈を介して上矢状静脈洞に流入する（→）．

図 2-10 直静脈洞近位部に流入する上矢状静脈洞例

造影CT　MIP矢状断像

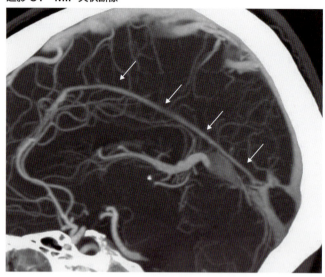

上矢状静脈洞が直静脈洞の近位部に流入している（→）．また，直静脈洞は上矢状静脈洞近位部と細いvenous channelで交通する．

3 直静脈洞・下矢状静脈洞領域への動脈分布

【参照図：1-8（p.35），2-11（p.47），2-12（p.49），2-13（p.50）】

　直静脈洞への動脈分布に関しては静脈洞交会近傍では静脈洞交会や横静脈洞遠位部への供血路と同様であり，上方から middle meningeal artery（中硬膜動脈）の posterior convexity branch や tentorial artery が，下方から ascending pharyngeal artery（上行咽頭動脈）からの dural branch（falx cerebelli artery）や椎骨動脈からの posterior meningeal artery が供血する（図1-8，2-11，2-12，2-13）．また上矢状静脈洞と同様に表層より occipital artery 末梢の骨枝が骨を貫いて同部の硬膜に供血する（図2-12）．直静脈洞遠位（vein of Galen 近傍）では前方からは meningohypophyseal trunk や inferolateral trunk の medial tentorial artery（marginal tentorial artery）が，上方からは middle meningeal artery の posterior convexity branch が，背側下方からは posterior meningeal artery の分枝が分布する（図2-12）．また後大脳動脈からも約25％の頻度でP2 segmentから硬膜枝（artery of Davidoff and Schechter）が起始しテントから直静脈洞に分布する（図2-12）．

　下矢状静脈洞への動脈分布に関しては，病変も少なく文献的な記述も見られないが，前方は上矢状静脈洞前部とほぼ同様で，anterior falcine artery と middle meningeal artery の paramedian branch からの falx への小分枝が分布すると考えられる．後方では直静脈洞遠位部と同様に考えられる．また他部位と同様に多血性病変においては，前大脳脳動脈や後大脳動脈の pericallosal artery などの皮質枝からの硬膜枝が潜在的に関与するものと思われる．

図 2-11　直静脈洞近位部から静脈洞交会部にシャントを有する横S状静脈洞部硬膜動静脈瘻

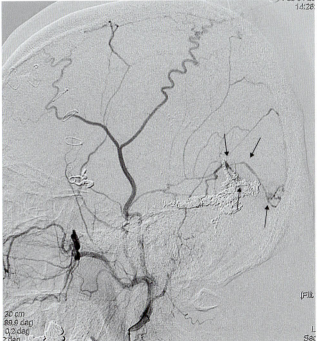

Ⓐ 左外頸動脈造影　正面像　　Ⓑ 左外頸動脈造影　側面像

Ⓐ，Ⓑ：直静脈洞近位部から静脈洞交会部にかけて左中硬膜動脈 posterior convexity branches 末梢から供血される動静脈瘻を認める．

図 2-11（続き） 直静脈洞近位部から静脈洞交会部にシャントを有する横S状静脈洞部硬膜動静脈瘻

ⓒ 左内頸動脈造影　正面像　　　　**ⓓ** 左内頸動脈造影　側面像

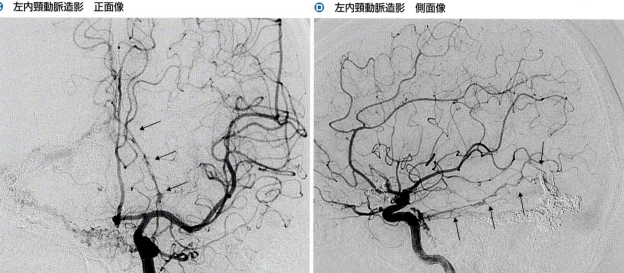

ⓒ, ⓓ：左内頸動脈 meningohypophyseal trunk より起始する medial tentorial artery（→）が拡張し，直静脈洞近位部のシャントに供血する．

ⓔ 中硬膜動脈 posterior convexity branch から NBCA 注入中 DSA 側面像　　**ⓕ** 中硬膜動脈 posterior convexity branch から NBCA 注入中 DSA 側面像

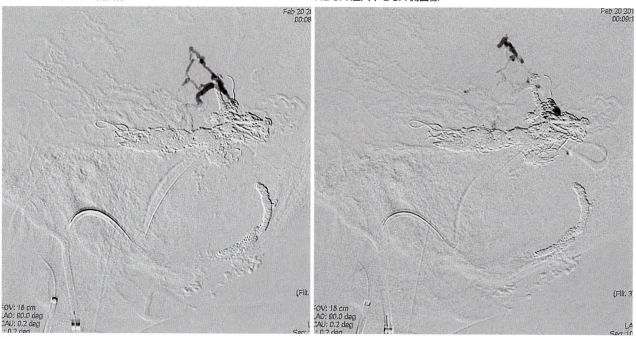

ⓔ, ⓕ：n-butyl cyanoacrylate はシャント部の静脈側に流入するとともに末梢の吻合を介して，内頸動脈からの medial tentorial artery 末梢にも流入している．

図 2-12 直静脈洞遠位端部（falcotentorial junction）硬膜動静脈瘻

Ⓐ 左内頸動脈造影　正面像

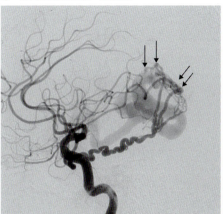

Ⓑ 左内頸動脈造影　側面像

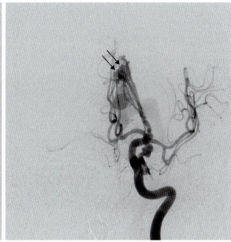

Ⓐ, Ⓑ：左内頸動脈 inferolateral trunk より起始する medial tentorial artery が著明に拡張し，直静脈洞遠位端上壁にシャントを形成している（→）．
シャント血流は著明に拡張した basal vein of Rosenthal に逆流している．

Ⓒ 外頸動脈造影　側面像

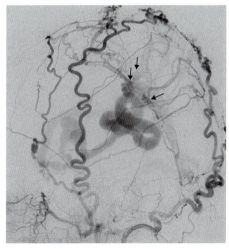

Ⓒ：中硬膜動脈の各 convexity branch から para-median artery および falx 内の硬膜枝を介して，直静脈洞壁にシャントが形成されている（→）．後頭動脈や浅側頭動脈も拡張し，骨枝を介して para-median artery と吻合しシャントに供血している．

Ⓓ 左椎骨動脈造影　正面像

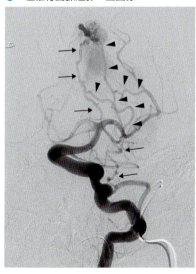

Ⓔ 左椎骨動脈造影　側面像

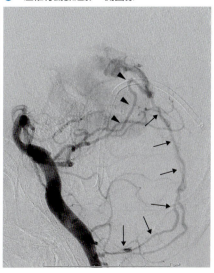

Ⓓ, Ⓔ：左 posterior meningeal artery（→）から posterior falcine artery を介してシャントが形成されている．また左後大脳動脈および上小脳動脈からの硬膜枝（▶）も拡張し，テント内で吻合して動静脈瘻に供血する．

図 2-13 直静脈洞下壁部にシャントを有する硬膜動静脈瘻

A 左後頭動脈造影　側面像

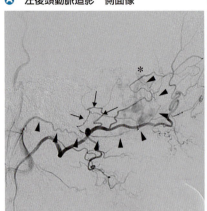

B 左外頸動脈造影回転撮影　MIP再構成矢状断像

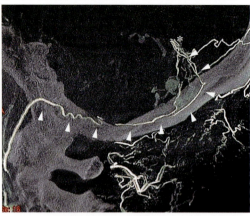

A, B：左後頭動脈から mastoid branch（→）が頭蓋内に入り，上行咽頭動脈 jugular branch（▶）と吻合し，直静脈洞近位側下壁部に存在する動静脈瘻（＊）に供血する．

C 右後頭動脈造影　正面像

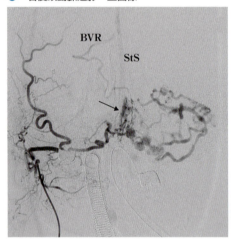

D 右後頭動脈造影　側面像

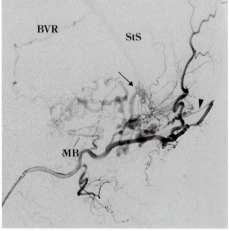

C, D：右後頭動脈からは主に末梢の骨枝（▶）が骨を貫き頭蓋内に入り，シャント（→）に供血している．mastoid branch（MB）も拡張しシャントに供血する．シャント血流は inferior vermian vein から inferior hemispheric vein に逆流し，皮質静脈間の吻合を介して petrosal vein, transverse pontine vein, anterior lateral pontomesencephalic vein を介して，対側の basal vein of Rosenthal（BVR）から straight sinus（StS）に流出する．

E 左椎骨動脈造影　正面像

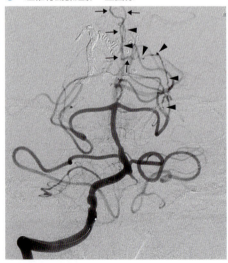

F 左椎骨動脈造影　側面像（両側後頭動脈からの feeding artery と posterior meningeal artery 塞栓後）

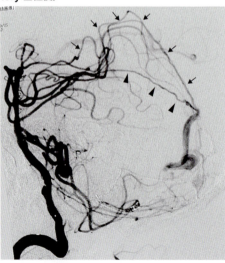

E, F：上小脳動脈からのテント枝（▶）および後大脳動脈からのテント枝（artery of Davidoff and Schechter：→）が動静脈瘻に供血する．

図2-13（続き） 直静脈洞下壁部にシャントを有する硬膜動静脈瘻

G 上小脳動脈テント枝からのNBCAによる塞栓術中DSA像　正面像

H 上小脳動脈テント枝からのNBCAによる塞栓術中DSA像　側面像

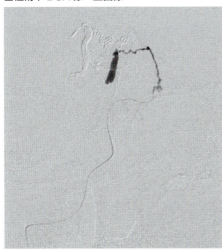
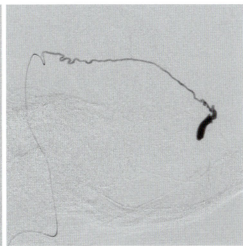

I 塞栓術後CT像　尾側からの連続横断像

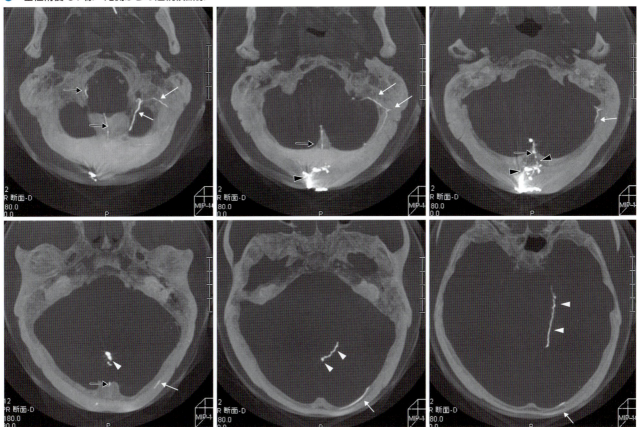

I：塞栓した各分枝の走行が明瞭に描出されている．右posterior meningeal artery（→），左後頭動脈mastoid branch（jugular branch-sinus branchと吻合：▷），右後頭動脈骨枝（▶），左上小脳動脈テント枝（⇨）．

BVR：basal vein of Rosenthal
MB：mastoid branch
StS：straight sinus

4 ガレン大静脈 vein of Galen

【参照図：図2-14（p.52），2-15（p.53）】

テント上のdeep venous system（深部静脈系）はtelencephalon（終脳）の正中および傍正中の深部領域（深部白質，線条体，脳梁，大脳辺縁系，側脳室など）とdiencephalon（間脳）の領域（視床，視床下部，松果体部，第3脳室など）を還流している．その多くはinternal cerebral vein（内大脳静脈）へ，一部はbasal vein of Rosenthal（BVR：脳底静脈）へ向かい，両者はともにvein of Galen（ガレン大静脈）に流入している[3)7)]．内大脳静脈が深部静脈系のみを還流しているのに対し，脳底静脈は脳底部の表在静脈で，深部静脈の一部を還流している．

ガレン大静脈は左右の内大脳静脈の合流により始まり松果体と脳梁膨大部の背側，四丘体槽内に存在する（図2-14）．背側上方に走行し，falcotentorial junctionに存在する直静脈洞の前端部に流入し，その長さは0.5～25 mmとさまざまである[16)17)]．またガレン大静脈が直静脈洞に流入する際の角度も16～117°とさまざまである[16)17)]．ガレン大静脈は硬膜静脈洞と静脈の移行型の静脈であるという説もあり，静脈内に硬膜の隔壁が存在し，静脈壁やseptaには後大脳動脈やpericallosal arteryやcollicular arteriesが供血しているともいわれている．内大脳静脈は常に吻側からガレン大静脈へ流入するのに対し，脳底静脈の流入部位はさまざまであり，ガレン大静脈の下外側面もしくは後面へ流入するものが一般的であるが，左右の内大脳静脈の合流部や内大脳静脈へ直接流入することもある[16)18)]．その他ガレン大静脈に流入する静脈としてはposterior mesencephalic veinが挙げられる．posterior mesencephalic veinは中脳の還流静脈であり，大脳脚より起始し中脳の周囲を回りガレン大静脈に流入する（図2-15）．その太さはさまざまで同定しがたいことも多いが，脳底静脈の脳幹周囲の部位が低形成の場合には，その代替静脈として太く発達している．また，内大脳静脈の枝であ

図 2-14　ガレン大静脈（vein of Galen）と主な流入静脈

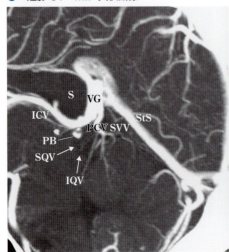

Ⓐ 造影CT　MIP 矢状断像

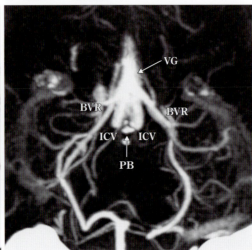

Ⓑ 造影CT　冠状断像

BVR：basal vein of Rosenthal
ICV：internal cerebral vein
IQV：inferior quadrigeminal vein
PB：calcified pineal body
PCV：precentral cerebellar vein

S：splenium of the corpus callosum
SQV：superior quadrigeminal vein
StS：straight sinus
SVV：superior vermian vein
VG：vein of Galen

る medial atrial vein や posterior pericallosal vein，脳底静脈の枝である internal occipital vein や occipitotemporal vein などがガレン大静脈へ直接流入することがある[9]．四丘体槽では松果体の還流静脈である pineal vein や中脳被蓋の還流静脈である細い数本の quadrigeminal vein が存在する．quadrigeminal vein は上丘と下丘の還流静脈で superior quadrigeminal vein と inferior quadrigeminal vein に分けられるが，いずれも precentral cerebellar vein に流入し，最終的にガレン大静脈に注ぐ[19]（図 2-14，2-15）．またその他の流入静脈として，上方からは脳梁膨大部や後頭葉の静脈，下方では vermian vein が流入する．ガレン大静脈と他の静脈系には多数の交通路がありバリエーションも豊富である．

図 2-15 ガレン大静脈（vein of Galen）と小脳脳幹静脈系

Ⓐ 右椎骨動脈撮影 正面像

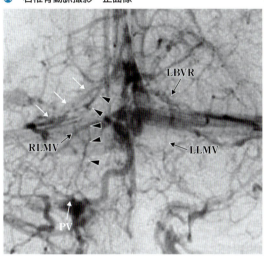

Ⓑ 右椎骨動脈撮影 側面像

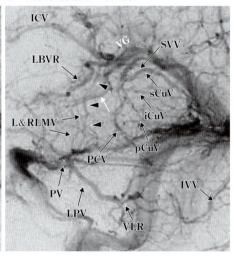

Ⓐ，Ⓑ：本例では右側では brachial vein から連続する比較的発達した posterior mesencephalic vein（▶）が同定される．左側では posterior mesencephalic vein は同定されない．⇨は右側 basal vein of Rosenthal を示す．

Ⓒ 回転撮影（静脈相） MPR 横断像

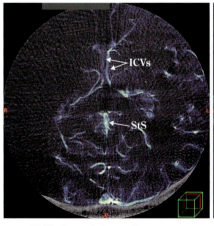 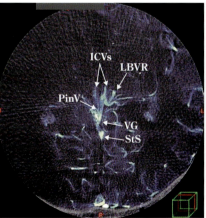 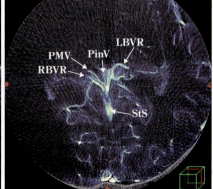

iCuV：intraculminate vein	PMV：posterior mesencephalic vein
ICV：internal cerebral vein	PV：petrosal vein
IVV：inferior ventricular vein	RBVR：right basal vein of Rosenthal
LBVR：left basal vein of Rosenthal	RLMV：right lateral mesencephalic vein
LLMV：left lateral mesencephalic vein	sCuV：superior culminate vein
LPV：lateral pontine vein	StS：straight sinus
pCuV：preculminate vein	SVV：superior vermian vein
PCV：precentral cerebellar vein	VG：vein of Galen
PinV：pineal vein	VLR：vein of lateral recess of the 4th ventricle

図 2-15（続き） ガレン大静脈（vein of Galen）と小脳脳幹静脈系

c 回転撮影（静脈相） MPR 横断像（続き）

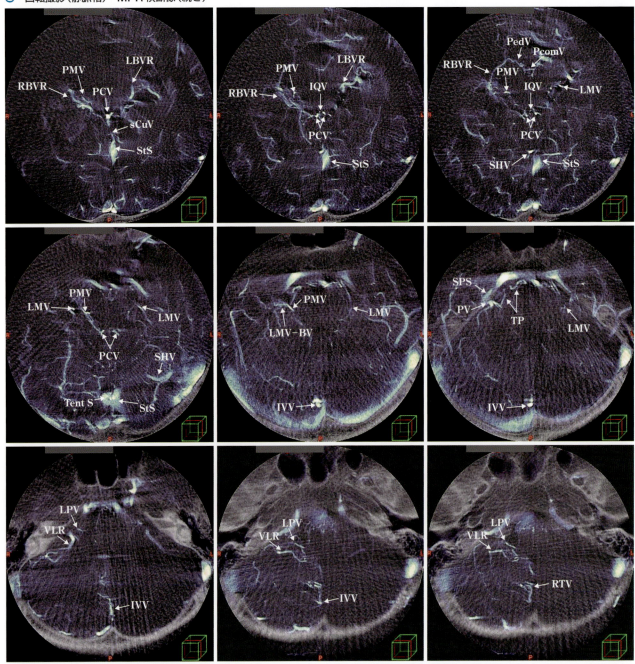

```
   ALPMV : anterolateral pontomesencephalic vein
    APMV : anterior pontomesencephalic vein
    AThVs : anterior thalamic veins
       BV : brachial vein
     decV : declival vein
     iCuV : intraculminate vein
      ICV : internal cerebral vein
      IHV : inferior hemispheric vein
      IQV : inferior quadrigeminal vein
     iRTV : inferior retrotonsilar vein
      ISS : inferior sagittal sinus
```

```
      IVV : inferior vermian vein
     LBVR : left basal vein of Rosenthal
      LMV : lateral mesencephalic vein
   LMV-BV : lateral mesencephalic vein-brachial vein
      LPV : lateral pontine vein
    PcomV : posterior communicating vein
     pCuV : preculminate vein
      PCV : precentral cerebellar vein
     PedV : peduncular vein
     PinV : pineal vein
      PMV : posterior mesencephalic vein
```

図 2-15（続き） ガレン大静脈（vein of Galen）と小脳脳幹静脈系

● 回転撮影（静脈相） MPR 矢状断像

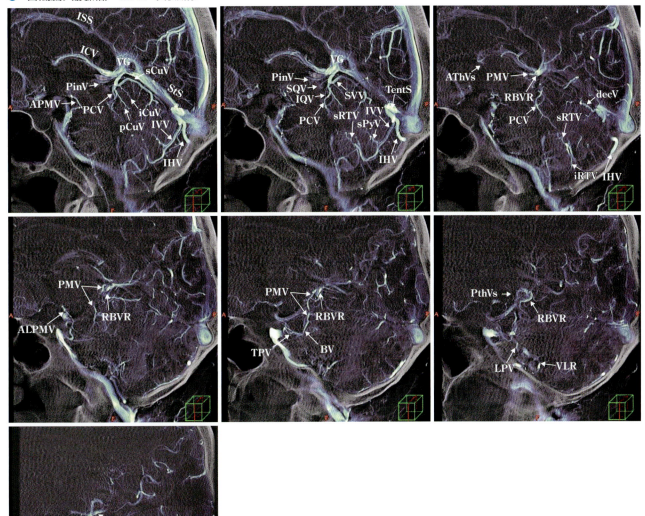

PthVs ： posrterior thalamic veins
PV ： petrosal vein
RBVR ： right basal vein of Rosenthal
RLMV-BV ： right lateral mesencephalic vein-brachial vein
RTV ： retrotonsilar vein
sCuV ： superior culminate vein
SHV ： superior hemispheric vein
SPS ： superior petrosal sinus
sPyV ： suprapyramidal vein

SQV ： superior quadrigeminal vein
sRTV ： superior retrotonsilar vein
StS ： straight sinus
SVV ： superior vermian vein
Tent S ： tentorial sinus
TP ： transverse pontine vein
TPV ： transverse pontine vein
VG ： vein of Galen
VLR ： vein of lateral recess of the 4th ventricle

5 深部静脈系（内大脳静脈） deep cerebral vein（internal cerebral vein）

【参考図：図1-3(p.26)，図2-8(p.45)，2-14(p.52)，2-16(p.57)，2-17(p.58)，2-18(p.59)，2-19(p.60)，2-20(p.61)，2-21(p.62)，2-22(p.64)，2-23(p.66)，2-24(p.68)，2-25(p.69)，2-26(p.70)】

　胎生8週（胎長18 mm）にモンロー孔周囲のchoroidal fissure（脈絡裂）に沿って終脳の脈絡叢が発達し，inferior choroidal veinからventral diencephalic veinへと流出する（図2-16-A）．胎生9週（胎長24 mm）頃になり側脳室が大きくなってくると，脈絡叢の主な還流はinferior choroidal veinからsuperior choroidal veinへと変化し，間脳の背側に形成される1本のmedian vein of prosencephalon (of Markowski)が血流を集めるようになる（図2-16-B）．線条体が発達してくる胎生11週（胎長40 mm）頃になると左右1対の内大脳静脈が形成される．superior choroidal veinはモンロー孔で内大脳静脈に繋がり，またdorsal diencephalic veinが内大脳静脈の後方に繋がるようになる．内大脳静脈はmedian vein of prosencephalonの後方へ繋がり，それとともにmedian vein of prosencephalonは前方から退縮していく．ventral diencephalic veinの血流はprimitive tentorial sinusを介してprimitive transverse sinusへ還流されているが，この頃にはlateral mesencephalic veinやanterior pontomesencephalic veinとも交通を持つようになる（図2-16-C）．胎生13週（胎長80 mm）頃にはthalamostriate veinやseptal veinがモンロー孔で内大脳静脈へ合流する．median vein of prosencephalonは内大脳静脈との接合点より後方部分が残存してガレン大静脈となる（図2-16-D）[20〜22]．

　内大脳静脈は，脳室壁，深部白質，線条体，脈絡叢，視床からの静脈を受けて，第3脳室の天井，脳弓，両側視床の内側面に囲まれたくも膜下腔であるvelum interpositum（中間帆）内を左右1本ずつ走行している．septal vein，thalamostriate vein，anterior thalamic vein，superior choroidal veinがモンロー孔の後上縁で合流して中間帆に入り内大脳静脈となる．左右の内大脳静脈は中間帆内でさまざまな静脈を受けながらS状の形状を呈して走行し，後方にいくにつれてお互いに離れていく．quadrigeminal cistern（四丘体槽）に出た後にsuprapineal recess（松果上陥凹）の後方で互いに合流してガレン大静脈となる[9)16)17)21]．中間帆内で内大脳静脈へ流入する静脈にはsubependymal vein（上衣下静脈），choroidal vein（脈絡叢静脈），pericallosal vein（脳梁静脈），thalamic vein（視床静脈）がある[9)21]（図2-17）．

5-1 内大脳静脈の分枝

　内大脳静脈分枝の多くはmedullary veinの血流を受けて始まる．medullary veinは側脳室上前角に集中し扇形の分布を示し，また脳梁放線と接しlongitudinal caudate veinと密接な関係を有する．しかし，その走行は各々の脳葉により異なる．

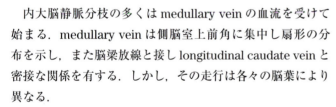

　前頭部では前後および内側方向に走行し，内前頭静脈系とseptal vein, anterior caudate veinを吻合する．前頭葉外側と頭頂葉のmedullary veinはlongitudinal caudate veinやtransverse caudate veinを介して側脳室体部に還流する．頭頂葉後部と後頭葉のmedullary veinはmedial atrial veinや類似の静脈に連続する．側頭葉のmedullary veinは後方ではinferior ventricular subependymal veinに、前方ではtemporal tip subependymal veinに流入する．その他のtranscerebral veinとしてsuperior striate veins（内大脳静脈の分枝）とinferior striate veins（脳底静脈の分枝）を吻合するinterstriate anastomosisが存在する．

1）上衣下静脈（図2-18-A〜D）

　subependymal vein（上衣下静脈）はdeep medullary vein（深髄質静脈）が集まった後に，側脳室壁の静脈を受けながら上衣下を走行して，最終的に内大脳静脈や脳底静脈へ流入する．上衣下静脈はchoroidal fissure（脈絡裂）とは関係なく脳室壁からくも膜下腔へ出るmedial group（内側群）と脈絡裂を横切ってくも膜下腔へ出るlateral group（外側群）とに分けられる．前者は大脳半球の深部白質からの静脈のみを受けて，側脳室の上壁や内側壁に沿って走行し，脳弓を貫通して中間帆へ入る．一方，後者は深部白質だけでなく灰白質である尾状核，被殻，淡蒼球の上部からの静脈も受ける．外側壁や下壁に沿って走行して，尾状核と視床背側との間の

図 2-16 内大脳静脈，ガレン大静脈および脳底静脈の発生のシェーマ

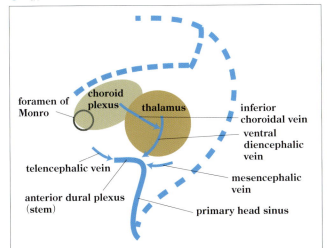
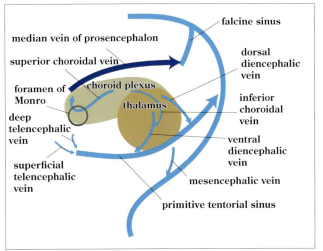
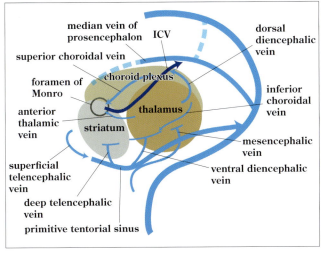
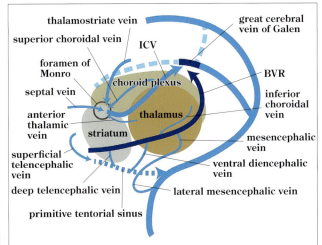

BVR：basal vein of Rosenthal
CRL：crown-rump length

ICV：internal cerebral vein

stria terminalis（分界条）や脈絡裂の視床側にある tenia choroidea（脈絡ひも）の深部を内側に向かい，中間帆内へ到達して内大脳静脈に流入する．ヒトでは pallium（外套）の発達が線条体よりも速いため C 字を描くように後頭葉・側頭葉が発達する．側脳室も C 字型の間腔となり，したがって下角では上衣下静脈の走行と脳室との関係は逆転している．すなわち，内側群は下壁に沿って走行して fimbria（海馬采）を貫いて ambient cistern（迂回槽）へ，外側群は上壁に沿って走行して分界条や脈絡ひもの深部を内側に向かって迂回槽へ入る[9)21)]（図 2-18）．内側群には septal vein, posterior septal vein, medial atrial vein, transverse hippocampal subependymal vein が，外側群には anterior caudate vein, thalamostriate vein, direct lateral vein, inferior ventricular subependymal vein, temporal tip subependymal vein が属する．上衣下静脈と側脳室との位置関係を表 2-1 に示す．

a. 内側群

■ septal vein（vein of septum pellucidum）

側脳室前角の前外側部に集まる深髄質静脈を受けて，脳梁膝部の後面にある前角の前壁を内側後方に進み（callosal segment），透明中隔に達すると後方に向きを変える（septal

図 2-17 内大脳静脈と流入する静脈の血管造影解剖

Ⓐ 左内頸動脈造影　正面像

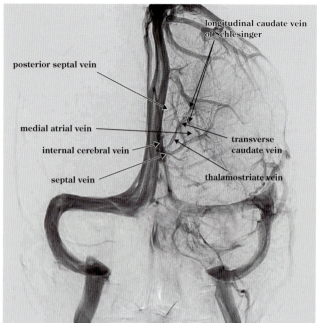

Ⓑ 左内頸動脈造影　側面像

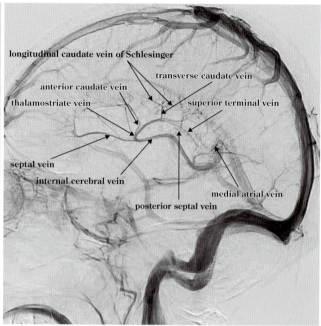

表 2-1　上衣下静脈と側脳室との位置関係

Location	Medial group	Lateral group
anterior horn	septal vein	anterior caudate vein
body	posterior septal vein	thalamostriate vein, direct lateral vein
atrium, posterior horn, inferior horn	medial atrial vein, transverse hippocampal subependymal vein	inferior ventricular subependymal vein, temporal tip subependymal vein

point）．その後，septum pellucidum（透明中隔）に沿って後方へ走行し（septal segment），脳弓柱の側方を通り（columnar segment），モンロー孔後上縁で thalamostriate vein, anterior thalamic vein, superior choroidal vein とともに内大脳静脈へ流入する（図 2-19-A～C）．septal vein を 2 本認める場合には上方が superior septal vein, 下方が inferior septal vein となる（図 2-19-D）．septal vein が脳弓を貫いてモンロー孔より後方で内大脳静脈に合流する場合は anomalous septal vein と呼び，さらに中間帆内を走行した後に medial atrial vein の共通幹に合流する場合は septo-atrial vein と呼ぶ[9)11)17)21)]（図 2-19-E, F）．

■posterior septal vein（direct medial vein, roof vein）

側脳室体部の外側角に集まる深髄質静脈を受けて，上壁に沿って後内方に走行して，その後に内側壁に沿って下降して脳弓体部を貫いて中間帆に入り内大脳静脈へ流入する（図 2-20）．稀に側脳室上壁を前内側に走行して，脳弓の側方を通り，モンロー孔近傍で内大脳静脈へ流入することもある[3)7)]．medial atrial vein の posterior septal tributary とは相補的な関係にある．

図 2-18 上衣下静脈のシェーマ

Ⓐ 周囲の構造との関係（前方から見た図）

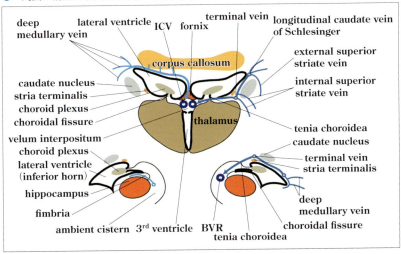

内側群を図の左に，外側群を右に示している．

Ⓑ 側脳室との関係（前方から見た図）

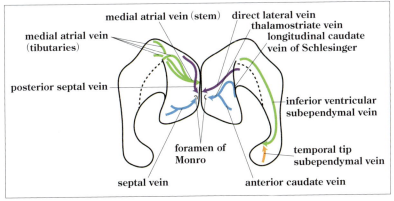

BVR：basal vein of Rosenthal
ICV：internal cerebral vein

内側群を図の左に，外側群を右に示している．

Ⓒ 内側群（側方から見た図）　　**Ⓓ 外側群（側方から見た図）**

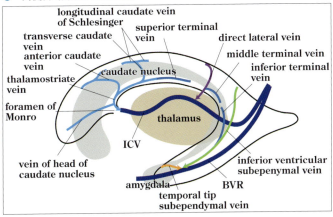

図 2-19 septal vein

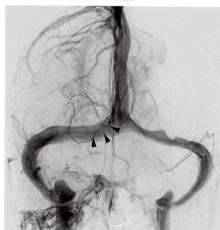

Ⓐ 右内頸動脈造影　正面像

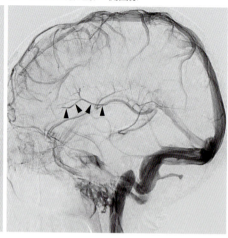

Ⓑ 右内頸動脈造影　側面像

Ⓐ, Ⓑ：septal vein は側脳室前角の前壁から透明中隔に沿って走行し（▶），モンロー孔で内大脳静脈に流入する．

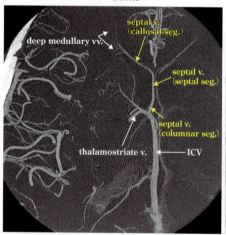

Ⓒ Conebeam CT　横断像

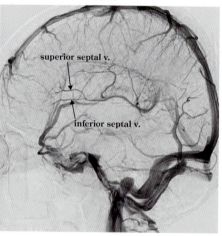

Ⓓ septal vein を 2 本認める症例
内頸動脈造影　側面像

Ⓓ：上方が superior septal vein，下方が inferior septal vein となる．

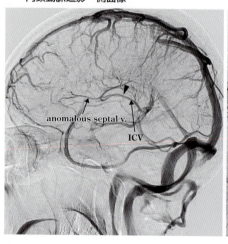

Ⓔ anomalous septal vein
内頸動脈造影　側面像

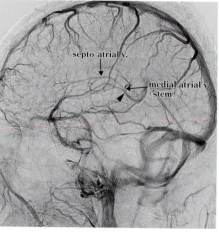

Ⓕ septo-atrial vein
内頸動脈造影　側面像

Ⓔ：本症例では septal vein がモンロー孔より後方で内大脳静脈へ流入している（▶）．
Ⓕ：本症例では septal vein が medial atrial vein の stem に流入している（▶）．

ICV：internal cerebral vein

図 2-20　posterior septal vein

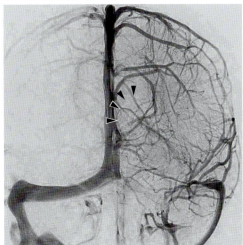
Ⓐ　左内頸動脈造影　正面像

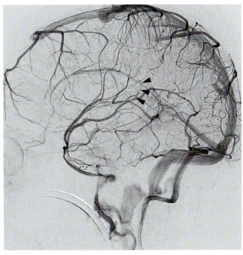
Ⓑ　左内頸動脈造影　側面像

Ⓐ，Ⓑ：posterior septal vein は側脳室体部の上壁から内側壁に沿って走行し（▶），中間帆内で内大脳静脈へ流入する．

■ medial atrial vein（vein of the posterior horn, internal vein of the atrium and posterior horn, posterior paraventricular vein）

　頭頂葉後部や後頭葉の深髄質静脈を受けた数本の静脈が側脳室三角部や後角の上壁から内側壁に沿って走行し，脳弓体部や脚部を貫いた後に，脳弓脚と脳梁膨大部とに囲まれたくも膜下腔で合流して共通幹を形成し内大脳静脈へ流入する．medial atrial tributary, occipital tributary, posterior septal tributary があり，medial atrial tributary は三角部の上壁を内側に向かって進み，次いで内側壁を下方に向かって走行している．occipital tributary は後角上壁を内上方に走行した後に，三角部内側壁を前下方へと向かう．posterior septal tributary は体部の内側壁の血流を受けており，posterior septal vein と相補的な関係にある．これらの枝はそれぞれ 2，3 本ずつ認めることが多い[9)21)]（図 2-21）．

　側脳室下角の下壁には数本の transverse hippocampal subependymal vein が走行している．これらは下角の下壁の血流を受けて，海馬外側縁から起始して内側に向かって走行し，fimbriodentate sulcus（采歯状回溝）から海馬采を貫いて迂回槽へ出て，anterior および posterior longitudinal hippocampal vein に垂直に流入する．下角の後方では transverse hippocampal subependymal vein ではなく，medial atrial vein の occipital tributary がその役割を果たす．海馬からの静脈は transverse hippocampal pial vein が hippocampal sulcus（海馬溝）から迂回槽へ出て，transverse hippocampal subependymal vein と同様に anterior および posterior longitudinal hippocampal vein へ垂直に流入する．前者は歯状回の内側に沿って下行して inferior ventricular vein に，後者は上行して medial atrial vein の共通幹に流入する[3)4)6)7)]．

b. 外側群

■ thalamostriate vein

　前頭頭頂葉の深部白質および線条体上部の静脈を還流している．視床からの血流は受けない．前頭頭頂葉の深髄質静脈と線条体上部からの静脈である superior striate vein はともに longitudinal caudate vein（of Schlesinger）へ流入する．この静脈は側脳室前角から体部の外側角の上衣下をそれに沿って走行しており，そこから数本の transverse caudate vein が外側壁を走行する．前角部では longitudinal caudate vein と transverse caudate vein を合わせて anterior caudate vein と呼ぶ．数本の transverse caudate vein と anterior caudate vein が合流して thalamostriate vein となり，前方へ走行した後に内側へと向かい，モンロー孔の後上縁で septal vein, anterior thalamic vein, superior choroidal vein とともに内大脳静脈に流入する（図 2-22）．thalamostriate vein が内大脳静脈へ合流する部分は venous angle と呼ばれる[9)17)21)]．

　thalamostriate vein へ流入する静脈は他に vein of the

図 2-21 medial atrial vein

Ⓐ 右内頸動脈造影　正面像　　Ⓑ 右内頸動脈造影　側面像

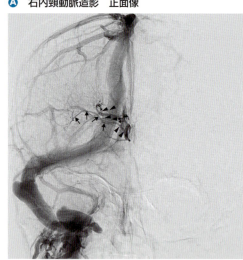
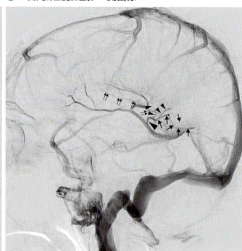

Ⓐ, Ⓑ：medial atrial vein は側脳室後角の上壁から内側壁に沿って走行する occipital tributary（→），三角部の上壁から内側壁に沿って走行する medial atrial tributary（▶），体部の内側壁に沿って走行する posterior septal tributary（⇒）が合流して stem（▶）を形成して内大脳静脈へ流入する．

Ⓒ Conebeam CT　矢状断像（外側から内側）

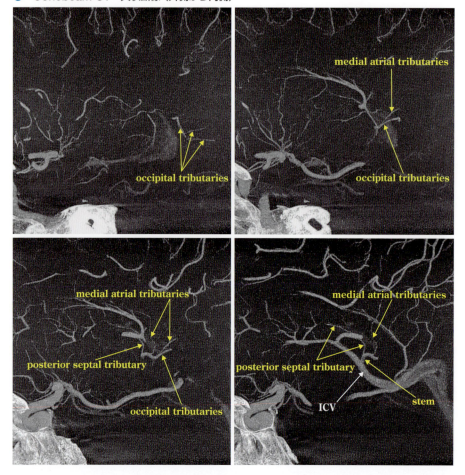

図 2-21（続き） medial atrial vein

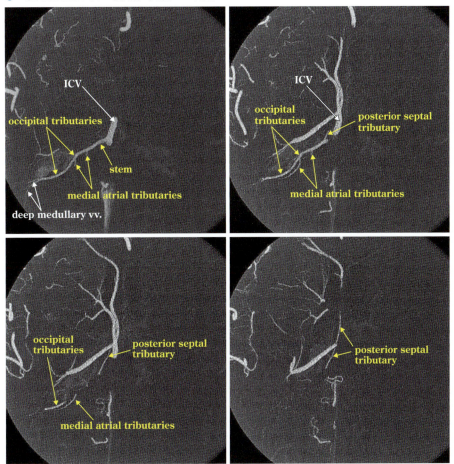

● Conebeam CT 横断像（尾側から頭側）

ICV : internal cerebral vein

head of the caudate nucleus (anteroinferior caudate vein) と superior terminal vein がある. vein of the head of the caudate nucleus は尾状核頭部からの血流が 1，2 本の静脈となって前角の外側壁に沿って後方に走行しており，thalamostriate vein へ流入している. terminal vein は尾状核と視床背側との間にある分界条の深部をこれに平行して走行する静脈で，superior terminal vein は体部の前半部の terminal vein で，thalamostriate vein へ流入している[9)21)].

■ direct lateral vein（thalamocaudate vein）

側脳室体部や三角部に集まる深髄質静脈や transverse caudate vein を受けて体部の外側角や三角部の前外側壁から起始し，外側壁に沿って下方に走行した後に，内側へ向きを変えて中間帆内で内大脳静脈に流入する（図 2-23）. thalamostriate vein とは相補的な関係にある．時に medial atrial vein の共通幹に流入して common atrial vein となる．

common atrial vein は上衣下静脈の内側群と外側群の共通幹として機能する[9)17)21)].

体部後方から三角部上部の terminal vein は middle terminal vein で，direct lateral vein に流入している. middle terminal vein は隣接する superior terminal vein（thalamostriate vein の枝）や inferior terminal vein（inferior ventricular vein の枝）と交通を持つことがあり[3)7)]，内大脳静脈系と脳底静脈系とを繋ぐ側副血行路となる．

2）脈絡叢静脈

側脳室の脈絡叢静脈は superior choroidal vein と inferior choroidal vein があり，前者がより発達している（図 2-24-A）. superior choroidal vein は三角部から体部の脈絡叢の外側縁に沿って螺旋状に走行して，モンロー孔の後上縁で septal vein, thalamostriate vein, anterior thalamic vein とともに内大脳静脈へ流入する（図 1-3）. 一方，inferior

図 2-22 thalamostriate vein

Ⓐ 左内頸動脈造影　正面像

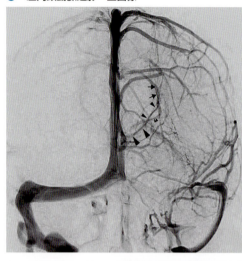

Ⓑ 左内頸動脈造影　側面像

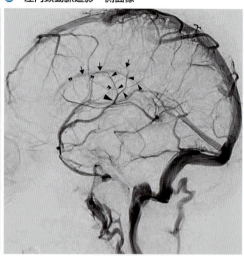

Ⓒ Conebeam CT　矢状断像（外側から内側）

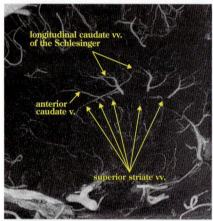

Ⓓ Conebeam CT　矢状断像（外側から内側）

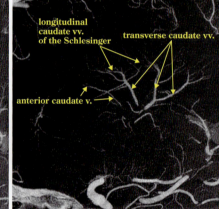

Ⓔ Conebeam CT　矢状断像（外側から内側）

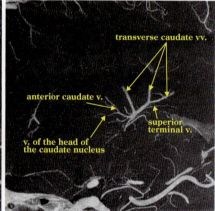

Ⓕ Conebeam CT　矢状断像（外側から内側）

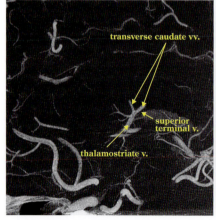

Ⓖ Conebeam CT　矢状断像（外側から内側）

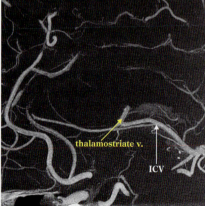

図 2-22（続き） thalamostriate vein

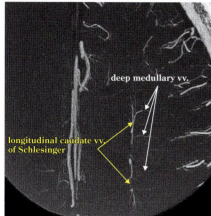
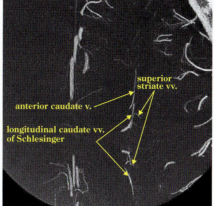
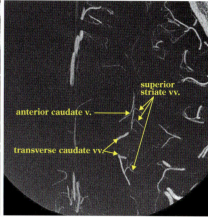
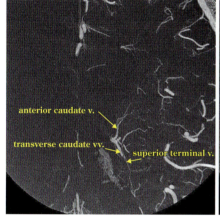
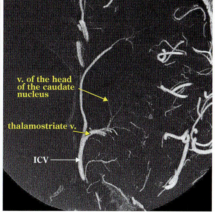

Ⓐ～Ⓛ：thalamostriate vein（▶）は longitudinal caudate vein of Schlesinger（→）から連続する transverse caudate vein（▶）と anterior caudate vein（▶）が合流したところから始まり，モンロー孔で内大脳静脈に流入する．また線条体上部からの superior striate vein は longitudinal caudate vein of Schlesinger や transverse caudate vein へ流入する．thalamostriate vein には他に superior terminal vein や vein of the head of the caudate nucleus が流入する．

ICV：internal cerebral vein

choroidal vein は下角の脈絡叢を還流しており，下脈絡点で inferior ventricular vein に流入する．inferior choroidal vein は非常に細く，血管撮影ではいずれも choroidal blush を確認できるのみのことが多いが[3)5)10)]，時に superior choroidal vein は描出されることがある（図 2-24-B～E）．

3）脳梁静脈

脳梁からの静脈は脳梁周囲槽へ向かい pericallosal vein へ流入する．pericallosal vein は走行部位によって anterior，middle，posterior に分かれ，posterior pericallosal vein（splenial vein）が最も発達している（図 2-25-A）．posterior pericallosal vein は脳梁膨大部の後縁に沿って走行し，脳梁の静脈だけでなく頭頂葉内側面の皮質静脈も受けて，内大脳静脈へ流入する（図 1-3，2-8，2-25-B～D）．middle pericallosal vein は脳梁幹部に沿って走行し，下矢状静脈洞に直接流入するか，前頭頭頂葉内側の皮質静脈を介して上矢状洞へ流入する（図 2-25-B～D）．anterior pericallosal vein も後方では下矢状静脈洞に直接流入しているが，前方は脳梁膝部に沿って終板へ向かって下行して，脳底静脈の first segment に属する anterior cerebral vein に流入する[9)21)]（図 1-3，2-25-E～G）．posterior pericallosal vein と頭頂葉内側面の皮質静脈との交通は側副血行路として機能することができる[2)]．

4）視床静脈

視床の静脈は superior，anterior，inferior，posterior thalamic vein に分けられ，superior thalamic vein が最も発達している．superior thalamic vein は視床の真ん中から内側へ向かい，視床表面に出た後に後方へ向きを変えて内大脳静脈の下方でこれとほぼ平行に走行して，最終的に内大脳静

図 2-23 direct lateral vein

Ⓐ 右内頸動脈造影　正面像
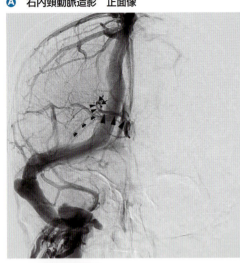

Ⓑ 右内頸動脈造影　側面像
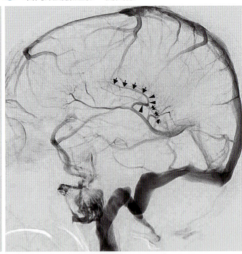

Ⓒ Conebeam CT　矢状断像（外側から内側）
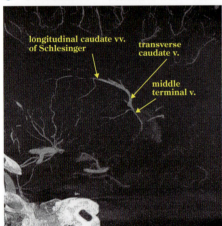

Ⓓ Conebeam CT　矢状断像（外側から内側）
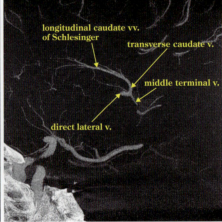

Ⓔ Conebeam CT　矢状断像（外側から内側）
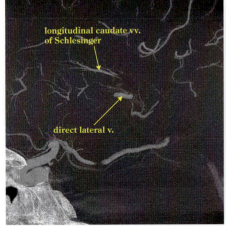

Ⓕ Conebeam CT　矢状断像（外側から内側）
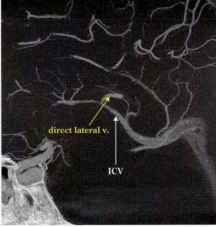

Ⓐ〜Ⓕ：direct lateral vein（▶）は側脳室体部の外側角に沿って走行する longitudinal caudate vein of Schlesinger（→）からの血流を体部後方や三角部前方の外側壁を走行する transverse caudate vein（▶）を介して受けて，中間帆内で内大脳静脈へ流入する．direct lateral vein には middle terminal vein（⇒）も流入する．

図 2-25 pericallosal vein

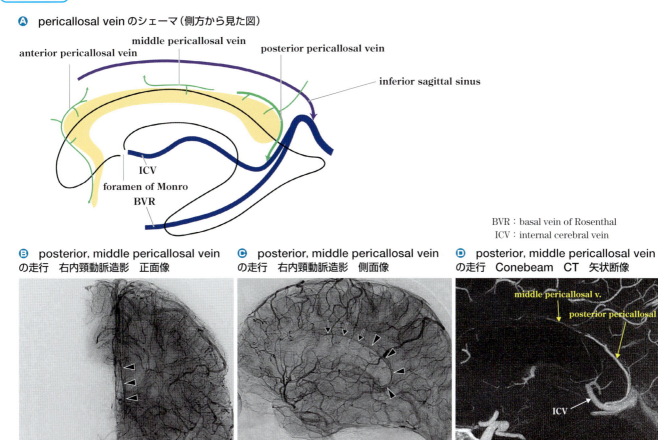

Ⓐ pericallosal vein のシェーマ（側方から見た図）

Ⓑ posterior, middle pericallosal vein の走行　右内頸動脈造影　正面像

Ⓒ posterior, middle pericallosal vein の走行　右内頸動脈造影　側面像

Ⓓ posterior, middle pericallosal vein の走行　Conebeam CT　矢状断像

Ⓔ anterior pericallosal vein の走行　右内頸動脈造影　正面像

Ⓕ anterior pericallosal vein の走行　右内頸動脈造影　側面像

Ⓖ anterior pericallosal vein の走行　Conebeam CT　矢状断像

BVR：basal vein of Rosenthal
ICV：internal cerebral vein

Ⓑ, Ⓒ, Ⓓ：posterior pericallosal vein は脳梁膨大部の後縁に沿って走行して内大脳静脈へ流入する（▶）．Middle pericallosal vein は脳梁幹部に沿って走行する（→）．

Ⓔ, Ⓕ, Ⓖ：anterior pericallosal vein（▶）は脳梁膝部に沿って走行し，前方は anterior cerebral vein と交通する．

脈の後部に流入する．anterior thalamic vein は視床の前部を還流しており，前上方へ走行して，モンロー孔後上縁で septal vein，thalamostriate vein，superior choroidal vein とともに内大脳静脈へ流入する．inferior thalamic vein は視床の下部を還流し，後有孔質を通って脳底静脈の second segment に属する peduncular vein へ流入する．posterior thalamic vein は視床の後外側から下部を還流し，脳底静脈の third segment へ流入する．posterior thalamic vein は非常に細く，血管撮影で同定することは困難である[9)21)]（図 2-14, 2-26）．

ガレン大静脈瘤の症例ではその発生時期に認めている静脈構築である ventral diencephalic vein と dorsal diencephalic vein との交通を利用した側副血行路がよく発達している．すなわち thalamostriate vein や direct lateral vein が posterior thalamic vein や inferior thalamic vein と交通し，そこから側頭葉底部の静脈を介して tentorial sinus へ流出したり，脳底静脈の third segment に属する lateral mesencephalic vein へ流出する[20)23)]．

図 2-26　thalamic vein

A thalamic vein のシェーマ（側方から見た図）

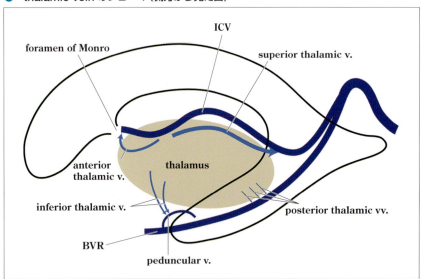

B thalamic vein の走行　左椎骨動脈造影　正面像

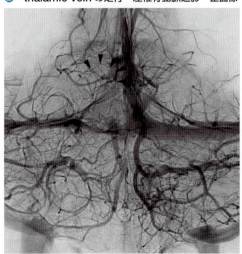

C thalamic vein の走行　左椎骨動脈造影　側面像

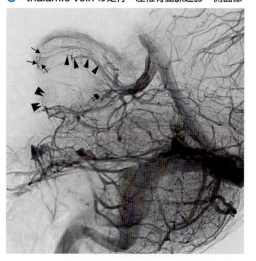

図 2-26（続き） thalamic vein

D thalamic vein の走行　Conebeam CT　矢状断像（外側から内側）

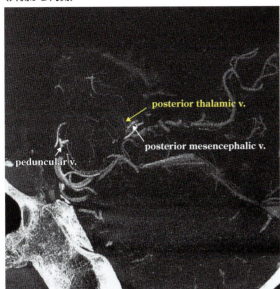

E thalamic vein の走行　Conebeam CT　矢状断像（外側から内側）

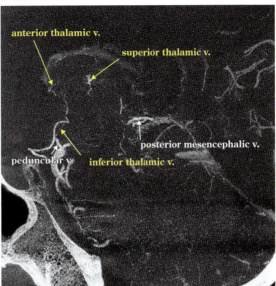

F thalamic vein の走行　Conebeam CT　矢状断像（外側から内側）

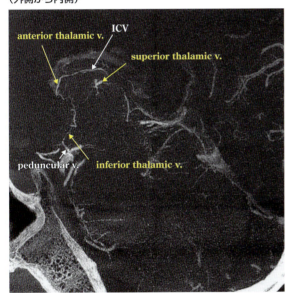

G thalamic vein の走行　Conebeam CT　矢状断像（外側から内側）

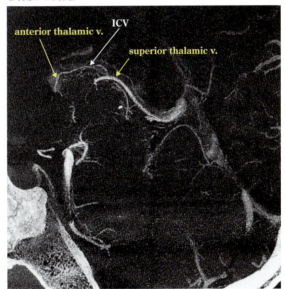

BVR：basal vein of Rosenthal
ICV：internal cerebral vein

図 2-26（続き）　thalamic vein

Ⓗ thalamic vein の走行　Conebeam CT　横断像（尾側から頭側）

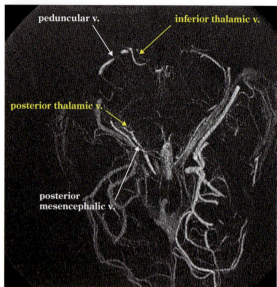

Ⓘ thalamic vein の走行　Conebeam CT　横断像（尾側から頭側）

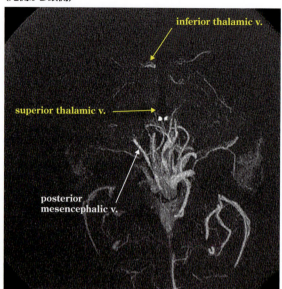

Ⓙ thalamic vein の走行　Conebeam CT　横断像（尾側から頭側）

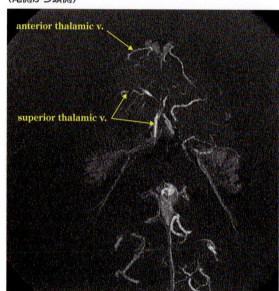

Ⓚ thalamic vein の走行　Conebeam CT　横断像（尾側から頭側）

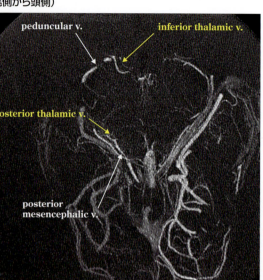

Ⓐ〜Ⓚ：superior thalamic vein は視床の真ん中から内側へ走行した後に後方へ向きを変え，内大脳静脈の下方をこれと平行に走行する（▶）．anterior thalamic vein は視床の前部を前上方へ走行し，モンロー孔で内大脳静脈へ流入する（→）．inferior thalamic vein は下方へ走行し，後有孔質を通って peduncular vein へ流入する（▶）．posterior thalamic vein は後下方へ走行し，脳底静脈の third segment（本症例では posterior mesencephalic vein）へ流入する（⇒）．

ICV：internal cerebral vein

6 脳底静脈 basal vein of Rosenthal

【参考図：図 1-3 (p.26), 2-14 (p.52), 2-16 (p.57), 2-23 (p.66), 2-27 (p.74), 2-28 (p.74), 2-29 (p.76), 2-30 (p.77), 2-31 (p.77), 2-32 (p.79), 2-33 (p.80), 2-34 (p.80), 2-35 (p.82), 2-36 (p.84), 2-37 (p.85), 2-38 (p.87), 2-39 (p.87), 2-40 (p.89)】

　脳底静脈は telencephalic, diencephalic, mesencephalic vein の縦方向の吻合 (longitudinal anastomosis) によって二次的に形成される静脈であり, その発生は内大脳静脈より遅れる. 胎生 9 週 (胎長 24 mm) 頃には anterior dural plexus へ流入していた telencephalic vein (superficial, deep) と diencephalic vein (ventral, dorsal) が primitive tentorial sinus へ流入するようになり, primitive transverse sinus へ還流される (図 2-16-B). その後, 大脳半球の発達に伴って primitive tentorial sinus はより尾側へ延ばされる. 胎生 11 週 (胎長 40 mm) 頃になると primitive transverse sinus へ流入していた mesencephalic vein が primitive tentorial sinus へ流入するようになる. primitive tentorial sinus の遠位部が網状となって閉塞するにつれて, deep telencephalic vein, ventral diencephalic vein, mesencephalic vein との間に縦方向の吻合が発達して脳底静脈が形成され始める (図 2-16-C). 胎生 13 週 (胎長 80 mm) 頃には内大脳静脈の dorsal diencephalic tributary や vein of Galen の superior mesencephalic tributary と吻合して, vein of Galen へ流入するようになる (図 2-16-D)[20)22)24)].

　脳底静脈は脳底部の脳表を走行する静脈であり, 脳幹を回り後上方に走りガレン大静脈に流入する. その還流領域は非常に多岐にわたり, 前頭葉底部から sylvian vallecula 周囲, 島, 前有孔質, 脳梁膝部, 大脳基底核下部, 視床, 大脳脚, 中脳被蓋, 側脳室下角脈絡叢, 側頭後頭葉底部などが含まれる. さらに, 小脳や脳幹の静脈系や海綿静脈洞とも交通を有し脳静脈還流路として非常に重要な静脈である.

　脳底静脈は前有孔質の近傍で deep middle cerebral vein, inferior striate veins, anterior cerebral vein が合流して始まり, sylvian vallecula を内背側に進み大脳脚前面に達する (first segment). 同部で peduncular が流入したのち大脳脚外縁を回り後方に向かうが, lateral mesencephalic sulcus で lateral mesencephalic vein が合流する (second sedment). その後視床枕の下後面に沿って後方に走り四丘体槽に入りガレン大静脈に流入する (third segment). first segment には deep middle cerebral vein, inferior striate veins, anterior cerebral vein のほかにも前頭葉底部から frontoorbital vein や olfactory vein が流入する. また second segment には inferior ventricular vein が流入する (図 1-3, 2-27, 2-28).

　前述のごとく本静脈は telencephalic, diencephalic, mesencephalic vein の縦方向の吻合によって二次的に形成される静脈であり, 各静脈間の吻合不全や原始還流路の遺残などにより異なる還流パターンを示すことから, それらのバリエーションに対する理解も必要となる. telencephalic vein と diencephalic vein の吻合不全が起こると, 脳底静脈の first segment へ還流する静脈が uncal vein を介して海綿静脈洞や superficial middle cerebral vein に還流する. また, diencephalic vein と mesencephalic vein の吻合が悪い場合には一側の basal vein の first segment が peduncular vein を介して対側の basal vein や anterior pontomesencephalic vein に還流する. 同様に mesencephalic vein/dorsal diencephalic vein と grate cerebral vein の diencephalic branch の吻合が悪い場合には first segment から second segment が lateral mesencephalic vein を介して上錐体静脈洞に還流する (図 2-29). さらに telencephalic vein や diencephalic vein は胎生期に primitive tentorial sinus に還流するため, その遺残が存在する場合には脳底静脈が tentorial sinus を介して straight sinus や transverse sinus, superior petrosal sinus などに還流する (図 2-30, 2-31, 2-32). これらのバリエーションは臨床上比較的高頻度に見られる.

図 2-27 脳底静脈（basal vein of Rosenthal：BVR）とその分枝の模式図（大脳底面から）

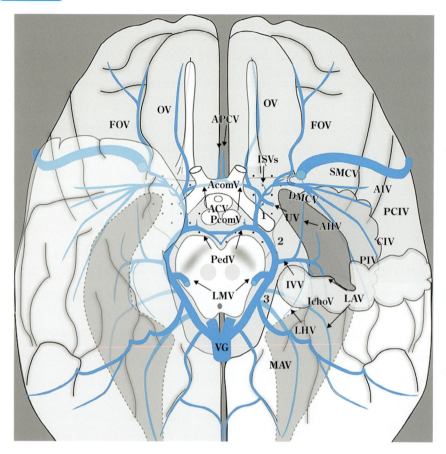

1：BVR 1st segment
2：BVR 2nd segment
3：BVR 3rd segment
AcomV：anterior communicating vein
ACV：anterior cerebral vein
AHV：anterior hippocampal vein
AIV：anterior insular vein
APCV：anterior pericallosal vein
CIV：central insular vein
DMCV：deep middle cerebral vein
FOV：frontoorbital vein
IchoV：inferior choroidal vein
ISV：inferior striate vein
IVV：inferior vermian vein
LAV：lateral atrial vein
LHV：lateral hippocampal vein
LMV：lateral mesencephalic vein
MAV：medial atrial vein
OV：olfactory vein
PCIV：precentral insular vein
PcomV：posterior communicating vein
Ped V：peduncular vein
PIV：posterior insular vein
SMCV：superficial middle cerebral vein
UV：uncal vein
VG：vein of Galen

図 2-28 脳底静脈とその分枝

A 内頸動脈造影静脈相　正面像

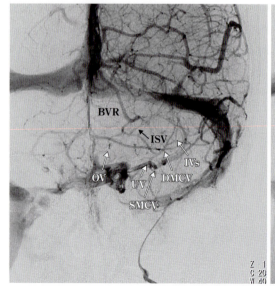
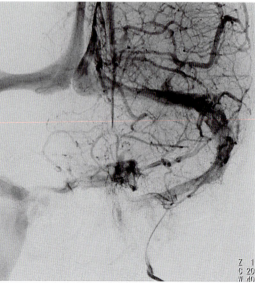

図 2-28（続き） 脳底静脈とその分枝

Ⓑ 内頸動脈造影静脈相 側面像

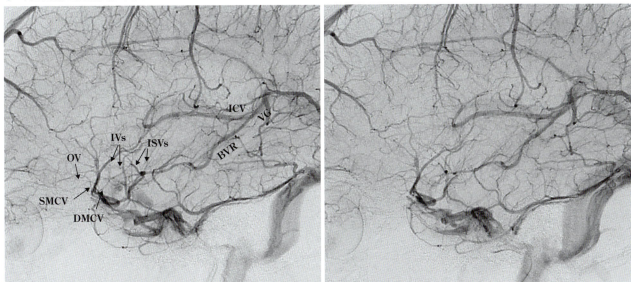

Ⓒ 造影 CT　MIP 像　連続断面　　**Ⓓ 造影 CT　MIP 像　連続断面**

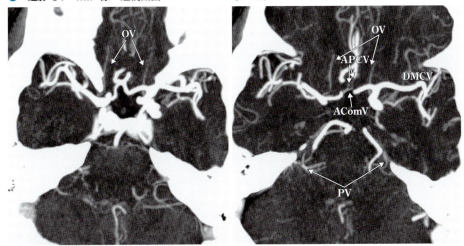

Ⓔ 造影 CT　MIP 像　連続断面

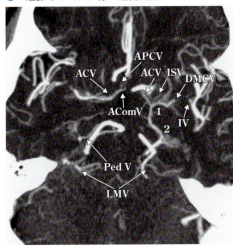

1：1st segment of BVR
2：2nd segment of BVR
3：3rd segment of BVR
AcomV：anterior communicating vein
ACV：anterior cerebral vein
APCV：anterior pericallosal vein
BVR：basal vein of Rosenthal
DMCV：deep middle cerebral vein
ICV：internal cerebral vein
ISV：inferior striate vein
IV：insular vein
LMV：lateral mesencephalic vein
OV：olfactory vein
Ped V：peduncular vein
PV：petrosal vein
SMCV：superficial middle cerebral vein
UV：uncal vein
VG：vein of Galen

図 2-28（続き） 脳底静脈とその分枝

F 造影CT　MIP像　連続断面　　**G** 造影CT　MIP像　連続断面

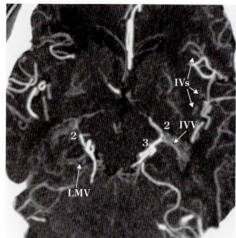
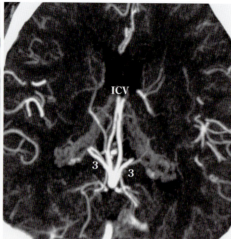

A〜G：複数の insular vein（IV）が合流して deep middle cerebral vein（DMCV）を形成する．deep middle cerebral vein は線条体の静脈血を受ける inferior striate vein（ISV）と合流し脳底静脈（basal vein of Rosenthal：BVR）の 1st segment を形成するとともに uncal vein（UV）を介して superficial middle cerebral vein（SMCV）にも流入する．前頭葉底部からは olfactory vein（OV）が anterior cerebral vein（ACV）を介して BVR 1st segment に流入する．BVR は背側に走行し脳幹を回り inferior ventricular vein（IVV）や lateral mesencephalic vein（LMV）を受けたのち vein of Galen（VG）に流入する．

1：1st segment of BVR
2：2nd segment of BVR
3：3rd segment of BVR
ICV：internal cerebral vein

IV：insular vein
IVV：inferior ventricular vein
LMV：lateral mesencephalic vein

図 2-29 脳底静脈のバリエーション

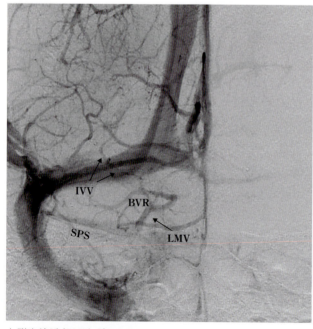
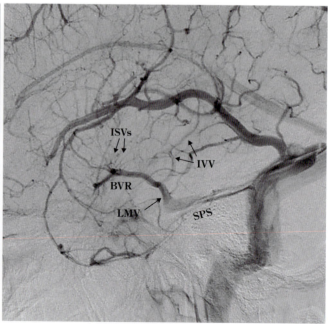

右脳底静脈（BVR）が inferior ventricular vein（IVV）の血流を受けたのち lateral mesencephalic vein（LMV）を介して右上錐体静脈洞（superior petrosal sinus：SPS）に流入する．ガレン大静脈に連続する BVR 3rd segment 後半部は欠損している．

BVR：basal vein of Rosenthal
ISVs：inferior striate veins
IVV：inferior ventricular vein

LMV：lateral mesencephalic vein
SPS：superior petrosal sinus

図 2-30 脳底静脈のバリエーション

A CTA axial MIP 像　　**B** CTA axial VR 像

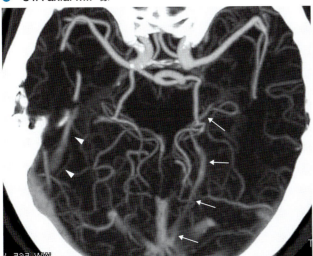
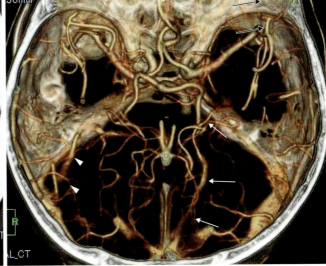

A, **B**：右脳底静脈（⇨）は medial tentorial sinus を介して直静脈洞近位部に流入する．
浅中大脳静脈は lateral tentorial sinus を介して横静脈洞に流入する（▷）．

図 2-31 脳底静脈分枝と脳底静脈のバリエーション　左側頭葉膠芽腫症例

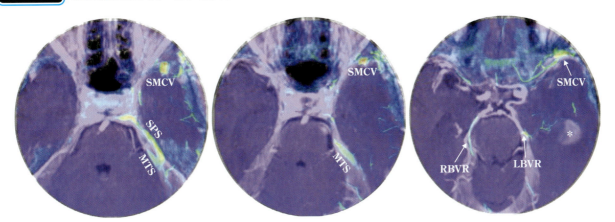

左内頸動脈回転撮影（静脈相）と造影 MRI fusion 画像横断像

本例では左脳底静脈 1st segment（LBVR1）は anterior cerebral vein（ACV）と insular veins（IVs）が合流して形成され，背側に走行し，inferior ventricular vein（IVV）を受けた後下方に向かい medial tentorial sinus（MTS）を介して上錐体静脈洞（superior petrosal sinus：SPS）に流入する．また peduncular vein（Ped V）を介して右側の脳底静脈（RBVR）にも流出するが，右脳底静脈も vein of Galen には流入せずに medial tentorial sinus を介して直静脈洞（StS）近位部に流入する．BVR 3rd segment の代わりに中脳左側から背側表面に沿って背側に走行し vein of Galen に流入する細い posterior mesencephalic vein（PMV）を認める．
deep middle cerebral vein（DMCV）は島表面の central insular vein（CIV）や posterior insular vein（PIV）が合流して形成され，前方外側に走行し superficial middle cerebral vein（SMCV）に流入する．左前頭葉底面を走行する left olfactory vein（LOV）や left frontoorbital vein（LFOV）は共通幹を形成し，外側に走行し deep middle cerebral vein（DMCV）を介して superficial middle cerebral vein に流入するとともに内側では anterior cerebral vein とも連続する．right olfactory vein（ROV）は anterior cerebral vein（ACV）に流入し，anterior pericallosal vein（APCV）を受けて左側の anterior cerebral vein（ACV）を介して左脳底静脈（LBVR）1st segment に流入する．
＊は ring 状増強効果を示す膠芽腫を示す．

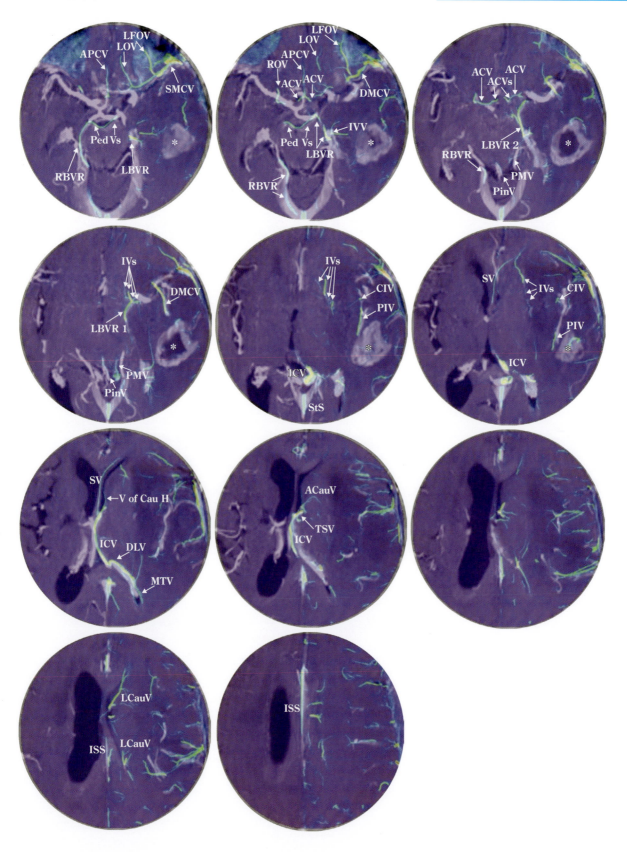

図 2-31（続き） 脳底静脈分枝と脳底静脈のバリエーション　左側頭葉膠芽腫症例

| 図 2-31（続き） | 脳底静脈分枝と脳底静脈のバリエーション　左側頭葉膠芽腫症例 |

ACauV：anterior caudate vein
ACV：anterior cerebral vein
APCV：anterior pericallosal vein
CIV：central insular vein
DLV：direct lateral vein
DMCV：deep middle cerebral vein
ICV：internal cerebral vein
ISS：inferior sagittal sinus
IVs：insular veins
IVV：inferior ventricular vein

LBVR：left basal vein of Rosenthal
LBVR1：left basal vein of Rosenthal 1st segment
LBVR2：left basal vein of Rosenthal 2nd segment
LCauV：longitudinal caudate vein
LFOV：left frontoorbital vein
LOV：left olfactory vein
MTS：medial tentorial sinus
MTV：middle temporal vein
Ped Vs：peduncular veins
PinV：pineal vein

PIV：posterior insular vein
PMV：posterior mesencephalic vein
RBVR：right basal vein of Rosenthal
ROV：right olfactory vein
SMCV：superficial middle cerebral vein
SPS：superior petrosal sinus
StS：straight sinus
SV：septal vein
TSV：thalamostriate vein
V of Cau H：vein of caudate head

| 図 2-32 | 図 2-31 と同一症例の左内頸動脈造影静脈相　側面像 |

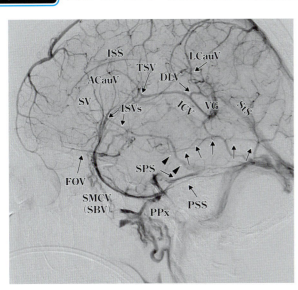

左脳底静脈は medial tentorial sinus（▶）を介して上錐体静脈洞（SPS）に流入する．
右脳底静脈は peduncular vein を介して描出され，右 medial tentorial sinus を介して直静脈洞（StS）に流入する（→）．
浅中大脳静脈（SMCV）は中頭蓋窩を走行し，pterygoid plexus（PPx）に流入する（sphenobasal vein：SBV）．pterigoid plexus と transverse sinus を連続する primitive petrosquamosal sinus（PSS）の遺残が見られる．

ACauV：anterior caudate vein
DLV：direct lateral vein
FOV：frontoorbital vein
ICV：internal cerebral vein
ISS：inferior sagittal sinus
ISVs：inferior striate veins
LCauV：longitudinal caudate vein
PPx：pterygoid plexus

PSS：primitive petrosquamosal sinus
SBV：sphenobasal vein
SMCV：superficial middle cerebral vein
SPS：superior petrosal sinus
StS：straight sinus
SV：septal vein
TSV：thalamostriate vein
VG：vein of Galen

6-1　脳底静脈の分枝

1）deep middle cerebral vein（深中大脳静脈）

deep middle cerebral vein は数本の insular vein が insular apex に向かい insular limen にて合流することにより形成され，sylvian vallecula 内を内側に走行し，inferior striate vein と合流して脳底静脈を形成する（図 2-28, 2-31）．insular cortex（島皮質）は anterior, superior, inferior の 3 本の periinsular sulcus（limiting sulcus）によって周囲の前頭葉・頭頂側頭葉と境界され，central insular sulcus により前部と後部に分けられる．さらに前部は short insular sulcus, precentral sulcus により前方から anterior short insular gyrus, middle short insular gyrus, posterior short insular gyrus, transverse insular gyrus に分けられ，後部は anterior long insular gyrus と posterior long insular gyrus に分けられる．通常数本の insular vein がそれらの periinsular sulcus を走行し，anterior periinsular sulcus を anterior insular vein が，precentral sulcus を pre-central insular vein が，central sulcus を central insular vein が，posterior periinsular sulcus を posterior insular vein が走行する（図 2-33）．この中で posterior insular vein と central insular vein が血管造影上最も高頻度に描出される．これらの insular vein は，しばしば表側の superficial middle cerebral vein に流入する．また vein of Labbe に流入することがある．

2）inferior striate vein

inferior striate veins は線条体の静脈血流を受けて始まり，前有孔質に向かい集合する．前有孔質を貫き数本の共通幹を形成して脳底静脈に流入する（図 1-3, 2-28, 2-31, 2-34）．前述のごとく線条体上部を還流し内大脳静脈分枝の longitudinal caudate vein of Schlesinger に流入する superior striate vein と interstriate anastomosis にて交通する（図 2-34）．

3）olfactory vein

嗅球領域に始まり，後上方に走行し olfactory sulcus 内を

図 2-33 deep middle cerebral vein と uncal vein

左内頸動脈造影静脈相　側面像

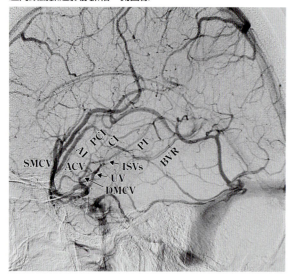

線条体からの複数の inferior striate vein (ISVs) が集まり，anterior cerebral vein (ACV) と合流して uncal vein (UV) を形成して superficial middle cerebral vein (SMCV) の海綿静脈洞への流入部に流入する．島皮質の静脈群 posterior insular vein (PI)，central insular vein (CI)，precentral insular vein (PCI) が合流して deep middle cerebral vein (DMCV) を形成する．deep middle cerebral vein は uncal vein 流入部近傍の superficial middle cerebral vein に流入する．anterior insular vein (AI) は直接 superficial middle cerebral vein に流入する．

ACV：anterior cerebral vein
AI：anterior insular vein
BVR：basal vein of Rosenthal
CI：central insular vein
DMCV：deep middle cerebral vein
ISVs：inferior striate veins
PCI：precentral insular vein
PI：posterior insular vein
SMCV：superficial middle cerebral vein
UV：uncal vein

図 2-34 striate veins と interstriate anastomosis

右内頸動脈造影回転撮影　冠状断 MPR 再構成像 (前方からの連続断面)

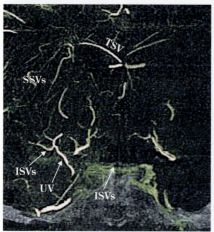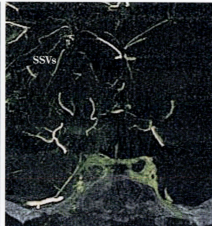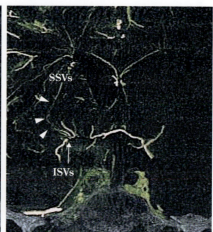

複数の inferior striate veins (ISVs) が線条体からの血流を下方に還流し uncal vein (UV) に流入する．また上方には superior striate veins (SSVs) が還流し，側脳室外側で集まり thalamostriate vein (TSV) に流入する．一部の superior striate vein と inferior striate vein は上下に吻合し，interstriate anastomosis を形成する (▶)．

ISVs：inferior striate veins
SSVs：superior striate veins
TSV：thalamostriate vein
UV：uncal vein

走行したのち，olfactory trigone を乗り越えて嗅回背側面を上行し sylvian vallecula に入り，脳底静脈または anterior cerebral vein に流入する（図 1-3, 2-31, 2-35, 2-36, 2-37）．

4）anterior cerebral vein

脳梁膝部を還流する anterior pericallosal vein が下降して，視交叉の上部で anterior communicating vein と交通し anterior cerebral vein となり，sylvian vallecula 内を外側に進み olfactory vein と合流し，または単独で脳底静脈に流入する（図 1-3, 2-31）．anterior communicating vein を介して対側と交通するため，海綿静脈洞部硬膜動静脈瘻などのシャント性疾患の際の側副還流路として機能することがある（図 2-36, 2-37）．anterior pericallosal vein は anterior cerebral vein に流入するのみならず，しばしば上行し inferior sagittal sinus にも流入する．

5）frontoorbital vein

前頭葉底部眼窩面を還流する静脈であり，前方に走り上矢状静脈洞に流入するもの（anterior group）と，後方に走り脳底静脈に流入するもの（posterior group）がある（図 1-3, 2-37）．posterior group の frontoorbital vein は後方に向かい postorbital lobule 表面を走行し sylvian vallecula に入り olfactory vein と合流しまたは単独で脳底静脈に流入する．

6）uncal vein

uncal vein は脳底静脈から sylvian vallecule 内の uncus 前内側縁を通り下方に進み海綿静脈洞や superficial middle cerebral vein に連続する静脈で，約 75% に見られる（図 1-3, 2-28, 2-36, 2-37）．inferior striate vein や deep middle cerebral vein の血流を受けることが多く，uncal vein がよく発達している場合にはしばしば脳底静脈は低形成である．いくつかのバリエーションが存在するが詳細は海綿静脈洞の項に記載する．

7）peduncular vein

peduncular vein は大脳脚前面を interpeduncular fossa から外側に走行し basal vein に注ぐ．posterior communicating vein を介し対側の peduncular vein と交通するとともに，interpeduncular fossa を上行してくる anterior pontomesencephalic vein とも吻合する（図 2-14, 2-31）．視床下面などからの微細な perforating vein が peduncular vein や posterior communicating vein に流入する．脳底静脈の血流の対側や橋への側副路のひとつとしても重要である（図 2-37, 2-38）．

8）inferior ventricular vein

inferior ventricular vein は ventral diencephalic vein の分枝と inferior choroidal vein の吻合の遺残から形成される．そのため inferior ventricular vein は側脳室下角の上衣下と脈絡叢の還流を担い脳底静脈の second segment に流入する．また海馬領域の還流も担う．

inferior ventricular vein は側脳室体部の後部より始まり，背側に進み atrium の前壁に沿って下降した後下角の上壁を前方に進む．脈絡裂の下端に達した後 uncus の後方で内側に向きを変え脳室外に出て，脳底静脈の最も外側を走行する部に流入する．血管造影側面像では側脳室 atrium の半円状の形態を反映する（図 2-23-L）．脳底静脈に合流する終末部は内側に走行するため正面像にて同定される．inferior ventricular subependymal vein および temporal tip subependymal vein や inferior choroidal vein, hippocampal veins, anterior hippocampal vein，側頭葉内側の cortical vein などが inferior ventricular vein に合流する．inferior choroidal vein は側脳室下角の choroidal vein であり，inferior ventricular vein が側脳室を出る直前に流入する（図 2-23-D, E）．内大脳静脈の項（p.56）で述べたように inferior ventricular subependymal vein (inferior terminal vein) は潜在的に direct lateral vein または thalamostriate vein の分枝である middle terminal vein と潜在的吻合を有する．また inferior ventricular subependymal vein が非常に発達して direct lateral vein の還流域を担うこともある（図 2-39）．anterior hippocampal vein は uncus 下面の hippocampal fissure を走行する pial vein であり，背側に走り inferior ventricular vein に流入する．海馬自体は非常に微細な transverse hippocampal vein から longitudinal hippocampal vein を介して inferior ventricular vein や medial atrial vein または脳底静脈に直接還流するが，血管造影上は同定しがたい．

9）lateral atrial vein

lateral atrial vein は atrium の外側壁より始まり，inferior ventricular vein より背側，外側を走行し，前内側に進み basal vein またはガレン大静脈に流入する（図 2-40）．また，しばしば medial atrial vein と共通幹を形成して internal cerebral vein に流入する．時に inferior ventricular vein の分枝となる場合もある．

10）lateral mesencephalic vein

lateral mesencephalic vein は mesencephalic vein と mesencephalic vein の末梢枝が吻合することにより形成さ

図 2-35 前頭蓋底部内側の皮質静脈（ethmoidal arteriovenous fistula 症例）

Ⓐ 左内頸動脈造影　正面像　　Ⓑ 左内頸動脈造影　側面像

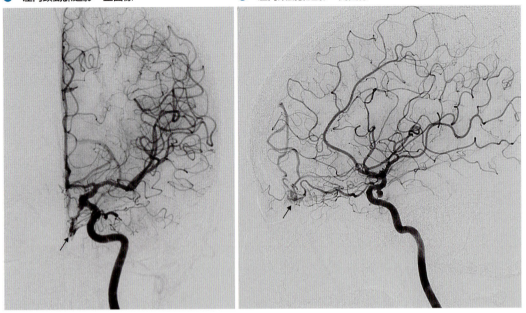

Ⓐ, Ⓑ：眼動脈が拡張し，前頭蓋底部内側に anterior ethmoidal artery を main feeder とする硬膜動静脈瘻を認める（→）．

Ⓒ anterior ethmoidal artery の feeder に選択的挿入したマイクロカテーテルからの選択的動脈造影　正面像　　Ⓓ anterior ethmoidal artery の feeder に選択的挿入したマイクロカテーテルからの選択的動脈造影　側面像

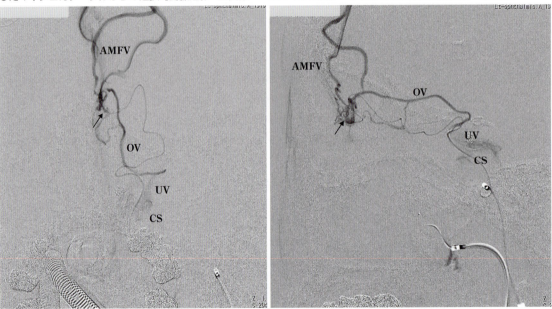

Ⓒ, Ⓓ：マイクロカテーテルはシャント直前に挿入されており，シャント血は shunted venous pouch（→）を介して，上方に anterior medial frontal vein（AMFV）を介して上矢状静脈瘻に流出するとともに，背側に olfactory vein（OV）から uncal vein（UV）を介して海綿静脈洞（CS）に流出する．

AMFV：anterior medial frontal vein
　CS：cavernous sinus
　OV：olfactory vein
　UV：uncal vein

図 2-35（続き） 前頭蓋底部内側の皮質静脈 （ethmoidal arteriovenous fistula 症例）

20％NBCA-Lipiodol 混和液注入中 DSA 像側面像 （3 回に分けて注入）

E 1 回目　　**F** 2 回目　　**G** 3 回目

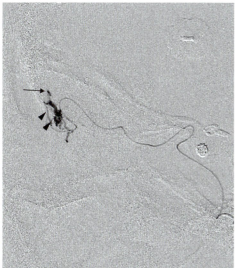 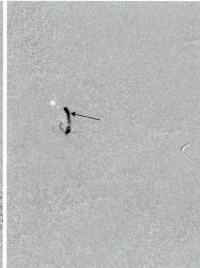 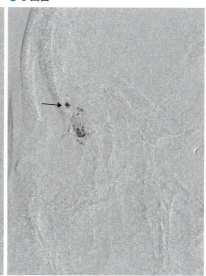

E〜G：NBCA-Lipiodol 混和液が shunted pouch（▶）から両皮質静脈への流出部（→）に注入されている．

H 塞栓術後左内頸動脈造影　側面像

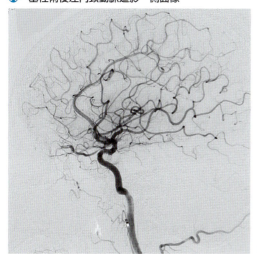

H：動静脈瘻は消失している．

れ，脳底静脈と上錐体静脈洞を結ぶ静脈であり，重要である．lateral mesencephalic sulcus に沿って下降し，中小脳脚周囲で brachial vein と吻合することにより petrosal vein と交通する（図 2-14）．本経路も basal vein の側副路として重要である（図 2-28，2-29，2-36）．lateral mesencephalic vein 合流より中枢側が basal vein の third segment である．

11）脳底静脈 third segment に還流するその他の静脈分枝

脳底静脈 third segment には視床後下部や膝状体からの多数の微細な posterior thalamic vein や thalamogeniculate vein が流入する．近接する側頭後頭葉底部，内側部からは小さな皮質静脈が流入する．また前述のごとく longitudinal hippocampal vein が流入することある．そのほかにも precentral cerebellar vein や medial atrial vein など内大脳静脈の後部やガレン大静脈に流入する分枝が脳底静脈 third segment に流入することがある．

図 2-36 anterior cerebral vein を介する対側脳底静脈への側副血行路　海綿静脈洞部硬膜動静脈瘻症例

Ⓐ　右外頸動脈造影　正面像　　　　Ⓑ　右外頸動脈造影　側面像

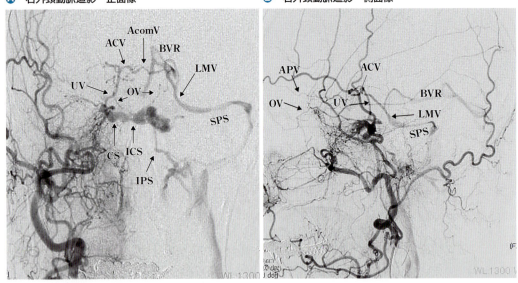

Ⓒ　右外頸動脈造影　3DMIP ステレオ正面像

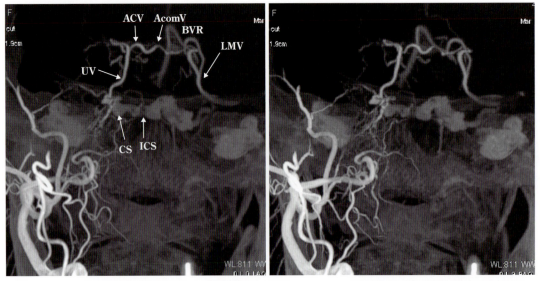

Ⓐ〜Ⓓ：ascending pharyngeal artery（上行咽頭動脈）や artery of foramen rotundum から多数の feeder が右 cavernous sinus（CS）および latero cavernous sinus（LCS）にシャントを形成する．シャント血流は intercavernous sinus（ICS）を介して左側 cavernous sinus から inferior petrosal sinus（IPS）に流出する．また uncal vein（UV）を逆流し anterior cerebral vein（ACV）から anterior communicating vein（AcomV）を介して左側の脳底静脈（BVR）に流出する．左脳底静脈は lateral mesencephalic vein（LMV）を介して superior petrosal sinus（SPS）に連続する．両側 olfactory vein（OV）や anterior pericallosal vein（APV）への逆流も見られる．

図 2-36（続き） anterior cerebral vein を介する対側脳底静脈への側副血行路　海綿静脈洞部硬膜動静脈瘻症例

D 右外頸動脈造影　3DMIP ステレオ側面像

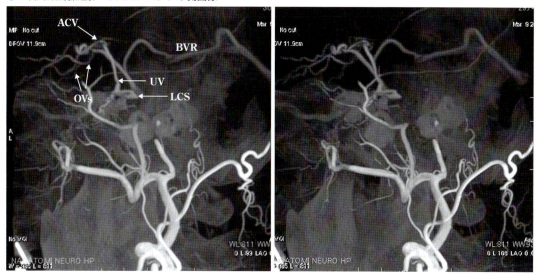

- AcomV：anterior communicating vein
- ACV：anterior cerebral vein
- APV：anterior pericallosal vein
- BVR：basal vein of Rosenthal
- CS：cavernous sinus
- ICS：intercavernous sinus
- IPS：inferior petrosal sinus
- LCS：laterocavernous sinus
- LMV：lateral mesencephalic vein
- OV：olfactory vein
- SPS：superior petrosal sinus
- UV：uncal vein

図 2-37　海綿静脈洞部硬膜動静脈瘻における深部静脈ドレナージ

A 左外頸動脈造影　正面像

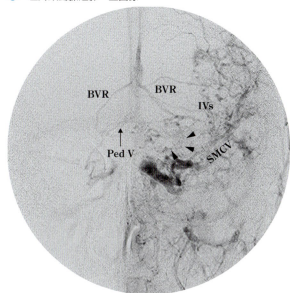

B 左外頸動脈造影　側面像

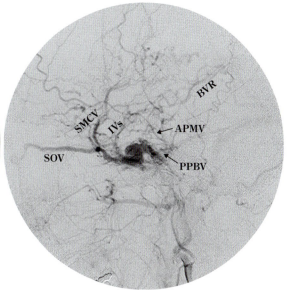

- APMV：anterior pontomesencephalic vein
- BVR：basal vein of Rosenthal
- IVs：insular veins
- Ped V：peduncular vein
- PPBV：prepontine bridging vein
- SMCV：superficial middle cerebral vein
- SOV：superior ophthalmic vein

図 2-37（続き） 海綿静脈洞部硬膜動静脈瘻における深部静脈ドレナージ

C 左外頸動脈回転 DSAMPR 再構成像　横断像
D 左外頸動脈回転 DSAMPR 再構成像　横断像

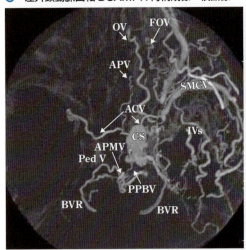
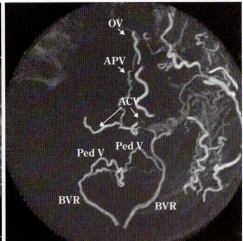

E 左外頸動脈回転 DSAMPR 再構成像　冠状断像
F 左外頸動脈回転 DSAMPR 再構成像　冠状断像

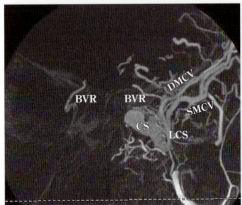
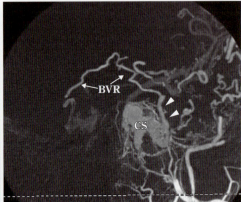

左海綿静脈洞（CS）部に硬膜動静脈瘻を認め，シャント血流は海綿静脈洞から superior ophthalmic vein（SOV）に逆流するとともに，laterocavernous sinus（LCS）を介して superficial middle cerebral vein（SMCV）と uncal vein（**F**▶）に逆流する．uncal vein に流入したシャント血は deep middle cerebral vein（DMCV）から insular vein（IVs）に逆流するとともに basal vein of Rosenthal（BVR）に流入する（**A**▶）．BVR に流入したシャント血は前方では anterior cerebral vein（ACV）を介して対側の BVR に流出するとともに anterior pericallosal vein（APV）や olfactory vein（OV），frontoorbital vein（FOV）などの前頭葉の皮質静脈に逆流する．また後方では vein of Galen に流入するとともに，peduncular vein（Ped V）を介して対側の peduncular vein から BVR にも流出する．海綿静脈洞後部からは細い prepontine bridging vein（PPBV）を介する anterior pontomesencephalic vein（APMV）や anterior medullary vein（AMV）など脳幹静脈へのドレナージも見られる．

G 左外頸動脈回転 DSAMPR 再構成像　冠状断像
H 左外頸動脈回転 DSAMPR 再構成像　冠状断像

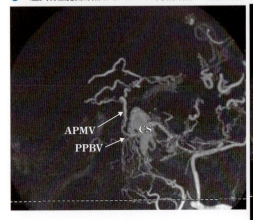
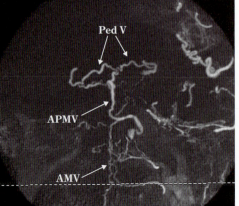

ACV：anterior cerebral vein
AMV：anterior medullary vein
APMV：anterior pontomesencephalic vein
APV：anterior pericallosal vein
BVR：basal vein of Rosenthal
CS：cavernous sinus
DMCV：deep middle cerebral vein
FOV：frontoorbital vein
IVs：insular veins
LCS：laterocavernous sinus
OV：olfactory vein
Ped V：peduncular vein
PPBV：prepontine bridging vein
SMCV：superficial middle cerebral vein

図 2-38　basal vein of Rosenthal

Ⓐ 右内頸動脈造影静脈相　正面像　　　**Ⓑ** 右内頸動脈造影静脈相　側面像

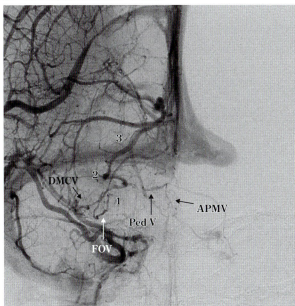 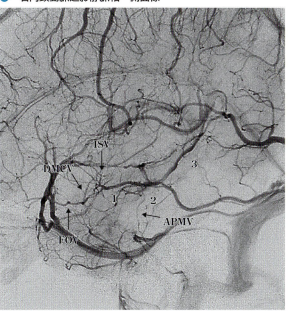

Ⓐ, Ⓑ：basal vein of Rosenthal 1st segment（1）は deep middle cerebral vein（DMCV）と inferior striate vein（ISV），frontoorbital vein（FOV）が合流して始まり，背側に走行し大脳脚前面で 2nd segment（2）に移行する．本例では同部で大脳脚前面を走行する peduncular vein（Ped V）を介して anterior pontomesencephalic vein（APMV）に向かう側副血流路が描出されている．

1：1st segment of basal vein of Rosenthal　　　DMCV：deep middle cerebral vein
2：2nd segment of basal vein of Rosenthal　　　FOV：frontoorbital vein
3：3rd segment of basal vein of Rosenthal　　　ISV：inferior striate vein
APMV：anterior pontomesencephalic vein　　　Ped V：peduncular vein

図 2-39　発達した inferior ventricular vein

Ⓐ 左内頸動脈造影　正面像　　　**Ⓑ** 左内頸動脈造影　側面像

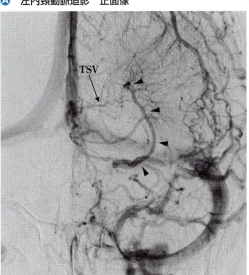 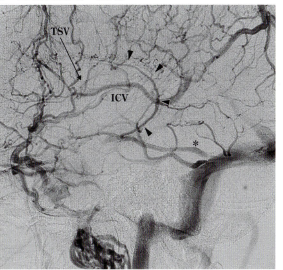

ICV：internal cerebral vein
TSV：thalamostriate vein

図 2-39（続き） 発達した inferior ventricular vein

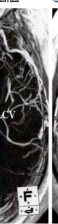
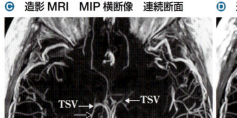
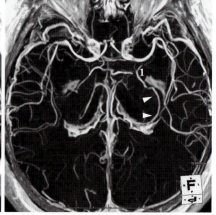
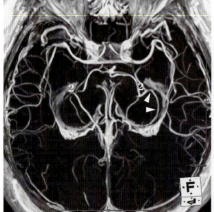
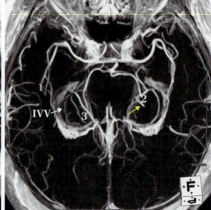
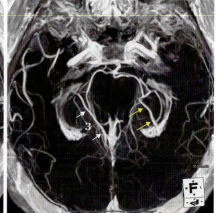
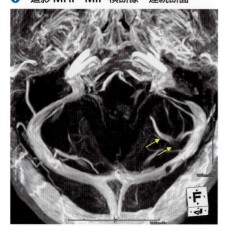

Ⓐ～Ⓘ：inferior ventricular vein（▶）は発達し側脳室体部に達する．右側では側脳室体部外側壁の longitudinal caudate vein（LCV）は thalamostriate vein（TSV）に流入するが，左側では発達した inferior ventricular vein（▶）に流入する．inferior ventricular vein は atrium の前壁に沿って下降した後下角の上壁を前方に進み，脳室外に出て脳底静脈 2nd segment（2）に流入する．右脳底静脈は vein of Galen に流入する（⇨）が，左脳底静脈は lateral tentorial sinus を介して transverse sinus に流入する（Ⓑ＊印，Ⓖ～Ⓘ黄矢印）．

1：1st segment of basal vein of Rosenthal
2：2nd segment of basal vein of Rosenthal
3：3rd segment of basal vein of Rosenthal
IVV：inferior ventricular vein
LCV：longitudinal caudate vein
TSV：thalamostriate vein

図 2-40 atrial veins

Ⓐ 左内頸動脈造影　正面像

Ⓑ 左内頸動脈造影　側面像

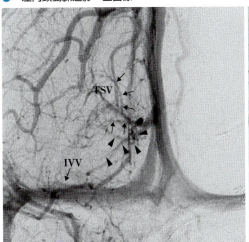
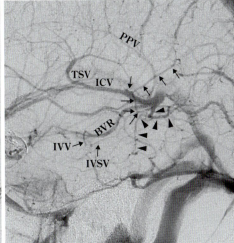

1 : 1st segment of BVR
2 : 2nd segment of BVR
3 : 3rd segment of BVR
ACV : anterior cerebral vein
AIV : anterior insular vein
APV : anterior pericallosal vein
BVR : basal vein of Rosenthal
CIV : central insular vein
DMCV : deep middle cerebral vein
FOV : frontoorbital vein
ICV : internal cerebral vein
IVSV : inferior ventricular subependymal vein
IVV : inferior ventricular vein
OV : olfactory vein
PCIV : precentral insular vein
Ped V : peduncular vein
PIV : posterior insular vein
PPV : posterior pericallosal vein
SChoV : superior choroidal vein
SV : septal vein
TSV : thalamostriate vein

Ⓒ 左内頸動脈回転撮影 MPR 再構成像　横断像

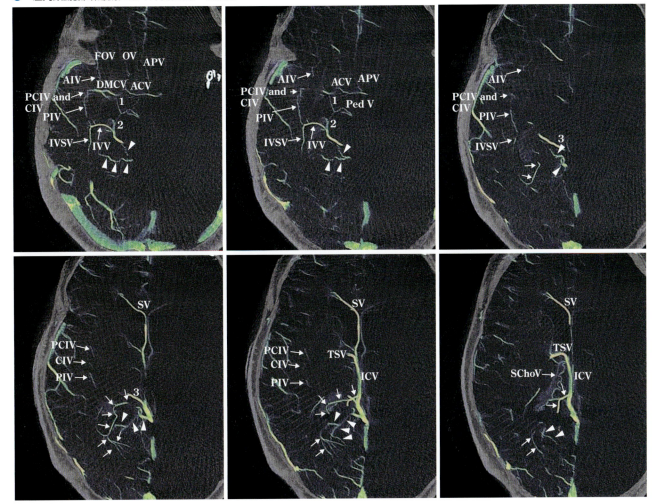

図 2-40（続き） atrial veins

ⓒ 左内頸動脈回転撮影 MPR 再構成像　横断像（続き）

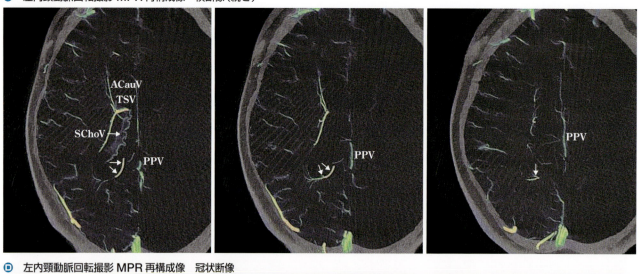

ⓓ 左内頸動脈回転撮影 MPR 再構成像　冠状断像

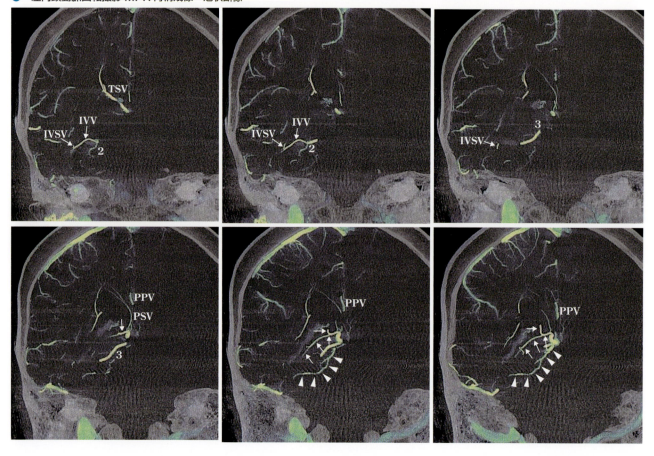

6. 脳底静脈

図2-40（続き） atrial veins

D 左内頸動脈回転撮影 MPR 再構成像　冠状断像（続き）

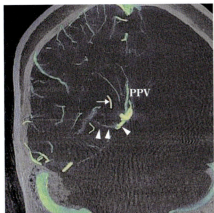
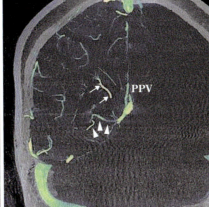
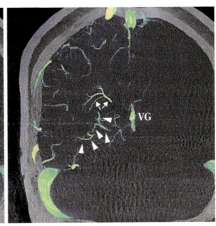
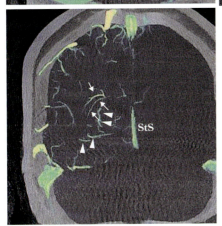

E 左内頸動脈回転撮影 MPR 再構成像　矢状断像

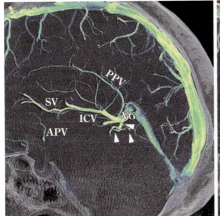
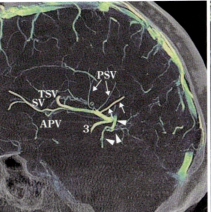
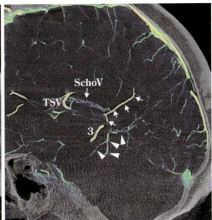

2 : 2nd segment of BVR
3 : 3rd segment of BVR
ACauV : anterior caudate vein
APV : anterior pericallosal vein
ICV : internal cerebral vein
IVSV : inferior ventricular subependymal vein
IVV : inferior ventricular vein
Ped V : peduncular vein

PPV : posterior pericallosal vein
PSV : posterior striate vein
SchoV : superior choroidal vein
StS : straight sinus
SV : septal vein
TSV : thalamostriate vein
VG : vein of Galen

図 2-40（続き） atrial veins

E 左内頸動脈回転撮影 MPR 再構成像　矢状断像（続き）

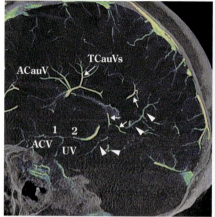
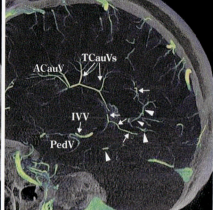
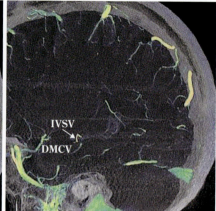
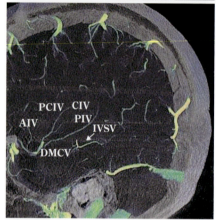

A～E：頭頂葉後部や後頭葉の深髄質静脈および atrium の静脈血を受けた medial atrial tribute と posterior atrial tribute が合流し，medial atrial vein を形成し internal cerebral vein（ICV）に流入する（→）．lateral atrial vein（▶）は medial atrial vein よりも低位で側頭葉の髄質静脈および atrium の血流を受けて形成され，本例では vein of Galen 下面に流入する．
anterior insular vein（AIV），precentral insular vein（PCIV），central insular vein（CIV），posterior insular vein（PIV）が合流して形成される deep middle cerebral vein（DMCV）や anterior cerebral vein（ACV）は主に superficial middle cerebral vein に流出するが，細い basal vein of Rosenthal の 1st segment（1）にも連続する．Inferior ventricular vein（IVV）は通常のサイズであり inferior ventricular subependymal vein（IVSV）の血流を受けて外側から BVR の 2nd segment（2）に流入する．

1：1st segment of BVR	IVSV：inferior ventricular subependymal vein
2：2nd segment of BVR	IVV：inferior ventricular vein
ACauV：anterior caudate vein	PCIV：precentral insular vein
ACV：anterior cerebral vein	Ped V：peduncular vein
AIV：anterior insular vein	PIV：posterior insular vein
CIV：central insular vein	TCauVs：transverse caudate veins
DMCV：deep middle cerebral vein	UV：uncal vein

脳静脈

3章

横・S状静脈洞と静脈洞交会
transverse–sigmoid sinus and sinus confluence

3-1
下大脳静脈
inferior cerebral vein

3-2
天幕静脈洞
tentorial sinus

3-3
静脈洞交会・横静脈洞領域に分布する動脈系

はじめに

　三叉神経や耳胞の発達に伴い，初期の脳静脈の主還流路である primary head sinus が分断されることにより，anterior dural plexus と middle dural plexus の間の吻合路や middle dural plexus と posterior dural plexus 間の吻合路が発達する．さらに anterior dural plexus の一部 (primitive marginal sinus) が大脳の発達に伴い尾側に migration し anterior と middle dural plexus 間の吻合路とテント内で融合することにより横静脈洞が形成される．sigmoid sinus は posterior dural plexus stem と posterior dural plexus-middle dural plexus 間の吻合路との連続により比較的早期に形成される (概要図7)．静脈洞交会部は前述の superior sagittal sinus 尾側と横静脈洞内側および straight sinus の尾側部を形成する dural plexus の融合や消退により sigmoid sinus や横静脈洞近位部よりも遅れて形成される．そのため，その融合や消退のパターンにより静脈洞交会から横静脈洞遠位部には一側の低形成を含むさまざまなバリエーションが見られる (図3-1)．静脈洞交会部における各静脈洞の連続様式に関して，一般的には superior sagittal sinus は右側の transverse sinus に流入し，straight sinus は左側の transverse sinus に流入する様式が多いとされている (図3-2-A)．しかし，正中で合一するものや，superior sagittal sinus が左側優位に流入するものもしばしば見られる (図3-2-B)．また superior sagittal sinus や straight sinus が2分岐または3分岐して各側の transverse sinus に流入するものや，流入直前で多数のチャンネルに分かれるものなど複雑な形態を示すものも多く見られる (図3-3, 3-4)．これらのバリエーションは経静脈アプローチで静脈洞交会を越える際に重要である．

　静脈洞交会部尾側の dural plexus からは occipital sinus が形成される．occipital sinus は脳静脈洞の発達の一時期 (胎生4〜5か月) に最も発達し，静脈洞交会から下降し大後頭孔外側を通りS状静脈洞に連続し，脳静脈還流路として機能する．成人ではほとんどの症例では退縮し，小脳鎌に沿って marginal sinus (marginal venous plexus) に連続する小さな静脈として認められるが，稀に発達した occipital sinus の遺残例が見られる (図3-5, 3-6)．

　横静脈洞は内後頭隆起から始まり，後頭骨横洞溝内を小脳テントの付着縁に覆われて外側から前方に走行し，側頭骨錐体の背側で上錐体静脈洞と交通した後テントを離れS状静脈洞となる．S状静脈洞は錐体背側のS状洞溝を下降した後内側に進み頸静脈孔にて内頸静脈に移行する．多くの場合横静脈洞には左右差があり，前述のように上矢状静脈洞からの

図 3-1　左横静脈洞低形成

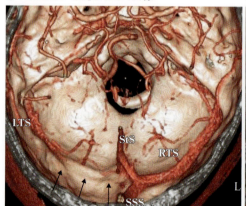
Ⓐ　3DCTA　上方からのVR像

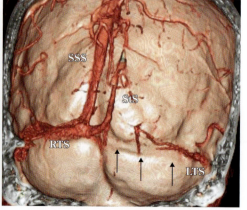
Ⓑ　3DCTA　前方からのVR像

LTS：lateral tentorial sinus
RTS：right transverse sinus

SSS：superior sagittal sinus
StS：straight sinus

Ⓐ, Ⓑ：左側後頭骨横洞溝は見られるが左横静脈洞遠位部は欠損している (→)．lateral tentorial sinus (LTS) 流入部より近位部は同定される．上矢状静脈洞 (superior sagittal sinus：SSS) と直静脈洞 (straight sinus：StS) は右横静脈洞 (right transverse sinus：RTS) に連続する．

図 3-2 静脈洞交会

Ⓐ common type

A-1 シェーマ

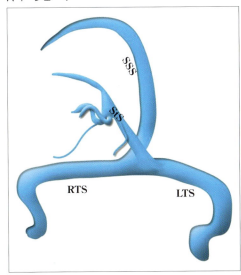

LTS：lateral tentorial sinus
RTS：right transverse sinus
SSS：superior sagittal sinus
StS：straight sinus

A-2　3DCTA　前方からのVR像

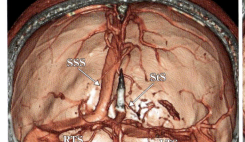

A-3　3DCTA　上方からのVR像

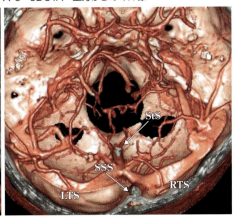

Ⓐ：上矢状静脈洞（superior sagittal sinus：SSS）は右横静脈洞（right transverse sinus：RTS）に連続し，直静脈洞（straight sinus：StS）は左横静脈洞（LTS）側に連続する．

Ⓑ midline type

B-1　3DCTA　前方からのVR像

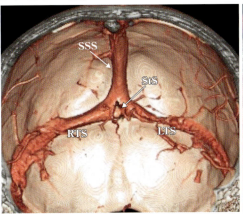

B-2　3DCTA　左前からのVR像

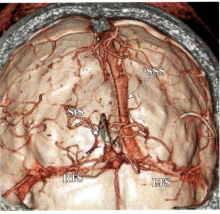

Ⓑ：上矢状静脈洞（superior sagittal sinus：SSS）と直静脈洞（straight sinus：StS），左右横静脈洞（RTS，LTS）は正中の1か所で連続する．

図 3-3 静脈洞交会のバリエーション 1

Ⓐ 3DCTA 上方からの VR 像   Ⓑ 3DCTA 左前方からの VR 像

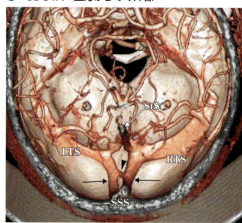
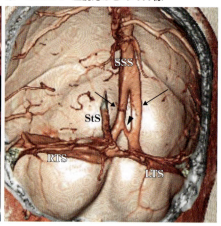

Ⓐ, Ⓑ：上矢状静脈洞（superior sagittal sinus：SSS）は頭側で 2 分岐して，左右の横静脈洞（RTS, LTS）に各々連続する（→）．直静脈洞（straight sinus：StS）も 2 分岐し左右の横静脈洞に連続する．上矢状静脈洞の左右の脚間に両者を交通するチャンネルも見られる（▶）．

LTS：lateral tentorial sinus
RTS：right transverse sinus
SSS：superior sagittal sinus
StS：straight sinus

図 3-4 静脈洞交会のバリエーション 2

Ⓐ 3DCTA 左前上方からの VR 像   Ⓑ 3DCTA 上方からの VR 像

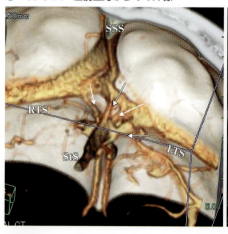
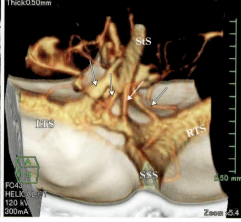

Ⓐ, Ⓑ：上矢状静脈洞（superior sagittal sinus：SSS）は右側優位に左右の横静脈洞（RTS, LTS）に連続する．直静脈洞（straight sinus：StS）は多数の細いチャンネルに分岐し左右の横静脈洞に連続する（→）．

LTS：lateral tentorial sinus
RTS：right transverse sinus
SSS：superior sagittal sinus
StS：straight sinus

図 3-5 発達した occipital sinus の遺残

Ⓐ 3DCTA 前方からの VR 像   Ⓑ 3DCTA 上方からの VR 像

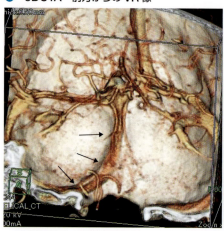
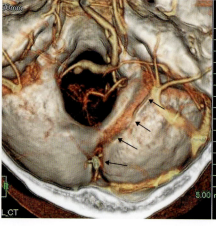

Ⓐ, Ⓑ：静脈洞交会部下面から正中を下降し，大後頭孔外側縁を通り S 状静脈洞近位部に連続する発達した occipital sinus（→）を認める．

図 3-6 occipital sinus の硬膜動静脈瘻症例

Ⓐ 右椎骨動脈造影　ステレオ正面像

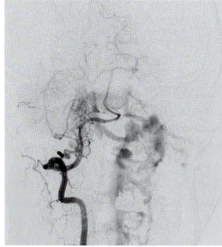
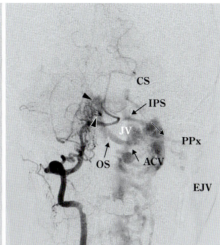

Ⓑ 右椎骨動脈造影　ステレオ側面像

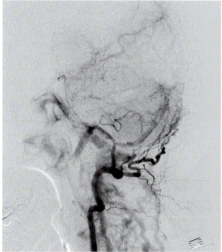
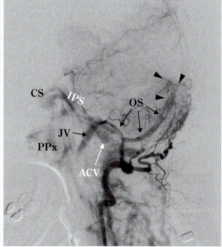

ACV：anterior condylar vein
CS：cavernous sinus
EDV：epidural vein
EJV：external jugular vein
IPS：inferior petrosal sinus
JV：jugular vein
MB：muscular branch
OS：occipital sinus
OV：occipital vein,
PMA：posterior meningeal artery
PPx：pterygoid plexus
SCS：suboccipital cavernous sinus
VA：vertebral artery（filling defect）

Ⓒ 右椎骨動脈回転撮影　MPR 横断像
　尾側からの連続断面

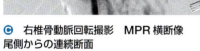

Ⓓ 右椎骨動脈回転撮影　MPR 横断像
　尾側からの連続断面

Ⓔ 右椎骨動脈回転撮影　MPR 横断像
　尾側からの連続断面

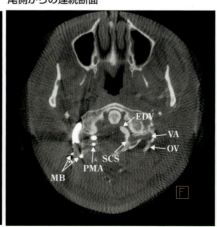
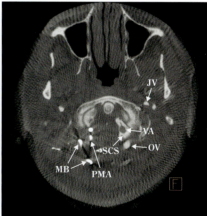

図3-6（続き） occipital sinus の硬膜動静脈瘻症例

F 右椎骨動脈回転撮影 MPR 横断像
尾側からの連続断面

G 右椎骨動脈回転撮影 MPR 横断像
尾側からの連続断面

H 右椎骨動脈回転撮影 MPR 横断像
尾側からの連続断面

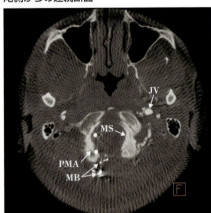
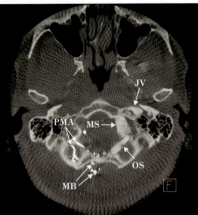
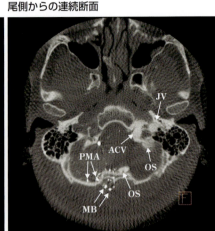

I 右椎骨動脈回転撮影 MPR 横断像
尾側からの連続断面

J 右椎骨動脈回転撮影 MPR 横断像
尾側からの連続断面

K 右椎骨動脈回転撮影 MPR 横断像
尾側からの連続断面

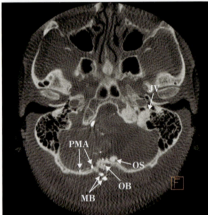
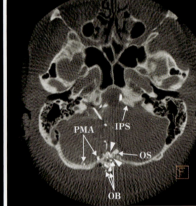

L 右椎骨動脈回転撮影 MPR 横断像
尾側からの連続断面

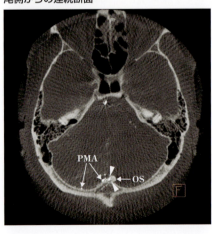

A〜L：occipital sinus 遠位部に右椎骨動脈から起始する posterior meningeal artery と muscular branch からの多数の骨枝を feeder とする硬膜動静脈瘻を認める（▶）．シャント血は occipital sinus から sigmoid-jugular junction に順行性に流出するが，jugular vein の狭細化のため inferior petrosal sinus (IPS) から cavernous sinus (CS) に逆流する．また anterior condylar vein (ACV) から marginal sinus (plexus) を介して suboccipital cavernous sinus (SCS) にも流出する．cavernous sinus からの血流は pterygoid plexus (PPx) を介して external jugular vein (EJV) に流出する．

ACV：anterior condylar vein
IPS：inferior petrosal sinus
JV：jugular vein
MB：muscular branch
MS：marginal sinus
OB：osseous branch
OS：occipital sinus
PMA：posterior meningeal artery

図 3-7 transverse-sigmoid sinus, sigmoid-jugular junction 近傍の emissary veins の模式図側面像

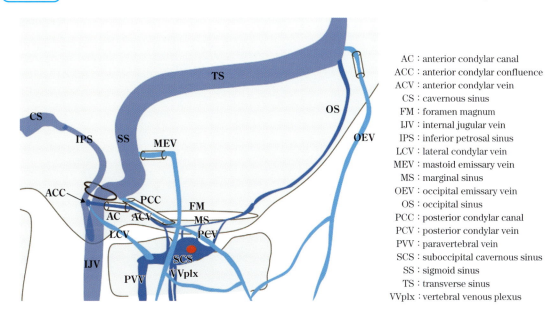

AC : anterior condylar canal
ACC : anterior condylar confluence
ACV : anterior condylar vein
CS : cavernous sinus
FM : foramen magnum
IJV : internal jugular vein
IPS : inferior petrosal sinus
LCV : lateral condylar vein
MEV : mastoid emissary vein
MS : marginal sinus
OEV : occipital emissary vein
OS : occipital sinus
PCC : posterior condylar canal
PCV : posterior condylar vein
PVV : paravertebral vein
SCS : suboccipital cavernous sinus
SS : sigmoid sinus
TS : transverse sinus
VVplx : vertebral venous plexus

血流が右横静脈洞に優位に連続すること多いため、右横静脈洞が左側より太いことが多い。極端な場合には左横静脈洞近位部は低形成となる（図3-1）。

横静脈洞、Ｓ状静脈洞は上矢状静脈洞と同様に emissary vein を介して頭蓋外静脈と交通する。これらの emissary vein は頭蓋内圧・静脈圧の調整や頭部冷却などの役割を有するとされる。横静脈洞からの emissary vein は occipital emissary vein で後頭骨の occipital emissary canal と呼ばれる小孔を通り occipital vein へと連続する（図3-7, 3-8）。Ｓ状静脈洞からの emissary vein は mastoid emissary vein で側頭骨後部に存在する比較的大きな mastoid foramen を介して occipital vein または posterior auricular vein に連続する（図3-7, 3-8）。occipital vein や posterior auricular vein は external jugular vein に流入し、external jugular vein は subclavian vein に流入する。また occipital vein は vertebral venous plexus や suboccipital cavernous sinus とも交通する。Ｓ状静脈洞と内頸静脈の移行部からは posterior condylar vein が posterior condylar canal を通り頭蓋外に後背側に走行し後頭骨直下の suboccipital cavernous sinus や occipital vein に連続する（図3-7）。suboccipital cavernous sinus には前方から lateral condylar vein が流入する。また suboccipital cavernous sinus は epidural venous plexus を介して上方の marginal sinus や下方の椎体の epidural venous plaxus に連続する（図3-6, 3-7）。これらの静脈の吻合は脳静脈還流の側副路としてのみならず、頭蓋内への経静脈的なアプローチルートとしても重要である（図3-9）。その他の横・Ｓ状静脈洞部の emissary vein として petrosquamosal sinus が稀に存在する[25]。本 emissary vein は胎児期に一時的に脳静脈還流路として発達するが、出生後に見られることは稀である。本静脈は上錐体静脈洞流入部より遠位側の横静脈洞外側前方に petrosquamosal sulcus を走行し middle meningeal vein と合流して pterygoid plexus に流出するか supraglenoid foramen または retroarticulare foramen を通り側頭下窩に流出する（概要図5）。

図 3-8 occipital emissary vein と mastoid emissary vein

Ⓐ　左内頸動脈造影静脈相　正面像
Ⓑ　左内頸動脈造影静脈相　側面像

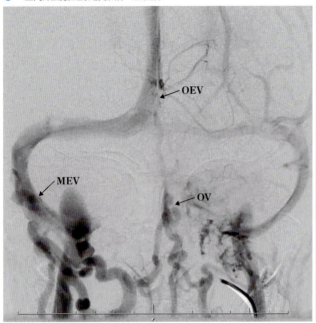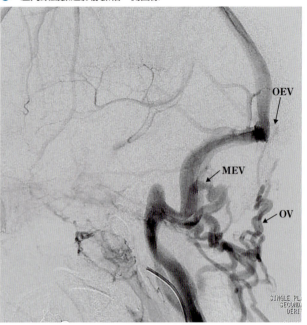

Ⓐ，Ⓑ：occipital emissary vein（OEV）は静脈洞交会背側から骨を貫いて皮下に達し，正中を下方に走行し occipital vein（OV）に連続する．mastoid emissary vein（MEV）は sigmoid sinus から背側に向かい mastoid foramen を通り皮下に達し下方に向かい occipital vein や vertebral plexus と連続する．

MEV：mastoid emissary vein　　　OEV：occipital emissary vein　　　OV：occipital vein

図 3-9 mastoid emissary vein からの drainage route を有する isolated transverse-sigmoid sinus の硬膜動静脈瘻

Ⓐ　左外頸動脈造影　正面像
Ⓑ　左外頸動脈造影　側面像

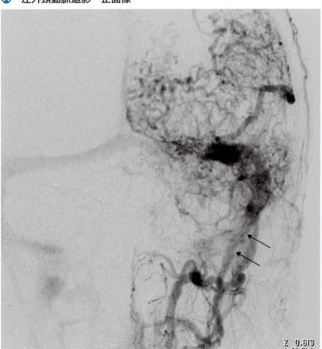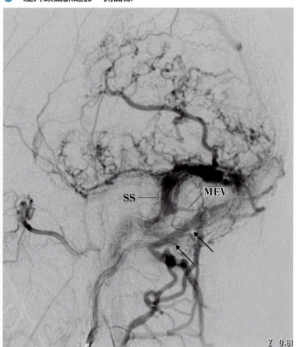

図 3-9（続き） mastoid emissary vein からの drainage route を有する isolated transverse-sigmoid sinus の硬膜動静脈瘻

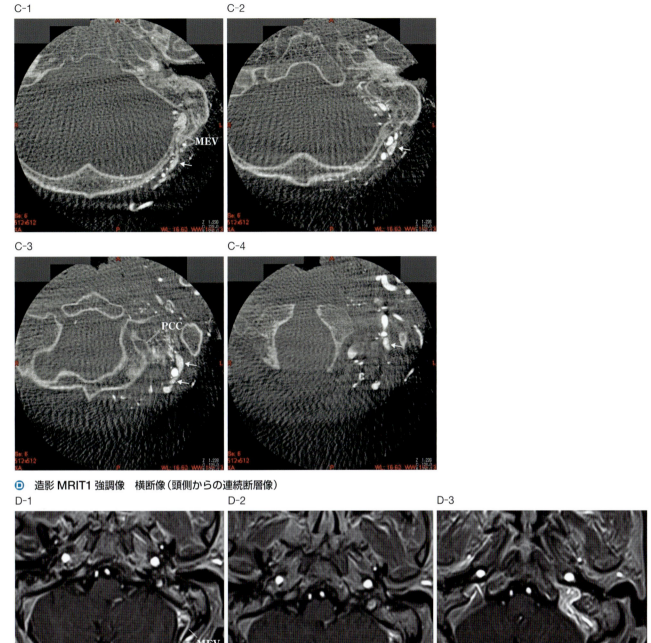

● 左外頸動脈回転撮影　MPR　横断再構成像（頭側からの連続断層像）

● 造影 MRI T1 強調像　横断像（頭側からの連続断層像）

MEV：mastoid emissary vein
PCC：posterior condylar canal
SS：sigmoid sinus

図3-9（続き） mastoid emissary vein からの drainage route を有する isolated transverse-sigmoid sinus の硬膜動静脈瘻

D 造影 MRI T1 強調像　横断像（頭側からの連続断層像）（続き）

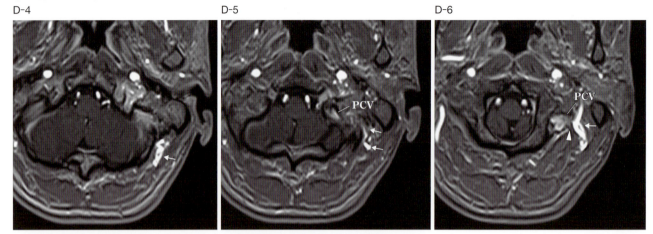

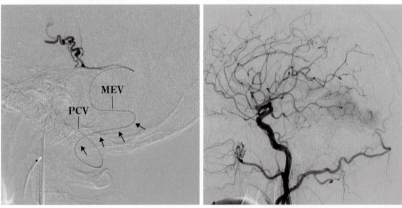

E 塞栓術中選択的静脈造影　　**F** 塞栓術後左総頸動脈造影　側面像

A～F：左横S状静脈洞部に硬膜動静脈瘻を認める．左横静脈洞遠位部およびS状静脈洞近位部は閉塞し，側頭後頭葉の皮質静脈への著明な皮質静脈逆流を認める．S状静脈洞（sigmoid sinus：SS）背側から起始し mastoid foramen を通る mastoid emissary vein（MEV）を介して paravertebral vein に連続する流出路（→）も認める．
造影 MRI では同 mastoid emissary vein をする流出路と posterior condylar vein の吻合（**D** 6→）が認められる（血管造影では描出されていない）．
posterior condylar vein（PCV）経由で同吻合（**E** →）を介して mastoid emissary vein（MEV）から isolated sinus にマイクロカテーテルを挿入し，さらに皮質逆流を示す middle temporal vein にマイクロカテーテルを挿入し経静脈塞栓術を施行した．
経静脈塞栓術後左総頸動脈造影（**F**）では硬膜動静脈瘻は消失している．

MEV：mastoid emissary vein
PCV：posterior condylar vein

1 下大脳静脈 inferior cerebral vein

【参考図：図3-10（p.103），3-11（p.106）】

　横静脈洞には大脳から inferior cerebral veins（下大脳静脈）や側頭葉や後頭葉下面・底面からの皮質静脈が流入する．また小脳から hemispheric vein や vermian veins が横静脈洞内側から静脈洞交会，直静脈洞に流入する．これらの静脈は多くの場合テント内の dural sinus，いわゆる tentorial sinus を介して流入する．横静脈洞を形成するテント尾側端の dural plexus にはメッシュ状の primitive tentorial sinus が合流するが，その外側部の遺残が temporal-occipital cortical vein の流入部である lateral tentorial sinus となる．また primitive tentorial sinus の内側部が遺残した場合は浅中大脳静脈や脳底静脈が sinus confluence（静脈洞交会）や straight sinus に還流するバリエーションとなる．またテント下面では，小脳半球の静脈の横静脈洞への還流部も硬膜を貫き内側に比較的長く走り，横静脈洞前面から下面のテント内に小脳静脈による tentorial sinus を形成する．脳静脈と交通せずテント部硬膜の還流のみを担う tentorial vein（sinus）も多数存在する．

　inferior cerebral veins は脳外表面を走行する lateral group と脳底面側を走行する medial group が存在し，いずれも lateral tentorial sinus に合流する．lateral group には anterior temporal vein，middle temporal vein，posterior temporal vein などの静脈が，medial group には anterior temporobasal vein，middle temporobasal vein，posterior temporobasal vein，occipitobasal veins が存在する（図3-10，3-11）．lateral group の静脈は superficial middle cerebral vein および superior cerebral vein の lateral group の皮質静脈と潜在的に吻合を有し，medial group は basal vein や superior cerebral vein の medial group の皮質静脈と潜在的に吻合を有する．時にこれらの吻合が顕著な場合もあり，特にシルビウス裂から横静脈洞にかけて側頭葉と後頭葉外表面を走行する inferior cerebral vein lateral group のうち superficial middle cerebral vein との吻合が顕著なものは (anastomotic) vein of Labbé と呼ばれる．

図 3-10　下大脳静脈　lateral group

Ⓐ　右内頸動脈造影静脈相　ステレオ側面像

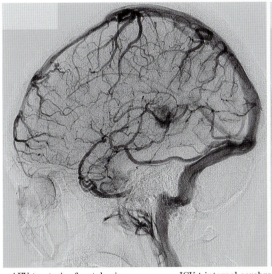
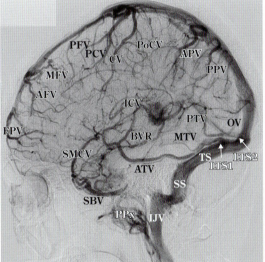

AFV：anterior frontal vein
APV：anterior parietal vein
ATV：anterior temporal vein
BVR：basal vein of Rosenthal
CV：central vein
FPV：frontopolar vein
ICV：internal cerebral vein
IJV：internal jugular vein
MFV：middle frontal vein
MTV：middle temporal vein
OV：occipital vein
PCV：precentral vein
PFV：posterior frontal vein
PoCV：posterior central vein
PPV：posterior pericallosal vein
PPx：pterygoid plexus
PTV：posterior temporal vein
SBV：sphenobasal vein
SMCV：superficial middle cerebral vein
SS：sigmoid sinus
TS：transverse sinus

図 3-10（続き）　下大脳静脈　lateral group

ⓑ 右内頸動脈造影静脈相　ステレオ正面像

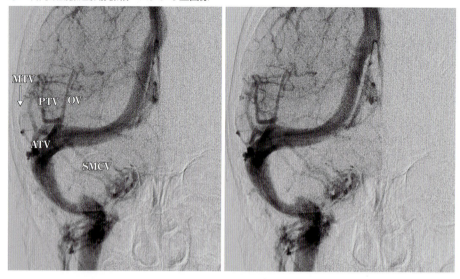

ⓒ 右内頸動脈造影回転撮影 MPR 再構成像　矢状断像（右側からの連続断面像）

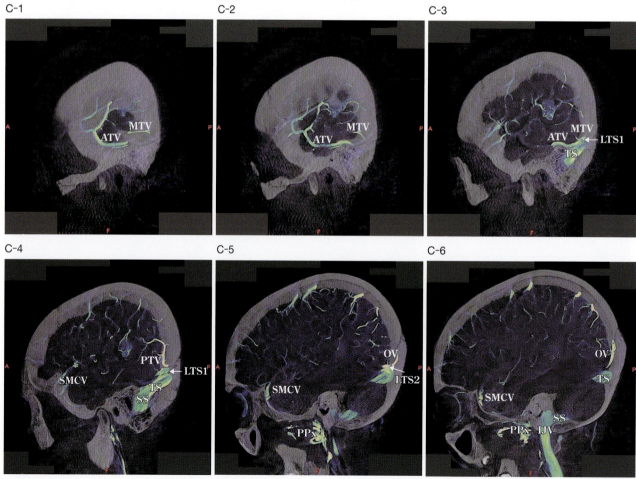

| 図 3-10（続き） | 下大脳静脈　lateral group |

⊙　右内頸動脈造影回転撮影 MPR 再構成像　矢状断像（右側からの連続断面像）（続き）

C-7

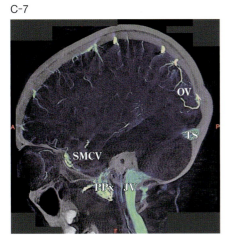

⊙　右内頸動脈造影回転撮影 MPR 再構成像　横断像（尾側からの連続断面像）

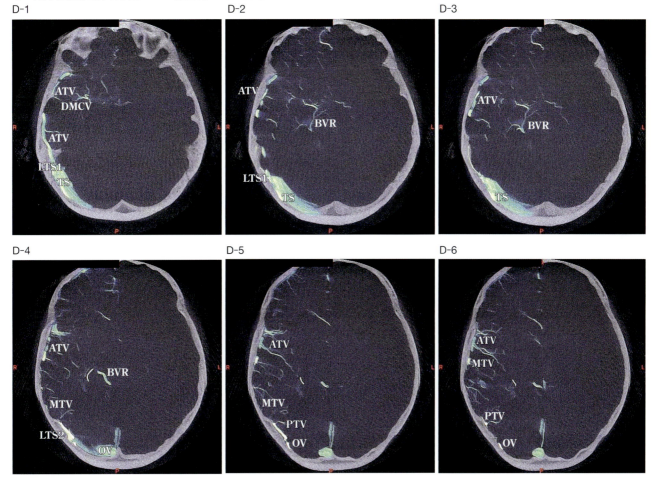

ATV：anterior temporal vein
BVR：basal vein of Rosenthal
DMCV：deep middle cerebral vein
IJV：internal jugular vein
JV：jugular vein
LTS：lateral tentorial sinus
MTV：middle temporal vein
OV：occipital vein
PPx：pterygoid plexus
PTV：posterior temporal vein
SMCV：superficial middle cerebral vein
SS：sigmoid sinus
TS：transverse sinus

図 3-10（続き） 下大脳静脈 lateral group

● 右内頸動脈造影回転撮影 MPR 再構成像 横断像（尾側からの連続断面像）（続き）

D-7

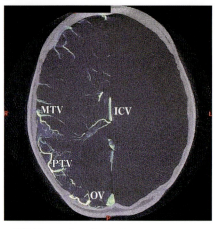

Ⓐ～Ⓓ：側頭葉前部外側面から下面の静脈血を還流する anterior temporal vein（ATV）と側頭葉中部外側面を還流する middle temporal vein（MTV）は合流して lateral tentorial sinus（LTS1）を介して transverse sinus に流入する．側頭葉後部から後頭葉を還流する posterior temporal vein（PTV）と occipital vein（OV）も合流し，別の lateral tentorial sinus（LTS2）を介して遠位側の transverse sinus に流入する．

ICV：internal cerebral vein
MTV：middle temporal vein
OV：occipital vein
PTV：posterior temporal vein

図 3-11 下大脳静脈 medial group

Ⓐ 右内頸動脈造影静脈相 ステレオ側面像

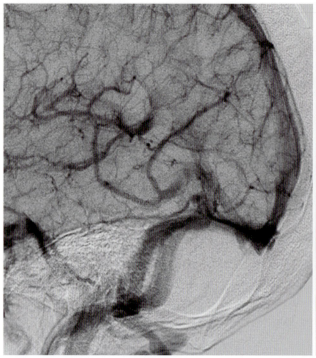
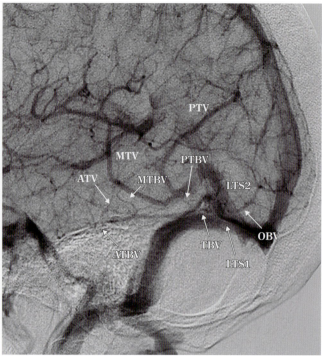

図 3-11（続き） 下大脳静脈　medial group

B 右内頸動脈造影静脈相　ステレオ正面像

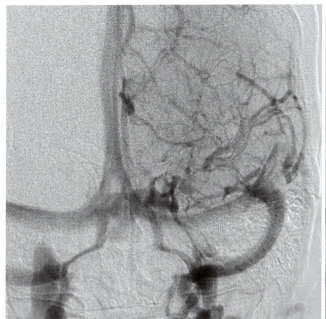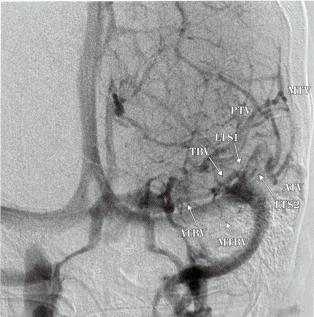

C 右内頸動脈造影回転撮影 MPR 再構成像　横断像（尾側からの連続断面像）

C-1　　　　　　　　　　C-2　　　　　　　　　　C-3

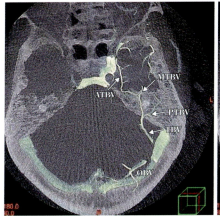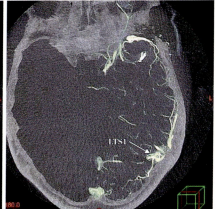

ATBV：anterior temporobasal vein　　OBV：occipital basal vein
ATV：anterior temporal vein　　　　　PTBV：posterior temporobasal vein
LTS：lateral tentorial sinus　　　　　　PTV：posterior temporal vein
MTBV：middle temporobasal vein　　TBV：temprpbasal vein
MTV：middle temporal vein

図 3-11（続き） 下大脳静脈 medial group

右内頸動脈造影回転撮影 MPR 再構成像　矢状断像（右側からの連続断面像）

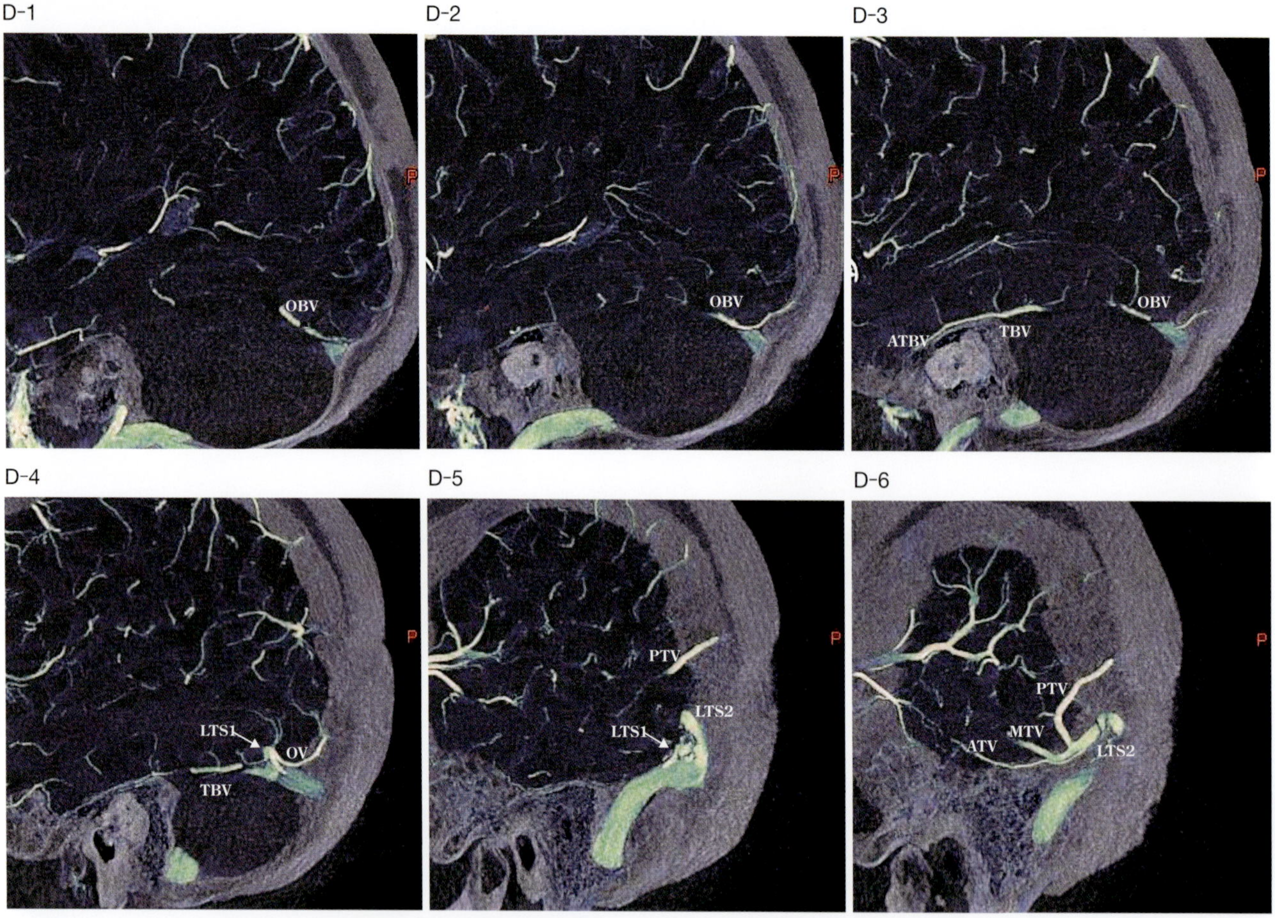

D-1　D-2　D-3
D-4　D-5　D-6

Ⓐ～Ⓓ：anterior temporobasal vein（ATBV）は側頭葉前部底面の小静脈を受けて後方に走行し，側頭葉中部底面を還流する middle temporobasal vein（MTBV）および側頭葉後部底面を還流する posterior temporobasal vein（PTBV）と合流し共通幹（temprpbasal vein：TBV）を形成した後 lateral tentorial sinus（LTS1）を介して transverse sinus に流入する．occipital basal vein は後方から単独で同じ lateral tentorial sinus（LTS1）に流入する．側頭葉外側面を還流する lateral group の anterior temporal vein（ATV），middle temporal vein（MTV），posterior temporal vein（PTV）は合流し，比較的太い別の lateral tentorial sinus（LTS2）を介して LTS1 よりやや背外側で transverse sinus に流入する．

ATBV：anterior temporobasal vein　　MTV：middle temporal vein　　PTV：posterior temporal vein
ATV：anterior temporal vein　　OBV：occipital basal vein　　TBV：temprpbasal vein
LTS：lateral tentorial sinus　　OV：occipital vein

2 天幕静脈洞　*tentorial sinus*

【参考図：図2-14（p.52），2-29（p.76），3-10（p.103），3-11（p.106），3-12（p.110），3-13（p.111），3-14（p.112），3-15（p.112），3-16（p.113），3-17（p.113），3-18（p.114），3-19（p.114），3-20（p.117）】

小脳テントは大脳鎌とともにdura materで形成されるfoldで，原始脳胞のうちのmesencephalon, rhombencephalonから脳幹，小脳が形成されていく過程でのその頭側のくびれ部分にfoldを成し，融合して形成される．ヒトの脳の進化の過程で大きく発達した大脳，小脳のspaceをcompartmentalizeして保護するとともに，直立歩行時に大脳を下から支える役割を果たす．鳥類や哺乳類に恒常的に存在し，小型哺乳動物では融合せずに2層のlayerが残存し，大型哺乳動物では融合した1枚のlayerを形成するとされる[26]．

tentorial sinusはtentorium cerebelliのdural layerに挟まれて存在するvenous sinus (vein) である．大脳半球後半部分，小脳および脳幹の静脈還流路として重要な役割を担う静脈構造となり，側頭後頭葉や後頭蓋窩の病変への外科的治療，およびtransverse sinusとその近傍のAVMやdural AVFの治療の際には，その解剖が重要となる．tentorial sinusはmajor dural sinusに合流するが，その合流形態にはバリエーションが見られる．それらを理解する上でtentorial sinusの発生の理解が重要となる．

胎生初期にtelencephalonの後縁にanterior dural plexusの一部よりprimitive marginal sinusが形成される．さらにtelencephalonの血流を受けてmarginal sinusに合流する短いprimitive tentorial sinusが形成される（図3-12-A）．このprimitive tentorial sinusは成人におけるtentorial sinusのうち大脳静脈を還流するものの形成に関与するが，その他の小脳静脈やテント内の静脈チャンネルとしてのtentorial sinusの形成には関与しない．大脳静脈還流路と無関係のtentorial sinusはdural plexus自体の遺残により形成される．大脳の発達，小脳の形成とともにtentorium cerebelliが形成され，primitive marginal sinusは尾側に延長してtentorium cerebelli辺縁に固定され，transverse sinus遠位部を形成する．primitive tentorial sinusは大脳半球の発達，特に側頭後頭葉の拡大によって，transverse sinusの尾側への偏位とともに，著明に伸展させられる（図3-12-B）．胎生期24 mm stageのprimitive tentorial sinusはtelencephalic territory, diencephalic territoryの血流を受け，その分枝はsuperficial venous system, deep venous system, ventral/dorsal diencephalic systemと，かなり広範囲に及ぶ．また背側ではmesencephalic veinとの吻合が発達して，40 mm stageには，のちのgreat vein of Galenを形成する．胎生期60～80 mm頃になるとprimitive tentorial sinusは退縮を始め，その灌流域を代償するようにbasal veinが発達・形成され，primitive tentorial sinus内側のほとんどの静脈チャンネルが，basal veinのtelencephalic group, diencephalic group, mesencephalic group (bridging tegmental/tectal group) を構成するようになる（図3-12-C）．また，出生前後でsylvian fissureが閉じる頃にprimitive tentorial sinusの末梢部分はcavernous sinusやsphenoparietal sinusに取り込まれ，superficial middle cerebral veinを形成する．これらの複雑なvenous drainage flowのtranspositionが不完全に起こる場合に，tentorial sinusを介した大脳静脈還流のバリエーションが発生すると考えられる．

tentorial sinusの分類に関してはBrowderやMatsushimaらの分類が報告されている．Browderの分類では，major dural sinusへの合流部位の違いにより，①straight sinus，②torcular herophilli ③transverse sinusに分類される[1]．またtentorial sinus自体は，tentorial layer内で微細な線状の静脈として描出されるものや，venous lakeを形成してbridging veinを介してcortical venous drainageを受けるものがある[27]．それらのタイプや脳実質やtentorium cerebelliとの位置関係は3D-CTAやMR venographyを用いて観察すると把握しやすい（図3-13）．

Matsushimaらの分類は，tentorial sinusの存在部位とdraining veinの違いによる分類で，以下のgroup I～IVに分けられる（図3-14）[28]．

・Group I：tentorium cerebelliの後外側でtransverse sinus近傍に存在し，bridging veinを介して大脳半球，特に後頭葉・側頭葉下面の静脈，およびvein of Labbeを介した血流を受ける（図3-10, 3-11, 3-15）．lateral tentorial sinusとも呼ばれ側頭後頭葉の重要な静脈還流路として機能する．前述のごとく，lateral tentorial sinusには脳表側

図 3-12 tentorial sinus の発生

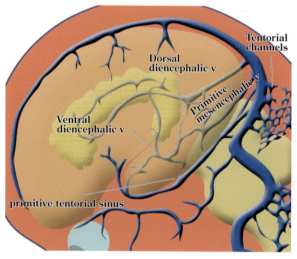

Ⓐ 胎生長 18 mm 頃
Ⓑ 胎生長 24 mm 頃
Ⓒ 胎生長 80 mm 頃

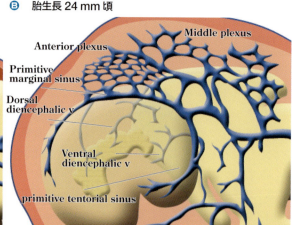

Ⓐ：primitive marginal sinus に合流する短い primitive tentorial sinus が，主に telencephalon の血流を受ける．
Ⓑ：primitive tentorial sinus は telencepalic territory, dielencephalic territory の血流を受け，その還流域は表在性静脈系および，深部・間脳静脈静脈系と広範囲に及ぶ．背側では mesencephalic vein との吻合が発達して，将来的に great vein of Galen を形成する．
Ⓒ：primitive tentorial sinus は退縮をはじめ，その灌流域を代償するように primitive tentorial sinus の内側の分枝 diencephalic veins などの吻合が発達し basal vein が形成されていく．
また出生前後で sylvian fissure が閉じるころに primitive tentorial sinus の末梢部分は cavernous sinus や sphenoparietal sinus に取り込まれ，superficial middle cerebral vein を形成し，primitive tentorial sinus の後部に側頭後頭葉外側や底部の分枝が残存し transverse sinus に流入する．
小脳静脈やテントの静脈の流入部である tentorial channel は dural plexus の遺残より形成される．

からは anterior temporal vein, middle temporal vein, posterior temporal vein, vein of Labbé が合流し，脳底側からは anterior temporobasal vein, middle temporobasal vein, posterior temporobasal vein, occipitobasal veins が合流する[29]．

- Group Ⅱ：torcular herophilli 寄りに存在して，bridging vein を介して小脳の皮質静脈および vermian vein の血流を受ける（図 2-14, 3-15）．内側へ横走して straight sinus に合流するものと内背側に走行して torcular herophilli や transverse sinus 遠位部に合流するものがある．また，時に後外側に走行して transverse-sigmoid junction に合流するものも見られる．これら小脳静脈が還流する tentorial sinus は前述の lateral tentorial sinus に対比して medial tentorial sinus と呼ばれることもあるが，後述する group Ⅳ の tentorial sinus が大脳静脈を受けて torcular herophilli や straight sinus に還流するものも medial tentorial sinus と呼ばれることから，両者を混同しないように注意する必要がある．

- Group Ⅲ：純粋なテント内の静脈であり，bridging vein からの血流は受けない（図 3-16）．前外側に走行して superior petrosal sinus に合流するものと，後内側に走行して torcular herophilli に合流するものがある．

図 3-13 lateral tentorial sinus の造影 MRI 像 （下垂体腺腫症例）

Ⓐ 横断像頭側からの連続断層像

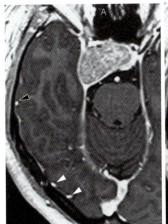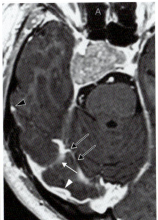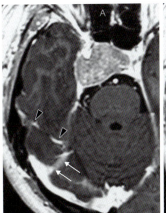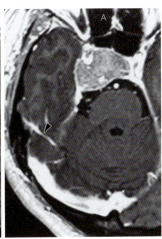

Ⓑ 3DVR 像（上方から）

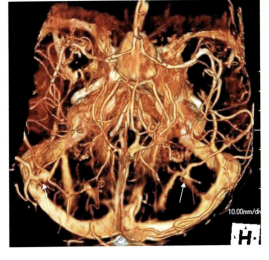

Ⓐ，Ⓑ：発達した lateral tentorial sinus（⇢）に lateral group の temporal vein（▶），occipital vein（▷）および medial group の occipital basal vein（→）が多方向から流入する．

・Group Ⅳ：tentorium cerebelli の自由縁で，bridging vein を介して basal vein of Rosenthal や peduncular vein の血流を受ける（図 2-29, 3-17）．

上記の分類において，Group Ⅰ および Ⅳ が大脳静脈灌流に関与するものである．

lateral tentorial sinus に関しては，Miabi らが造影 MRI にてその合流形態を，candelabra pattern（Type Ⅰ），multiple independent pattern（Type Ⅱ），venous lake with/without independent draining vein（Type Ⅲ）と分類している[29]（図 3-18）．

tentorial sinus とそれに流入する大脳静脈還流形態によって，特に，占拠性病変や外科的処置による静脈血流遮断，硬膜動静脈瘻における venous reflux などの際には，venous congestion や出血などのリスクや発生部位が大きく左右される．そのためそのような症例では，術前に tentorial sinus の解剖を詳細に把握することが重要となる（図 3-19, 3-20）．

> **図 3-14** Matsushima らによる tentorial sinus の分類（文献 28）をもとに作成）

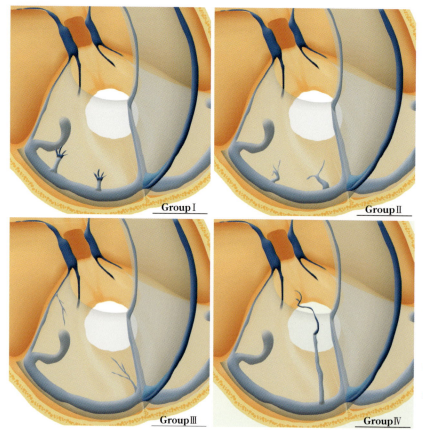

Group Ⅰ : tentrium cerebelli の後外側で transverse sinus 近傍に存在．bridging vein を介して後頭側頭葉下面および vein of Labbé が流入．
Group Ⅱ : sinus confluence 寄りに存在．bridging vein を介して小脳の皮質静脈および vermian vein の血流を受ける．
Group Ⅲ : tentorium cerebelli から起始して，bridging vein からの血流は受けない．
Group Ⅳ : tentrium cerebelli の自由縁で，bridging vein を介して basal vein of Rosenthal や peduncular vein の血流を受ける．

> **図 3-15** Group Ⅰ (lateral tentorial sinus : LTS) と Group Ⅱ (cerebellar tentorial sinus : cerebellar TS) tentorial sinus の CTA 像

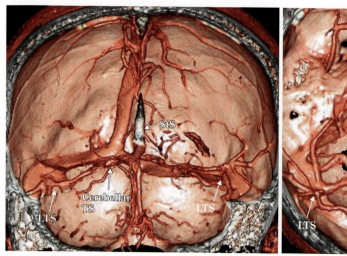
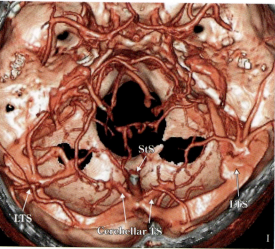

LTS : lateral tentorial sinus
StS : straight sinus
TS : transverse sinus

図 3-16 Group Ⅲ tentorial sinus（脳静脈還流を受けない tentorial channel）

Ⓐ
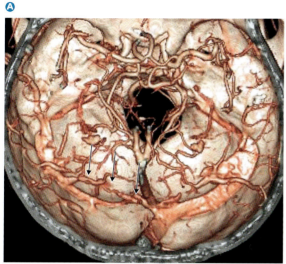

Ⓑ
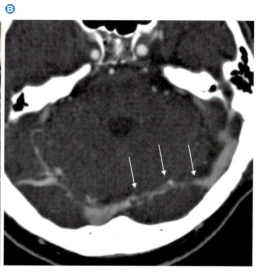

Ⓐ：transeverse sinus 前方のテント内を横走し，静脈洞交会から横静脈洞遠位部に連続する細い tentorial sinus を認める（→）．

図 3-17 Group Ⅳ tentorial sinus

Ⓐ 左内頸動脈造影　側面像
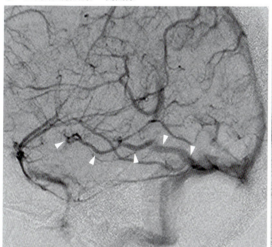

Ⓑ 左内頸動脈造影　正面像
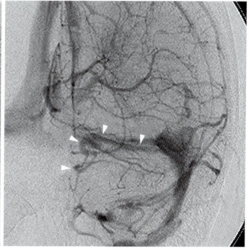

Ⓐ, Ⓑ：basal vein of Rosenthal が後方外側に走行し tentorial sinus を介して横静脈洞近位部に流入する（▶）．

Ⓒ 造影 MRI　横断像
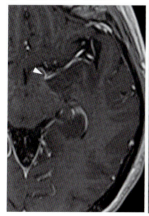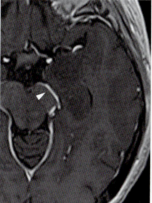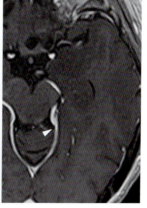

図 3-17（続き） Group Ⅳ tentorial sinus

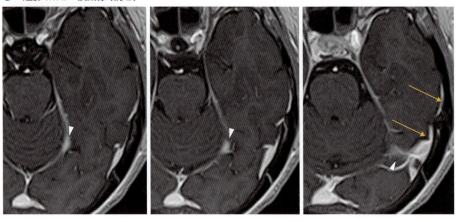

❸ 造影 MRI　横断像（続き）

❸：→は temporal vein を示す.

図 3-18　lateral tentorial sinus の合流様式による分類（文献 29）をもとに作成）

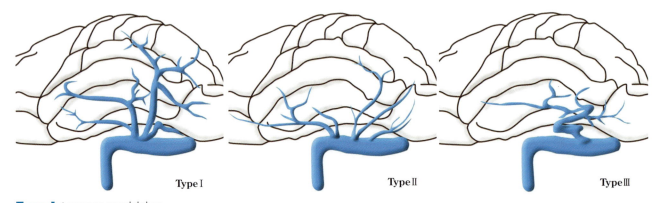

Type Ⅰ：venous candelabra.
Type Ⅱ：multiple independent veins.
Type Ⅲ：venous lakes within tentorium.

図 3-19　複雑な lateral tentorial sinus の様式を伴う左横 S 状静脈洞部硬膜動静脈瘻

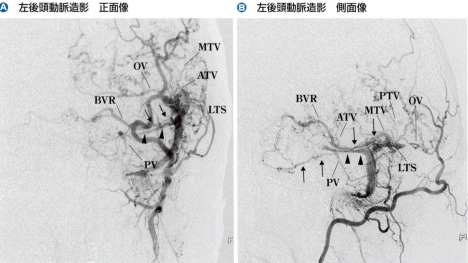

❹ 左後頭動脈造影　正面像　　❺ 左後頭動脈造影　側面像

2. 天幕静脈洞

図3-19（続き） 複雑な lateral tentorial sinus の様式を伴う左横S状静脈洞部硬膜動静脈瘻

C 3DDA MIP像 正面像　　**D** 3DDA MIP像 側面像

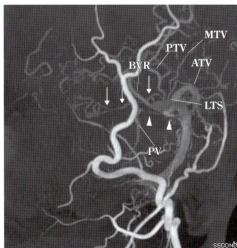
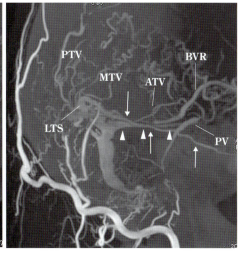

A〜**D**：左横S状静脈洞部に後頭動脈から多数の流入動脈を伴う dural AVF を認める．

横静脈洞遠位部およびS状静脈洞近位部は閉塞し isolated sinus を呈し，シャント血流は lateral tentorial sinus を介して側頭後頭葉の皮質静脈に逆流するとともに，上錐体静脈洞（▶）を介して petrosal vein (PV) へ，また Group Ⅳ tentorial sinus を介して脳底静脈末梢側（BVR）に逆流する．lateral tentorial sinus からは前下方に anterior tempolobasal vein（→）と anterior temporal vein (ATV) に逆流する．またやや後方の離れた部位から middle temporal vein (MTV)，posterior temporal vein (PTV), occipital vein (OV) への逆流が見られる．

E 造影MRI 横断像（尾側から頭側への連続断面）

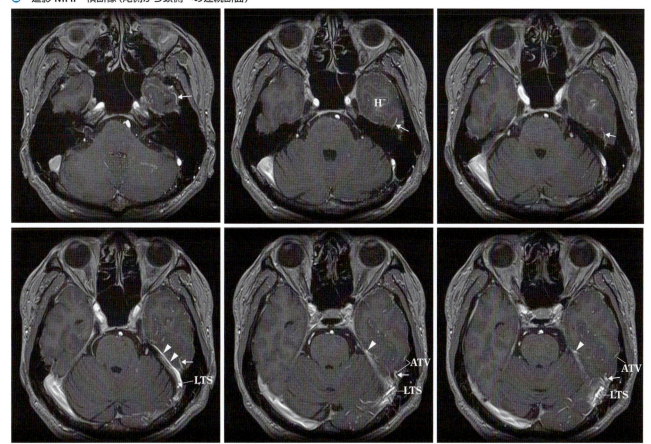

ATV：anterior temporal vein　　LTS：lateral tentorial sinus　　PTV：posterior temporal vein
BVR：basal vein of Rosenthal　　MTV：middle temporal vein　　PV：petrosal vein
　H：hematoma　　　　　　　　 OV：occipital vein

図 3-19（続き） 複雑な lateral tentorial sinus の様式を伴う左横 S 状静脈洞部硬膜動静脈瘻

E 造影 MRI 横断像（尾側から頭側への連続断面）（続き）

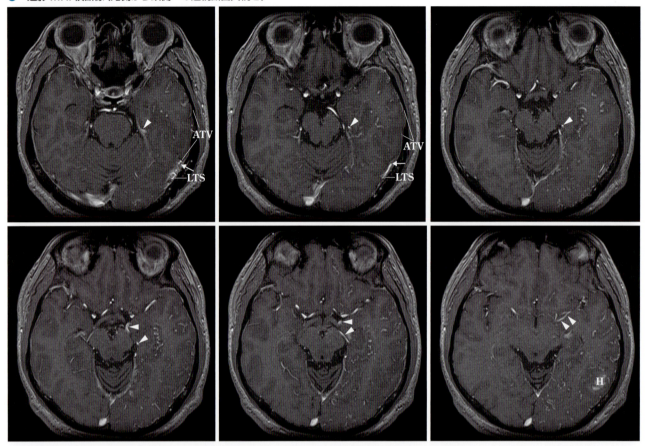

E：anterior tempolobasal vein（→）と anterior temporal vein（ATV）が前方から lateral tentorial sinus に連続し，脳底静脈は primitive tentorial sinus の遺残（Group Ⅳ tentorial sinus）を介して上錐体静脈洞に連続する（▶）．側頭葉および小脳の静脈は拡張し，側頭葉に血腫（H）を 2 か所認める．

F 経静脈塞栓術中後頭動脈造影 正面像　　**G** 経静脈塞栓術中後頭動脈造影 側面像

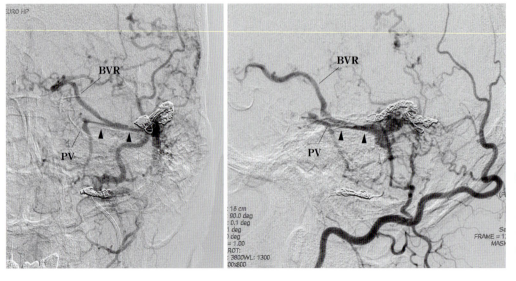

F，**G**：anterior tempolobasal vein（▶）と anterior temporal vein（ATV）に逆流する lateral tentorial sinus 塞栓後，上錐体静脈洞を介する脳底静脈と petrosal vein への逆流がより明瞭となる．

図 3-19（続き） 複雑な lateral tentorial sinus の様式を伴う左横S状静脈洞部硬膜動静脈瘻

Ⓗ 経静脈塞栓術後後頭動脈造影　正面像　　**Ⓘ** 経静脈塞栓術後後頭動脈造影　側面像

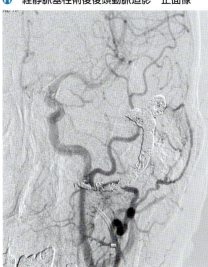
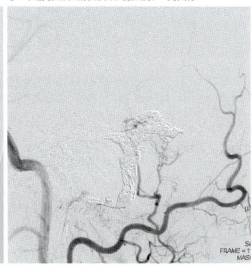

Ⓗ：middle temporal vein や occipital vein へ流出する部の lateral tentorial sinus から上錐体静脈洞への流出部，横静脈洞を塞栓後，DAVF は消失している．

ATV：anterior temporal vein
BVR：basal vein of Rosenthal
LTS：lateral tentorial sinus
PV：petrosal vein

図 3-20　Group Ⅲ tentorial sinus にシャントを有する横S状静脈洞部硬膜動静脈瘻症例

Ⓐ 外頚動脈造影　左前斜位像　　**Ⓑ** 塞栓術中　tentorial sinus の選択的静脈撮影　左前斜位像　　**Ⓒ** 術直後透視画像　左前斜位像

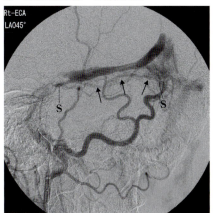
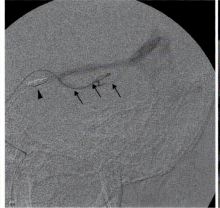
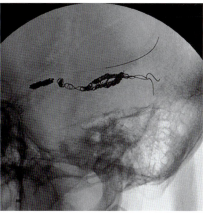

Ⓓ 塞栓術後　左外頚動脈造影　正面像　　**Ⓔ** 塞栓術後　左内頚動脈造影静脈相　正面像

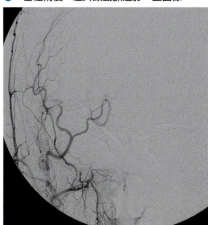
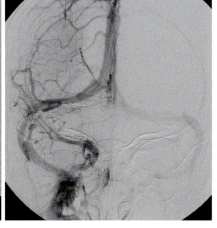

Ⓐ：後頭動脈からの多数の流入動脈からテント内の静脈チャンネル（Group Ⅲ tentorial channel：→）の近位側および遠位側にシャント（S）を認める．S状静脈洞は閉塞し，シャント血流は上矢状静脈洞および対側の横静脈洞に流出する．
Ⓑ：マイクロカテーテルは閉塞した右側S状静脈洞を介して tentorial sinus（→）に挿入されている．
tentorial sinus 近位側はすでにコイルにて塞栓されている（▶）．
Ⓒ：tentorial sinus にコイルが留置されている．ガイドワイヤは横静脈洞内に挿入されている．その後閉塞したS状静脈洞の balloon PTA が施行された．
Ⓓ：硬膜動静脈瘻は消失している．
Ⓔ：横S状静脈洞は良好に開存している．

3 静脈洞交会・横静脈洞領域に分布する動脈系

【参考図：図2-11（p.47），3-21（p.118），3-22（p.120），3-23（p.121），3-24（p.122）】

3-1 静脈洞交会・横静脈洞遠位部

　この部への供血動脈としては頭蓋内では middle meningeal artery の posterior convexity branch や meningohypophyseal trunk からの medial tentorial artery が上外側から供血する（図2-11）．また下方からは ascending pharyngeal artery（上行咽頭動脈）の hypoglossal branch や jugular branch からの dural branch（posterior meningeal artery）や椎骨動脈からの posterior meningeal artery（falx cereblli artery）が供血する（図3-21, 3-22）．また ascending pharyngeal artery の jugular branch や occipital artery の jugular branch, mastoid branch などから起始しS状静脈洞下背側から横静脈洞下面に沿って静脈洞交会に向けて走行する静脈洞枝もしばしば見られる．皮質枝からは superior cerebellar artery（上小脳動脈）からの dural branch が時に静脈洞交会下面や横静脈洞に分布する．またごく稀に中大脳動脈など他の皮質枝からの dural branch が見られることもある（図3-22）．頭蓋外からは occipital artery 末梢の骨枝が骨を貫いて同部の硬膜に供血する（図3-21）．

3-2 横静脈洞近位部

　頭蓋内からは middle meningeal artery の posterior convexity branch, petrosquamosal branch, petrosal branch などが供血するが，遠位側は posterior convexity branch, lateral tentorial sinus 近傍は petrosquamosal branch, 近位側は petrosal branch などが主な供血路となる（図3-23）．内頸動脈から起始する lateral tentorial artery も横静脈洞近位側に分布する．頭蓋外からは前述の occipital artery の mastoid branch が mastoid foramen を通り頭蓋内に入り横

図 3-21　静脈洞交会部にシャントを有する硬膜動静脈瘻症例

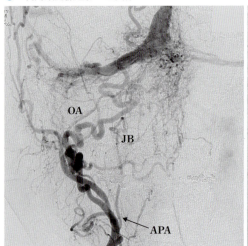
Ⓐ 右外頸動脈造影　正面像

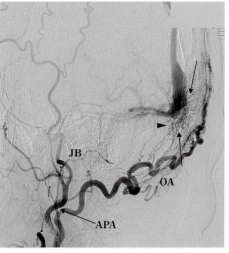
Ⓑ 外頸動脈造影　側面像

3. 静脈洞交会・横静脈洞領域に分布する動脈系

図 3-21（続き） 静脈洞交会部にシャントを有する硬膜動静脈瘻症例

ⓒ 右外頸動脈回転撮影 MPR 矢状断再構成像

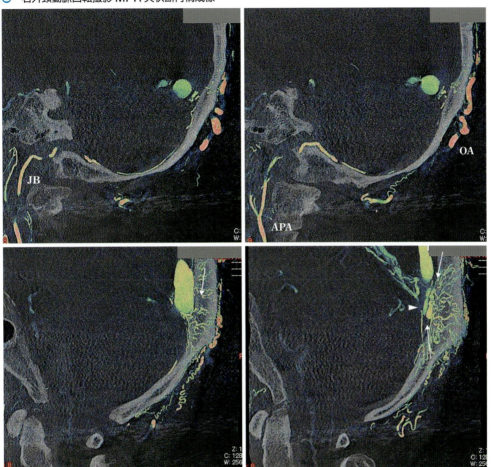

ⓓ 上行咽頭動脈造影 正面像

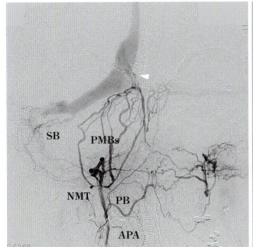

ⓔ 上行咽頭動脈造影 側面像

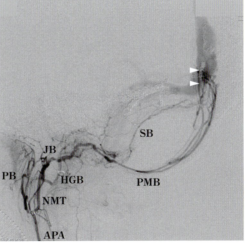

APA：ascending pharyngeal artery
HGB：hypoglossal branch
JB：jugular branch
NMT：neuromeningeal trunk

OA：occipital artery
PB：pharyngeal branch
PMB：posterior meningeal branch
SB：sinus branch

ⓐ～ⓓ：後頭動脈（occipital artery：OA）遠位部より起始する多数の骨枝が feeder となり静脈洞交会部背側から下方にシャントを形成する（→）．上行咽頭動脈（ascending pharyngeal artery：APA）の jugular branch（JB）から起始する数本の posterior meningeal branch（PMB）や sinus branch（SB）が静脈洞交会部下方にシャントを形成する（▶）．

静脈洞近位側に分布する．また occipital artery の骨枝や superficial temporal artery・posterior auricular artery の骨枝はいずれの部位にも供血しえる．また前述のごとく硬膜動静脈瘻などの病変では上小脳動脈や中大脳動脈などの皮質枝からの供血も見られることがある．

図 3-22　皮質動脈からの硬膜枝から供血される右横静脈洞部硬膜動静脈瘻症例（久留米大学脳神経外科広畑優先生ご提供）

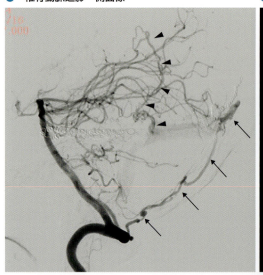

Ⓐ　椎骨動脈造影　側面像

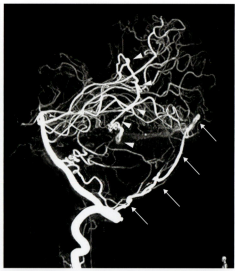

Ⓑ　3DMIP　側面像

Ⓐ, Ⓑ：横静脈洞部硬膜動静脈瘻を認める．posterior meningeal artery が拡張し静脈洞交会部近傍にシャントを形成する（→）．
また後大脳動脈から起始する硬膜枝（artery of Davidoff and Schechter）がテントに沿って下降し横静脈洞にシャントを形成する（▶）．

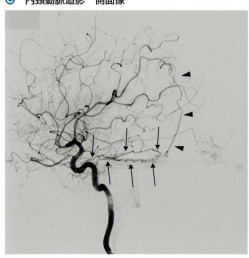

Ⓒ　内頸動脈造影　側面像

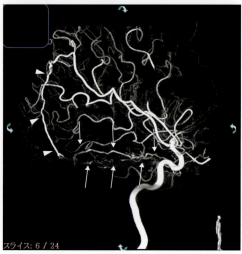

Ⓓ　3DMIP　右前斜位像

Ⓒ, Ⓓ：内頸動脈の inferolateral trunk および meningophypophyseal trunk から拡張した tentorial artery（→）が起始し横静脈洞部にシャントを形成する．また中大脳動脈皮質枝（posterior parietal artery）から拡張した硬膜枝が起始し同シャントに供血する（▶）．

3-3 S状静脈洞　sigmoid sinus

　前述のascending pharyngeal arteryのjugular branchやoccipital arteryのjugular branch, mastoid branchなどから起始しS状静脈洞に沿って走行する静脈洞枝がprimary arteryであるが（図3-23），その他の分枝として椎骨動脈のanterior meningeal arteryがS状静脈洞近位側に供血する．また，時に内頸動脈meningohypophyseal trunkからのclival branchがAPAのclival arteryとの吻合を介してS状静脈洞近位部に供血する．secondary arteryとしては他の部位同様にoccipital arteryの骨枝が供血するが，そのほか重要な分枝としてoccipital arteryやposterior auricular arteryから起始するstylomastoid branchが挙げられ，骨を貫きS状静脈洞近位部に供血する（図3-24）．

図 3-23 横S静脈洞移行部近傍にシャントを形成する横S状静脈洞部硬膜動静脈瘻

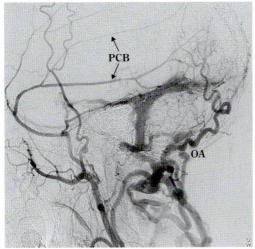
Ⓐ　外頸動脈造影　側面像

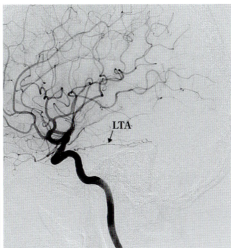
Ⓑ　内頸動脈造影　側面像

Ⓐ, Ⓑ：中硬膜動脈および後頭動脈より供血される横S状静脈洞部硬膜動静脈瘻を認める．
中硬膜動脈 posterior convexity branch（PCB）および後頭動脈（OA）骨枝は主に横S状静脈洞遠位部にシャントを形成し，petrosal branch, petrosquamosal branch（→）および内頸動脈からのlateral tentorial artery（LTA）は横S静脈洞移行部にシャントを形成する．

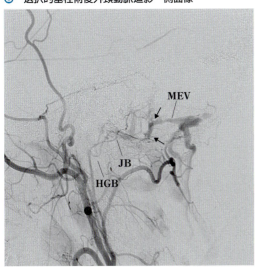
Ⓒ　選択的塞栓術後外頸動脈造影　側面像

Ⓒ：塞栓術前に見られた横S状静脈洞移行部および横静脈洞部のシャントは消失している．S状静脈洞のmastoid emissary vein（MEV）起始部にシャントの残存を認め（→），上行咽頭動脈より起始するhypoglossal branch（HGB）およびjugular branch（JB）からのsinus branchより供血される．

HGB：hypoglossal branch
　JB：jugular branch
LTA：lateral tentorial artery
MEV：mastoid emissary vein
　OA：occipital artery
PCB：posterior convexity branch

図 3-24 横S状静脈洞部硬膜動静脈瘻選択的塞栓術後

Ⓐ 右外頸動脈造影　側面像

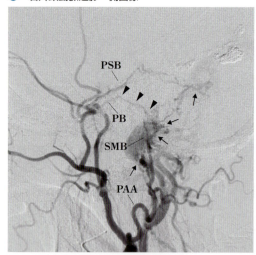

Ⓐ～Ⓒ：横S状静脈洞移行部およびS状静脈洞部にシャントの残存が見られる（→）．
S状静脈洞近位部のシャントは主に posterior auricular artery（PAA）から起始する stylomastoid branch（SMB）より供血される．
stylomastoid branch 茎乳突孔内を上行し中硬膜動脈（middle meningeal artery：MMA）の petrosal branch（PB）と facial arcade（▶）を形成する．
petrosquamosal branch（PSB）は横S状静脈洞移行部のシャントに供血する．

Ⓑ 右外頸動脈回転撮影　矢状断MPR像

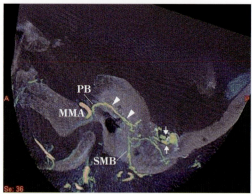

Ⓒ 右外頸動脈回転撮影　矢状断MPR像

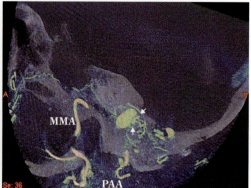

MMA：middle meningeal artery
PAA：posterior auricular artery
PB：petrosal branch
PSB：petrosquamosal branch
SMB：stylomastoid branch

脳静脈

4章

後頭蓋窩静脈系

4-1
superior (Galenic) drainage group
Galenic drainage group

4-2
脳幹〜小脳前面の静脈群

4-3
後方の tentorial sinus および
横静脈洞，直静脈洞に注ぐ静脈群
posterior/tentorial drainage group

はじめに

　後頭蓋窩の静脈系にも大脳静脈と同様にさまざまな変異が見られるが，大脳静脈に比してその恒常性は高い．後頭蓋窩静脈系は，①小脳頭側テント面に存在し，vein of Galen（ガレン大静脈）に注ぐ静脈群，②脳幹〜小脳前面の静脈群，③後方に向かい tentorial sinus や静脈洞交会近傍の横静脈洞，直静脈洞に注ぐ静脈群の3群に分類される（図4-1）．

図 4-1　後頭蓋窩静脈系の模式図（側面像）

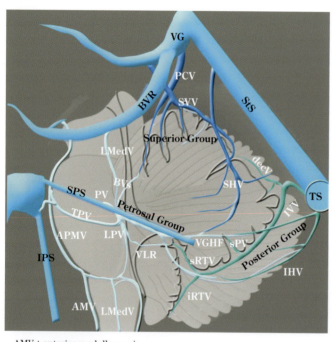

　小脳の静脈系は上方のガレン大静脈に還流する precentral cerebellar vein（PCV）や superior vermian vein（SVV）などの superior drainage group（Superior Group），小脳外側表面の petrosal vein（PV）を介して上錐体静脈洞（superior petrosal sinus：SPS）に還流する Petrosal Group，inferior vermian vein（IVV）や inferior hemispheric vein（IHV）など後方の横静脈洞（transverse sinus：TS）や静脈洞交会に還流する posterior drainage group（Posterior Group）に分けられる．脳幹の静脈は anterior spinal vein から連続し前面正中を上下に縦走する anterior medullary vein（AMV）から anterior pontomesencephalic vein（APMV）と transverse pontine vein（TPV）を代表とする脳幹前面を横走する静脈から構成され，前面外側から側面を縦走する lateral pontine vein（LPV）や lateral medullary vein（LMedV）などが補完する．

AMV：anterior medullary vein
APMV：anterior pontomesencephalic vein
BVR：basal vein of Rosenthal
BVs：brachial veins
decV：declival vein
IHV：inferior hemispheric vein
IPS：inferior petrosal sinus
iRTV：inferior retrotonsilar vein
IVV：inferior vermian vein
LMedV：lateral medullary vein
LPV：lateral pontine vein
PCV：precentral cerebellar vein
PV：petrosal vein
SHV：superior hemispheric vein
SPS：superior petrosal sinus
sPV：suprapyramidal vein
sRTV：superior retrotonsilar vein
StS：straight sinus
SVV：superior vermian vein
TPV：transverse pontine vein
TS：transverse sinus
VG：vein of Galen
VGHF：vein of great horizontal fissure
VLR：vein of lateral recess of the 4th ventricle

1 superior（Galenic）drainage group　*Galenic drainage group*

【参考図：図2-14（p.52），4-2（p.125），4-3（p.126），4-4（p.130）】

1-1 precentral cerebellar vein

precentral cerebellar vein は小脳白質の medullary vein より始まり，precentral cerebellar fissure（cerebello mesencephalic fissure）内を両側中小脳脚から上小脳脚に沿って上行し，左右が合流し一本の静脈となり同 fissure 内を上行し，四丘体下丘の高さでやや後方に向きを変え（colliculo-central angle），後上方に走行し vein of Galen に流入する（図2-14, 4-2, 4-3）．vein of Galen に流入する前にしばしば superior vermian vein と共通幹を形成する．末梢側外側部では petrosal vein や lateral mesencephalic vein の末梢枝と吻合する．本静脈は正中部における脳幹と小脳虫部上部の境界を表すことから重要である．

図 4-2　superior（Galenic）drainage group（Galenic drainage group）

Ⓐ　椎骨動脈造影静脈相　側面像　　　Ⓑ　椎骨動脈造影静脈相　正面像

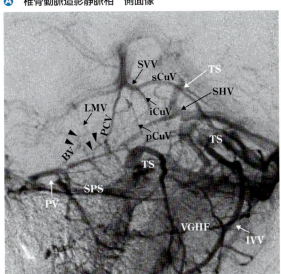 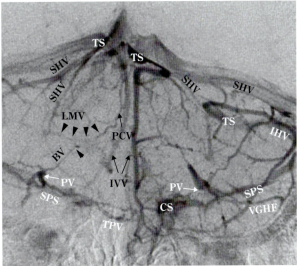

Ⓐ, Ⓑ：precentral cerebellar vein（PCV）は precentral cerebellar fissure（cerebello mesencephalic fissure）内を上行し，colliculo-central angle でやや後上方に向かい，superior vermian vein（SVV）と共通幹を形成した後 vein of Galen に流入する．末梢側では brachial vein（BV）を介して petrosal vein（PV）や lateral mesencephalic vein（LMV）と吻合する（▶）．superior vermian vein は clumen 上部正中を背側から前方に向かう supraculminate vein（sCuV）に下方から preculminate fissure を上行する preculminate vein（pCuV），intraculminate fissure を上行する intraculminate vein（iCuV）が合流して形成され，前上方に走行し precentral cerebellar vein と合流する．
右側では小脳半球上面を還流する数本の superior hemispheric vein（SHV）が合流し tentorial sinus（TS）を形成して直静脈洞に流入する．左側では内側部の superior hemispheric vein（SHV）は inferior vermian vein（IVV）が合流し内側の tentorial sinus（TS）を介して静脈洞交会に流入する．また外側では inferior hemispheric vein（IHV）と合流し外側の tentorial sinus（TS）を介して transverse sinus に流入する．

BV：brachial vein	pCuV：preculminate vein	SVV：superior vermian vein
CS：cavernous sinus	PCV：precentral cerebellar vein	TPV：transverse pontine vein
iCuV：intraculminate vein	PV：petrosal vein	TS：tentorial sinus
IHV：inferior hemispheric vein	sCuV：supraculminate vein	VGHF：vein of great horizontal fissure
IVV：inferior vermian vein	SHV：superior hemispheric vein	
LMV：lateral mesencephalic vein	SPS：superior petrosal sinus	

図 4-3 脳幹小脳静脈

A 右椎骨動脈造影静脈相　正面像　　**B** 右椎骨動脈造影静脈相　側面像

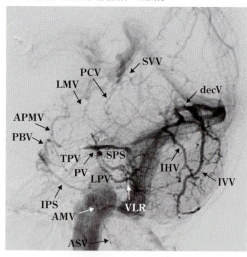
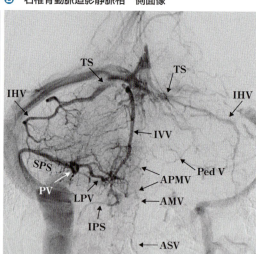

C 右椎骨動脈回転撮影 MPR 再構成像　矢状断像（左側から右側への連続断面）

C-1　　　　　C-2　　　　　C-3

C-4　　　　　C-5　　　　　C-6

AMV：anterior medullary vein　　　　CS：cavernous sinus　　　　　　　IPS：inferior petrosal sinus
APMV：anterior pontomesencephalic vein　decV：declival vein　　　　　　IQVs：inferior quadrigeminal veins
ASV：anterior spinal vein　　　　　　iCuV：intraculminate vein　　　　　iTHV：inferior thalamic vein
BVs：brachial veins　　　　　　　　　IHV：inferior hemispheric vein　　　IVV：inferior vermian vein

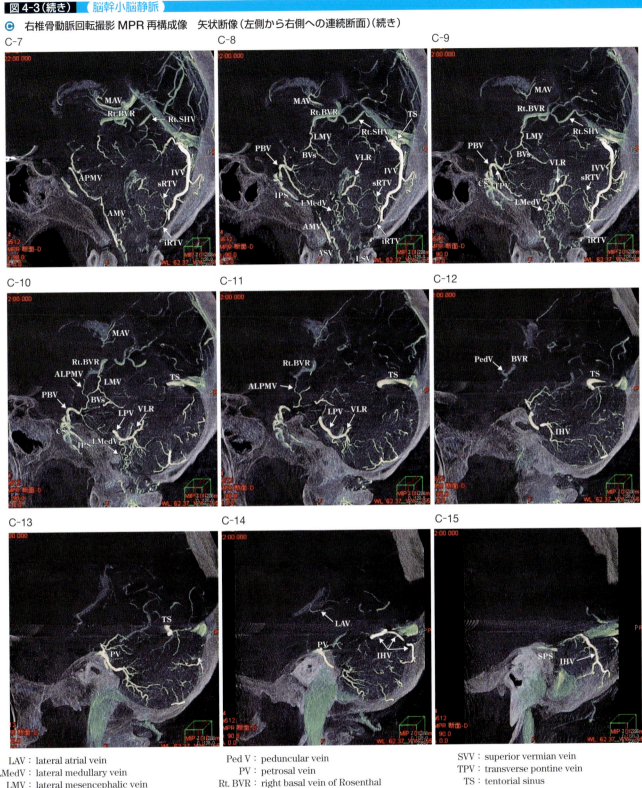

図4-3（続き） 脳幹小脳静脈

右椎骨動脈回転撮影 MPR 再構成像　矢状断像（左側から右側への連続断面）（続き）

LAV : lateral atrial vein
LMedV : lateral medullary vein
LMV : lateral mesencephalic vein
LPV : lateral pontine vein
Lt. SHV : left superior henmispheric vein
PBV : prepontine bridge vein
PCV : precentral cerebellar vein

Ped V : peduncular vein
PV : petrosal vein
Rt. BVR : right basal vein of Rosenthal
Rt.SHV : right superior hemispheric vein
sCuV : superior culminate vein
SPS : superior petrosal sinus
SQVs : superior quadrigeminal veins

SVV : superior vermian vein
TPV : transverse pontine vein
TS : tentorial sinus
VG : vein of Galen
VLR : vein of lateral recess of the 4th ventricle

図 4-3（続き） 脳幹小脳静脈

● 右椎骨動脈回転撮影 MPR 再構成像　冠状断像（前から後への連続断面）

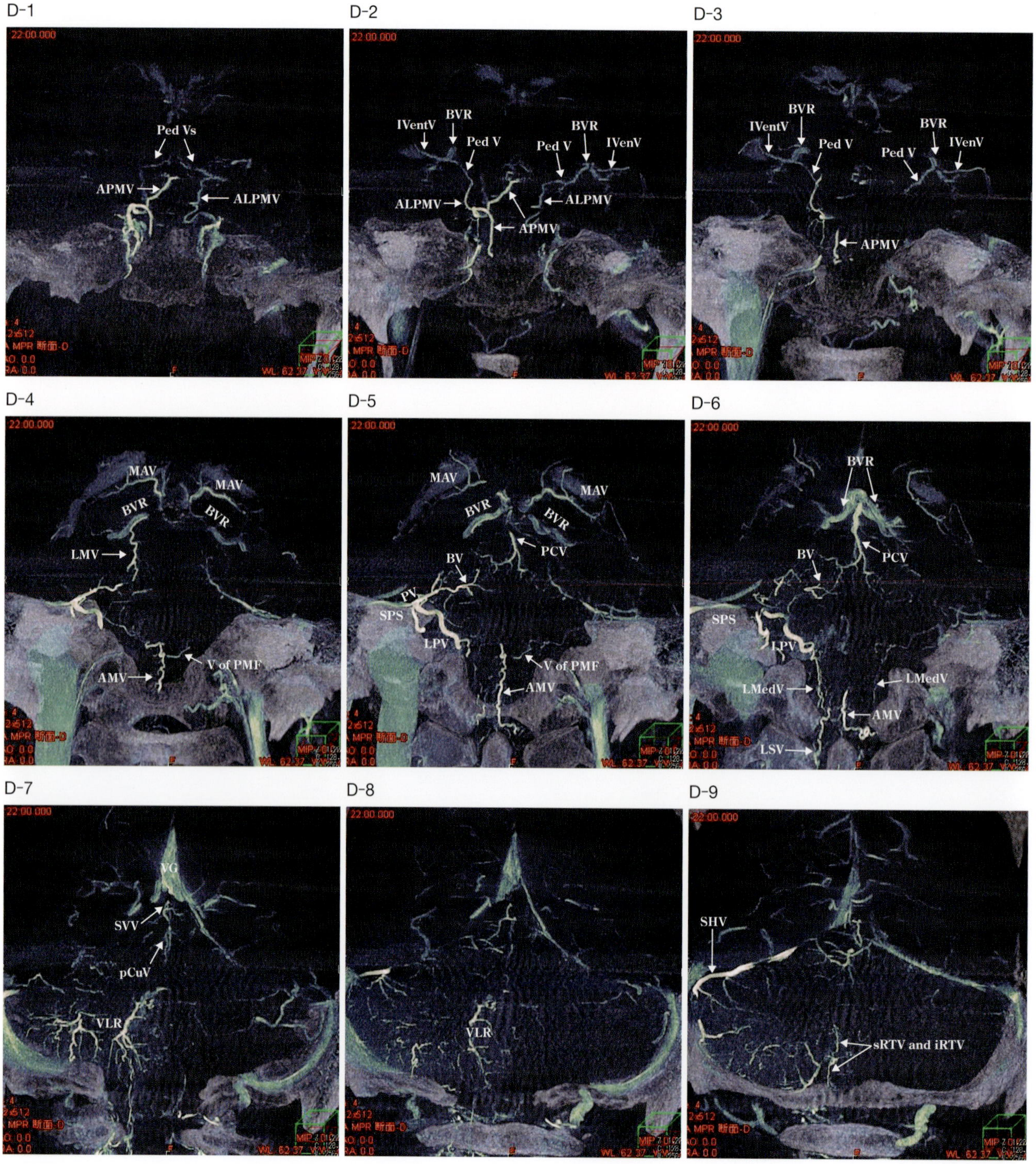

図 4-3（続き） 脳幹小脳静脈

右椎骨動脈回転撮影 MPR 再構成像　冠状断像（前から後への連続断面）（続き）

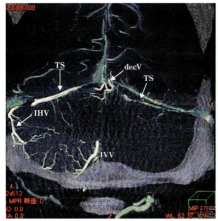
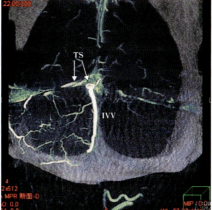

ALPMV：anterolateral pontomesencephalic vein	MAV：medial atrial vein
AMV：anterior medullary vein	PBV：prepontine bridge vein
APMV：anterior pontomesencephalic vein	pCuV：preculminate vein
BV：brachial vein	PCV：precentral cerebellar vein
BVR：basal vein of Rosenthal	Ped V：peduncular vein
decV：declival vein	PV：petrosal vein
IHV：inferior hemispheric vein	SHV：superior hemispheric vein
iRTV：inferior retrotonsilar vein	SPS：superior petrosal sinus
IVentV：inferior ventricular vein	sRTV：superior retrotonsilar vein
IVV：inferior vermian vein	SVV：superior vermian vein
LMedV：lateral medullary vein	TS：tentorial sinus
LMV：lateral mesencephalic vein	V of PMF：vein of pontomedullary fissure
LPV：lateral pontine vein	VLR：vein of lateral recess of the 4th ventricle
LSV：lateral spinal vein	

1-2 superior vermian vein

小脳虫部前上部の preculminate fissure, intraculminate fissure, および clumen 上部からの小静脈（preculminate vein, intraculminate vein, supracluminate vein）が合流し superior vermian vein を形成し，前上方に走行し precentral cerebellar vein と共通幹を形成して vein of Galen に流入する（図 2-14, 4-3）．単独で vein of Galen に流入することもある．

1-3 superior hemispheric vein

小脳半球上面を還流する superior hemispheric vein は複数存在し，前上方部の hemispheric vein は正中側に上行し superior vermian vein に流入する．他の superior hemispheric veins には背側に走行し tentorial sinus を介して transverse sinus に流入するものや petrosal vein に流入するものがある（図 4-2, 4-3, 4-4）．

図 4-4 脳底静脈と脳幹静脈およびその他の後頭蓋窩静脈

Ⓐ 左椎骨動脈撮影静脈相　正面像

Ⓑ 左椎骨動脈撮影静脈相　側面像

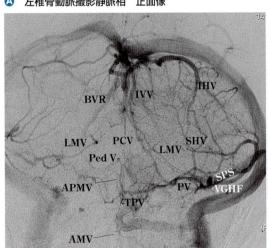
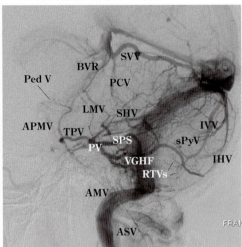

Ⓐ，Ⓑ：脳底静脈（BVR）は中脳前部で peduncular vein（Ped. V）に繋がり，中脳外側（lateral mesencephalic sulcus）にて lateral mesencephalic vein（LMV）と繋がる．peduncular vein（Ped.V）は大脳脚を回り脚間溝に達し anterior pontomesencephalic vein（APMV）に連続する．APMV は脳幹前表面を下降するが，橋前面にて transeverse pontine vein（TPV）と吻合する．TPV は外側に走り petrosal vein（PV）に連続する．lateral mesencephalic vein は下方に走行し petrosal vein と吻合する．また本例では inferior hemispheric vein（IHV）と inferior vermian vein（IVV）が拡張した superior vermian vein（SVV）に合流し，precentral cerebellar vein（PCV）と共通幹を形成してガレン大静脈に流入する．

AMV：anterior medullary vein	PV：petrosal vein
APMV：anterior pontomesencephalic vein	RTVs：retrotonsilar veins
ASV：anterior spinal vein	SHV：superior hemispheric vein
BVR：basal vein of Rosenthal	SPS：superior petrosal sinus
IHV：inferior hemispheric vein	sPyV：suprapyramidal vein
IVV：inferior vermian vein	SVV：superior vermian vein
LMV：lateral mesencephalic vein	TPV：transverse pontine vein
PCV：precentral cerebellar vein	VGHF：vein of great horizontal fissure
Ped V：peduncular vein	

2 脳幹～小脳前面の静脈群

【参考図：図2-14（p.52），4-1（p.124），4-2（p.125），4-3（p.126），4-4（p.130），
4-5（p.132），4-6（p.132），4-7（p.133），4-8（p.134），4-9（p.136）】

　脳幹の前面から外側面を走行する静脈系はspinal veinから連続し，かつ脊髄静脈系の走行パターンが強く残っている．脳幹前面静脈系は頭尾方向では前脊髄静脈からanterior medullary vein（AMV），anterior pontomesencephalic vein（APMV），peduncular vein，脳底静脈へと続くが，橋・延髄移行部および橋前面の2つのレベルにてtransverse pontine veinなどの横走静脈と合流し，それらのレベルを境に欠損などの変異が見られる（図4-5）．petrosal veinは上錐体静脈洞に流入するが，頭側ではlateral mesencephalic veinを介してbasal vein of Rosenthalに，前内方へはtransverse pontine veinを介してAPMVへ，背側では小脳hemispheric veins，尾側ではvein of lateral recess of the 4th ventricleなどと連続する．

2-1 anterior pontomesencephalic vein-anterior medullary vein（APMV-AMV）

　APMV-AMVは視床下部や中脳・橋・延髄前面正中部からの多数の小静脈の血流を受けるが，特にinferior thalamic veinやcentral mesencephalic veinの血流を優位に受ける．APMVは脚間槽上部でpeduncular veinを介してbasal vein of Rosenthalと連続する．また脚間槽から橋前面を上下に走りpontomedullary sulcusにてanterior medullary veinに連続する（図4-4, 4-5, 4-6）．anterior medullary veinは下方でanterior spinal veinに連続する．よってAPMV-AMVは脳幹部におけるanterior spinal venous systemのanalogと考えられる．APMVは橋前面でtransverse pontine veinと吻合し，同静脈を介して両側のpetrosal veinと交通する．またtransverse pontine veinまたはAPMVにはcavernous sinusに繋がるprepontine bridging veinが存在し，cavernous sinusの硬膜動静脈瘻の際に同bridging veinを介してtransverse pontine veinやAPMVに逆流が見られると脳幹出血や浮腫などの危険性があるため注意が必要である（図4-3）．APMVは橋や中脳に接して正中を走行することが多いが，前外側を走行することもあり（図4-3），時に正中と前外側に複数存在することもあり，両者を区別するため前外側を走行するものをanterior lateral mesencephalic veinと呼ぶこともある．また時にAPMVよりも背外側の大脳脚外側から下方に走行しpetrosal veinに連続する静脈が見られ，lateral pontomesencephalic veinと呼びAPMVや後述のlateral mesencephalic veinと区別される．APMV-AMVは上下に連続するが延髄・橋移行部（pontomedullary sulcus），transverse pontine veinとの連続部，橋・中脳移行部（pontomesencephalic sulcus）にてsegmentalに区切られ，segmentごとにその走行部位（正中や外側）は異なり，部分欠損を示す症例も見られる．これらの変異は発生時期の脳幹に沿った縦方向の静脈の吻合や原始静脈叢の横方向の癒合の程度などにより異なるものと考えられる．

　AMVはpontomedullary sulcusのレベルでvein of pontomedullary sulcusやretro-olivary veinと呼ばれる小静脈と吻合する（図4-3, 4-6）．また延髄外側にはlateral medullary veinが上下に走行し，下方ではanteriorまたはlateral spinal veinと連続し，上方ではretro-olivary veinやlateral pontine veinと連続する（図4-3, 4-6, 4-7）．

2-2 lateral mesencephalic vein

　lateral mesencephalic veinはbasal vein of Rosenthalの発生に関与するmesencephalic vein末梢枝と将来petrosal veinとなるmetencephalic vein末梢枝が吻合することにより形成される．inferior ventricular vein流入後のbasal vein of Rosenthalに連続し，大脳脚と中脳被蓋の間のlateral mesensephalic sulcusを走行し，brachial veinを介してpetrosal veinを連絡する（図2-14, 4-1～4-6）．本経路はbasal veinの側副路として重要である．

図 4-5 脳幹前面静脈系のシェーマ

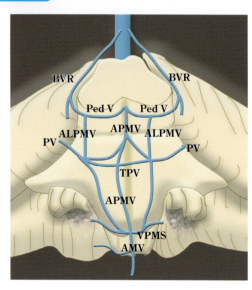

anterior pontomesencephalic vein (APMV) と anterior medullary vein (AMV) は pontomedullary sulcus にて連続し脳幹前面を上下に走行し，頭側では脚間槽上部で peduncular vein を介して basal vein of Rosenthal と連続する．尾側では anterior spinal vein に移行する．transverse pontine vein や vein of pontomedullary fissure は脳幹を横走し，各々橋レベルおよび橋延髄移行部レベルで APMV や AMV と外側の petrosal vein を交通する．APMV は通常は脳幹前面正中を走行するが，中脳橋移行部や transverse pontine vein との吻合部，橋延髄移行部の各レベルで欠損し，外側を走行する症例がしばしば存在する．また大脳脚前面では APMV より外側に anterior lateral pontomesencephalic vein (ALPMV) が時に見られ，上下に走行し一側の peduncular vein と transverse pontine vein を結ぶ．APMV 上部が低形成の場合には ALPMV が補完的に発達する．

ALPMV：anterior lateral pontomesencephalic vein
AMV：anterior medullary vein
APMV：anterior pontomesencephalic vein
BVR：basal vein of Rosenthal
PedV：peduncular vein
PV：petrosal vein
TPV：transverse pontine vein
VPMS：vein of pontomedullary sulcus

図 4-6 脳幹静脈系

右椎骨動脈造影静脈相　正面像

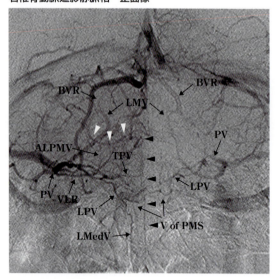

右 peduncular vein (▷) から連続し，脳幹前面に沿って正中を下方に anterior pontomesencephalic vein から anterior medullary vein が走行する (▶)．transverse pontine vein (TPV) が橋前面を横走し anterior pontomesencephalic vein と petrosal vein (PV) を結ぶ．橋延髄移行部では vein of pontomedullary sulcus (V of PMS) が横走し anterior pontomesencephalic vein/anterior medullary vein と lateral pontine vein (LPV) を結ぶ．lateral pontine vein は lateral pontine sulcus を通り上外側に進み petrosal vein に流入する．尾側では lateral medullary vein (LMedV) に連続する．大脳脚前外側面では peduncular vein から anterior lateral pontomesencephalic vein (ALPMV) 起始し，下降して petrosal vein に流入する．より外側では basal vein of Rosenthal (BVR) から lateral mesencephalic vein (LMV) が起始し lateral mesensephalic sulcus を下降し petrosal vein と連続する．また小脳扁桃や歯状核の静脈血を受けて postero-lateral fissure を走行する vein of lateral recess of the 4th ventricle (VLR) も petrosal vein に流入する．

ALPMV：anterior lateral pontomesencephalic vein
BVR：basal vein of Rosenthal
LMedV：lateral medullary vein
LMV：lateral mesencephalic vein
LPV：lateral pontine vein
PV：petrosal vein
TPV：transverse pontine vein
VLR：vein of lateral recess of the 4th ventricle
V of PMS：vein of pontomedullary sulcus

図 4-7　vein of lateral recess of the 4th ventricle と inferior vermian vein の吻合

Ⓐ 左椎骨動脈撮影静脈相　正面像　　**Ⓑ** 左椎骨動脈撮影静脈相　側面像

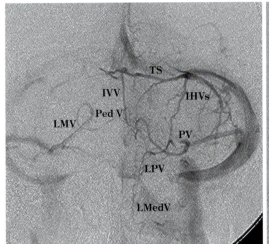
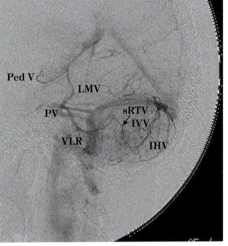

Ⓐ, Ⓑ petrosal vein (PV) に流入する vein of lateral recess of the 4th ventricle (VLR) 末梢と inferior ventricular vein (IVV) の分枝である superior retrotonsilar vein (sRTV) が小脳扁桃上面で吻合する. inferior vermian vein は tentorial sinus (TS) を介して外側に走行し inferior hemispheric vein (IHV) に合流して transverse sinus に流入する.

IHV：inferior hemispheric vein
IVV：inferior ventricular vein
LMedV：lateral medullary vein
LMV：lateral mesencephalic vein
LPV：lateral pontine vein

PedV：peduncular vein
PV：petrosal vein
sRTV：superior retrotonsilar vein
TS：tentorial sinus
VLR：vein of lateral recess of the 4th ventricle

2-3　petrosal vein

　petrosal vein は胎生期の metencephalic vein の遺残により形成される静脈で, 小脳前面や脳幹からの多数の静脈を受けて上錐体静脈洞に注ぐ短い静脈幹であり, 同領域の静脈還流路の要所として非常に重要な静脈である. 橋前面から transeverse pontine vein が流入し, 頭側の basal vein of Rosenthal からは大脳脚外側表層を通り lateral phontomesencephalic vein が流入する. 同様に中脳外側表層を通り lateral mesencephalic vein が, 上小脳脚に沿って precentral cerebellar vein が各々頭側から brachial vein を介して petrosal vein と連続する (図 2-14, 4-1～4-7). 尾側からは lateral medullary vein や vein of pontomedullary sulcus, vein of inferior cerebellar peduncle から連続する lateral pontine vein が小脳片葉内側の lateral pontine sulcus を通り上行し petrosal vein に流入する (図 4-1, 4-6, 4-7). vein of inferior cerebellar peduncle は延髄背側で左右が合流し posterior medullary vein を形成する. また Luschka 腔近傍で小脳片葉尾側から外側の postero-lateral fissure を上行する vein of lateral recess of the 4th ventricle (VLR) も尾側から petrosal vein に合流する. VLR は小脳扁桃前上面や小脳歯状核およびその近傍の白質の静脈血流を受けて始まる. そのため inferior vermian vein の末梢枝のうち小脳扁桃周囲の tonsilar veins と吻合を有する (図 2-14, 4-7, 4-8). 小脳半球前面からは上下半月小葉間の great horizontal fissure を走行する vein of great horizontal fissure や小脳半球前上面の稜線 (anterior lateral margin) を走行する anterior lateral marginal vein が外側より petrosal vein に流入する (図 4-9). いずれの静脈にも superior および一部 inferior hemispheric veins が流入する. またそれらの hemispheric vein は他部に還流する hemispheric vein と各々吻合を有する (図 4-8). このように petrosal vein は他のさまざまな静脈と交通することから小脳・脳幹の静脈系の中でも特に重要である. また petrosal vein は硬膜動静脈瘻において流出路となる頻度が高い静脈であることからも, その解剖の知識は重要である (図 4-8, 4-9).

図 4-8 vein of lateral recess of the 4th ventricle から inferior vermian vein に流出する錐体部硬膜動静脈瘻症例（小倉記念病院脳神経外科高下純平先生ご提供）

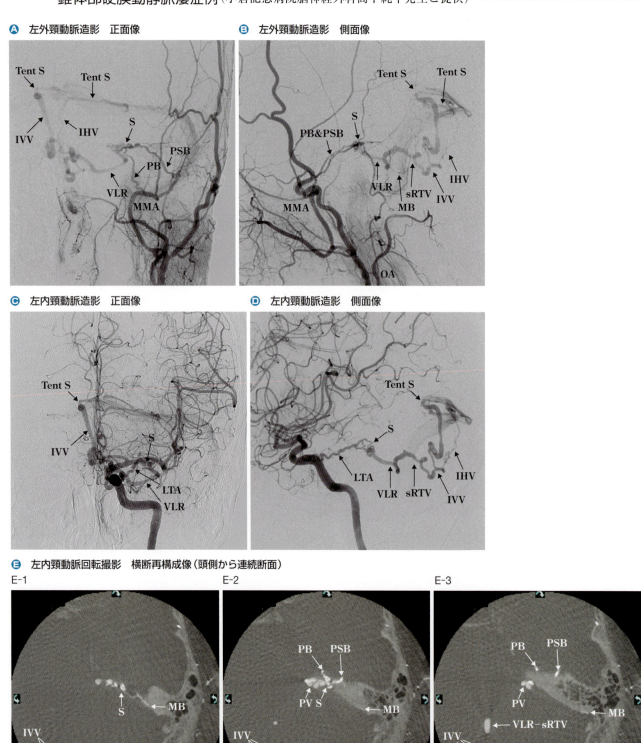

2. 脳幹〜小脳前面の静脈群

図 4-8（続き） vein of lateral recess of the 4th ventricle から inferior vermian vein に流出する錐体部硬膜動静脈瘻症例

E 左内頸動脈回転撮影　横断再構成像（頭側から連続断面）（続き）

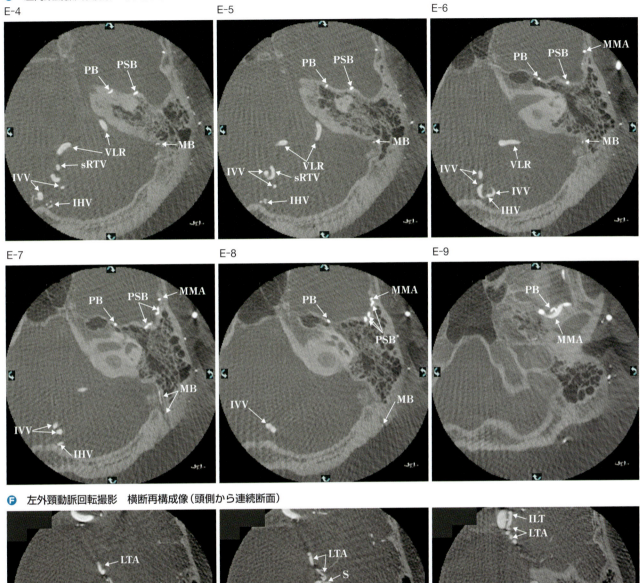

F 左外頸動脈回転撮影　横断再構成像（頭側から連続断面）

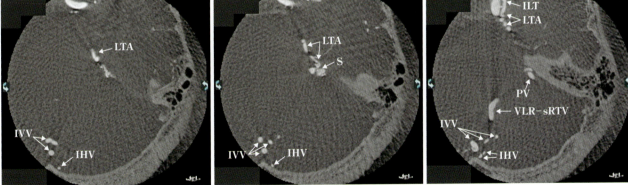

ILT：inferolateral trunk
LTA：lateral tentorial artery
MB：mastoid branch
MMA：middle meningeal artery

OA：occipital artery
PB：petrosal branch
PSB：petrosquamosal branch
PV：petrosal vein

S：shunt
Tent S：tentorial sinus

図 4-8（続き） vein of lateral recess of the 4th ventricle から inferior vermian vein に流出する錐体部硬膜動静脈瘻症例

F 左外頸動脈回転撮影　横断再構成像（頭側から連続断面）（続き）

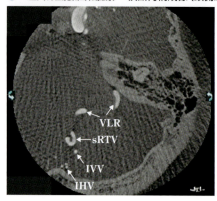

Ⓐ～Ⓕ：左錐体上部に nonsinusal type の硬膜動静脈瘻を認める．middle meningeal artery（MMA）の petrosal branch（PB），petrosquamosal branch（PSB），occipital artery（OA）の mastoid branch（MB），内頸動脈の inferolateral trunk から分枝する lateral tentorial artery（LTA）が feeder となり左錐体骨上面にシャント（S）を形成し，petrosal vein（PV）を介して vein of lateral recess of the 4th ventricle（VLR）に流出する．VLR は下内側に走行し中小脳脚と小脳片葉の間を通り第4脳室 lateral recess の外側を背側に進み小脳扁桃上部で inferior vermian vein（IVV）の分枝である superior retrotonsilar vein（sRTV）と吻合する．シャント血は同吻合を介して inferior vermian vein に流入し直接静脈洞交会近傍の medial tentorial sinus（Tent S）に流出するとともに，inferior hemispheric vein（IHV）から外側の tentorial sinus にも流出する．

IHV：inferior hemispheric vein
ILT：inferolateral trunk
IVV：inferior vermian vein
LTA：lateral tentorial artery
PV：petrosal vein
S：shunt
sRTV：superior retrotonsilar vein
VLR：vein of lateral recess of the 4th ventricle

図 4-9 petrosal vein に流出する nonsinusal type の硬膜動静脈瘻（petrosal DAVF, medial tentorial DAVF）

A 左外頸動脈造影後期動脈相　正面像

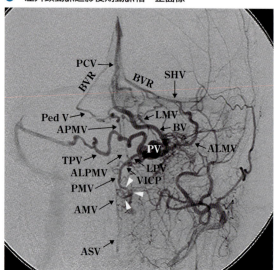

B 左外頸動脈造影後期動脈相　側面像

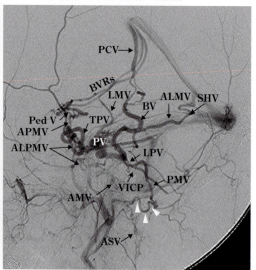

Ⓐ，Ⓑ：シャント血流はまず petrosal vein（PV）に流入した後，上小脳脚表面の brachial vein（BV）を介して上方の precentral cerebellar vein（PCV）や lateral mesencephalic vein（LMV）から脳底静脈（BVR）やガレン大静脈に流出する．また内側には trasverse pontine vein（TPV）を介して，対側の petrosal vein に流出するとともに，脳幹前面を上行する anterior pontomesencephalic vein（APMV）から peduncular vein を介して脳底静脈に流出する．下方には lateral pontine vein（LPV）から vein of inferior cerebellar peduncle（VICP）を介し延髄背側に向かったのち回旋静脈（▷）を介して再度前方に回り anterior medullary vein（AMV）から anterior spinal vein（ASV）に流出する．

ALMV：anterolateral marginal vein
ALPMV：anterolateral pontomesencephalic vein
AMV：anterior medullary vein
APMV：anterior pontomesencephalic vein
ASV：anterior spinal vein
BV：brachial vein
BVR：basal vein of Rosenthal
LMV：lateral mesencephalic vein
LPV：lateral pontine vein
PCV：precentral cerebellar vein
Ped V：peduncular vein
PMV：posterior mesencephalic vein
PV：petrosal vein
SHV：superior hemispheric vein
TPV：transverse pontine vein
VICP：vein of inferior cerebellar peduncle

3 後方のtentorial sinusおよび横静脈洞，直静脈洞に注ぐ静脈群 *posterior / tentorial drainage group*

【参考図：図2-14(p.52), 4-3(p.126), 4-8(p.134)】

本静脈群にはsuperiorおよびinferior hemispheric veinsとinferior vermian veinが含まれる．

3-1 superior/inferior hemispheric veins

superior hemispheric veinは小脳半球上面を還流し後方に向かい，複数のhemispheric veinが合流しtentorial sinusに流入した後に静脈洞交会近傍の横静脈洞または直静脈洞に還流する（図4-3）．inferior hemispheric veinは小脳半球下面を後上方に走り横静脈洞に流入するが，しばしば内側に走行し他のhemispheric veinと合流した後にtentorial sinusまたは静脈洞に流入する（図4-3, 4-8）．前述のごとく，これらhemispheric veinはしばしば末梢にて吻合する．

3-2 inferior vermian vein

inferior vermian veinは小脳扁桃からの血流を受けて扁桃背側面を走行するsuperior retrotonsilar veinとinferior retrotonsilar veinが合流して始まる（図2-14, 4-3）．下部虫部と小脳半球内側面の境界inferior paravermian sulcus内を小脳虫部に沿って後上方に走行し，直静脈洞またはtentorial sinusに流入する．時に横静脈洞にも流入する症例も見られる．また稀にこれらの静脈洞に流入せずにsuperior vermian veinに流入することもある．inferior vermian veinにはretrotonsilar veins以外にも，小脳虫部の錐体（pyramid）近傍でsuprapyramidal veinが流入する（図4-3）．また小脳虫部上面からdeclival veinがinferior vermian veinの中枢側に流入する（図2-14, 4-3）．declival veinは虫部山腹（declive）と山頂（culmen）間のprimary fissureより始まり，虫部上面を背側に走行しinferior vermian veinに流入する．同静脈は時にsuperior vermian veinに流入することもある．

脳静脈

5章

海綿静脈洞，上下錐体静脈洞
cavernous sinus, inferior/superior petrosal sinus

5-1
海綿静脈洞
cavernous sinus

5-2
浅中大脳静脈と鉤静脈
superficial middle cerebral vein and uncal vein

5-3
上錐体静脈洞と橋前架橋静脈
superior petrosal sinus and prepontine bridging vein

5-4
下錐体静脈洞
inferior petrosal sinus

5-5
海綿静脈洞に関連するその他の静脈系

5-6
海綿静脈洞領域に分布する動脈系

5-7
上錐体静脈洞領域に分布する動脈系

1 海綿静脈洞 *cavernous sinus*

【参考図：図5-1（p.141），5-2（p.142）】

　脳静脈還流の発生過程において，終脳の表層を還流するsuperficial telencephalic veinと深部を還流するdeep telencephalic veinはprimitive tentorial sinusを形成してanterior dural plexus stemに流入する．また，primary head sinusのanterior dural plexus stem流入部からmiddle dural plexus流入部の間の部位には前方から脳静脈灌流以外のsupraorbital vein（将来の上眼静脈）やprimitive maxillary vein, dorsal pharyngeal veinが流入する．その後大脳半球の発達や三叉神経，耳胞の発達によりprimary head sinusのanterior dural plexus stemの流入部やmiddle dural plexusとposterior dural stem間の部分は圧排され退縮し，そのかわりに脳背側から外側を走行する吻合路が横・S静脈洞として発達する．海綿静脈洞の発生は複雑で，主に3種類の静脈系から形成される．第一は，前述の退縮するanterior dural plexus stem流入部からmiddle dural plexus流入部の間の遺残とmiddle dural plexus stemの一部（prootic sinus）であり，海綿静脈洞の内頸動脈より外側の部分を構成する（図5-1-A）．次に斜台などの軟骨性骨の形成に伴い，斜台背側や外側にvenous plexusが形成され，これが海綿静脈洞の内側部から背側部，下錐体静脈洞の大部分と脳底静脈叢，intercavernous sinusを形成していく（図5-1-B）．さらに側頭骨など他の膜性骨の形成とともにmeningial veinが形成され背側ではmiddle dural plexus stemの近位側に流入するが，前方内側ではophthalmomeningeal sinusを形成しsphenoid ridgeに沿って前方から海綿静脈洞に流入する．これら主に眼窩の静脈を受けるprootic sinusと骨・硬膜の還流静脈から構成される静脈から形成されるものがprimaryの海綿静脈洞である（図5-1-C）．さらに胎生後期または出生後に，3番目の構成要素であるprimitive tentorial sinusが外側からprimary cavernous sinusに融合することにより通常の成人型の海綿静脈洞が形成される．当初primitive tentorial sinusはanterior dural plexus stemの近くに流入しprimary head sinusに還流していたが，anterior dural plexus stemの消退に伴い，より外背側のanterior dural plexusとmiddle dural plexusの吻合部（将来のtransverse sinus）を介して流出するようになる．続いて側頭葉の発達に伴いprimitive tentorial sinusは下内側に偏位し，前述のprimary cavernous sinusに外側から合流・癒合する．これにより一般的な成人型の海綿静脈洞が形成される（図5-1-E）．また下垂体の形成とともに複数のinferior hypophyseal veinが内側に合流する．

　また，海綿静脈洞は他の静脈洞と異なり，内部や壁内に第3～第6脳神経や内頸動脈およびその海綿静脈洞部の分枝近位部が走行する．一般的に外転神経（第6脳神経）は海綿静脈洞内外側部を通り，その他の脳神経は外側壁内を走行するとされる（図5-2）．また，多くの場合，内部に多数の隔壁を伴う．

　下錐体静脈洞の近位部は発生初期から認められ，第9と第10脳神経根の間のレベルに流入するventral myelencephalic veinが流入するprimary head sinusの近位端の遺残により形成される（図5-1-A）[9)30)]．遠位部は海綿静脈洞内側部やbasilar plexusと同時期に斜台の形成とともにvenous plexusとして形成される．この発生は脊椎におけるventral epidural plexusの形成と同様の過程であると考えられる．上錐体静脈洞の発生起源はmetencephalic veinと同静脈が流入するmiddle dural plexus stem遠位部であり，それに三叉神経の上下を走るanastomotic channel（peritrigeminal vein）の三叉神経上部のchannelやprimitive tentorial sinusの背側部が加わることにより形成されると考えられる（図5-1-D）[31)]．

　このことから，海綿静脈洞は，①superior and inferior ophthalmic vein（眼・眼窩の静脈還流路），②骨硬膜の静脈還流路，③inferior hypophyseal vein（下垂体静脈の還流路），④superficial middle cerebral vein, deep middle cerebral vein-uncal vein（大脳静脈還流路），⑤superior petrosal sinus/prepontine bridging vein（小脳・脳幹静脈還流路）が合わさって形成される多軸構造の静脈洞と考えられ，これらの各静脈群の癒合の程度により海綿静脈洞周囲の静脈系にさまざまなバリエーションが起こりうる．また，海綿静脈洞部硬膜動静脈瘻においてシャントを形成するのは骨・硬膜の動静脈であり，同疾患におけるシャント部位は2番目に形成される骨・硬膜に関連する静脈であることから海綿静脈洞の内背側やintercavernous sinusに多く存在する．

図 5-1 海綿静脈洞発生の模式図

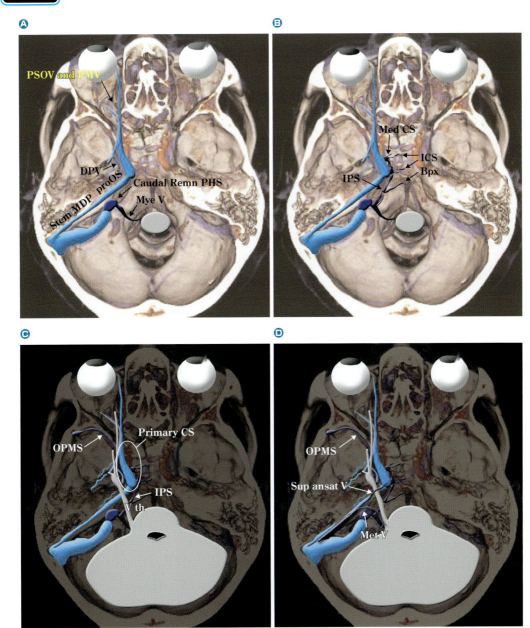

Ⓐ：primary head sinus の anterior dural plexus stem 流入部から middle dural plexus 流入部の間の primary head sinus の遺残部および middle dural plexus stem（MDP）が prootic sinus（proOS）の部位に primitive supraorbital vein（PSOV）（将来の上眼静脈）や primitive maxillary vein（PMV），および dorsal pharyngeal vein（DPV）が流入する．

primitive supraorbital vein と primitive maxillary vein から将来の superior ophthalmic vein が形成され，primitive maxillary vein の分枝が inferior ophthalmic vein を形成する．dorsal pharyngeal vein は primitive maxillary vein や ventral pharyngeal vein と吻合し，卵円孔を通る pterygoid plexus への emissary vein を形成する．

将来の inferior petrosal sinus（下錐体静脈洞）の尾側端部は myelencephalic vein（Mye V）の近位端および同静脈を受ける primary head sinus 遺残部（caudal Remn PHS）からなり，初期のころから存在する．

Ⓑ：斜台などの軟骨性骨の形成に伴い斜台外側背側に venous plexus が形成され，cavernous sinus 内側部（Med CS），下錐体静脈洞（IPS）の大部分と脳底静脈叢（Bpx），intercavernous sinus（ICS）を形成していく．

Ⓒ：軟骨性骨形成により形成された静脈叢と眼・眼窩静脈の流入する prootic sinus の一部より primary cavernous sinus（primary CS）が形成される．
また側頭骨など膜性骨の形成とともに meningial vein が形成され，前方内側では ophthalmomeningeal sinus（OPMS）を形成し sphenoid ridge に沿って前方から primary cavernous sinus に流入する．

Ⓓ：metencephalic vein（Met V）は middle dural plexus stem に流入し，将来の上錐体静脈洞（superior petrosal sinus）の横静脈洞側を形成する．
また三叉神経の発達に伴い middle dural plexus stem が一部分で消退していくとともに三叉神経頭側で側副路が発達し，上錐体静脈洞の近位側を形成する．

Bpx：basilar plexus
Caudal Remn PHS：caudal remnant of primary head sinus
DPV：dorsal pharyngeal vein
ICS：intercavernous sinus
IPS：inferior petrosal sinus
MDP：middle dural plexus stem
Med CS：medial cavernous sinus
Met V：metencephalic vein
Mye V：myelencephalic vein
OPMS：ophthalmomeningeal sinus
PMV：primitive maxillary vein
Primary CS：primary cavernous sinus
proOS：prootic sinus
PSOV：primitive supraorbital vein
Sup anast V：superior anastomic vein
V th：fifth cranial nerve

図 5-1（続き） 海綿静脈洞発生の模式図

E

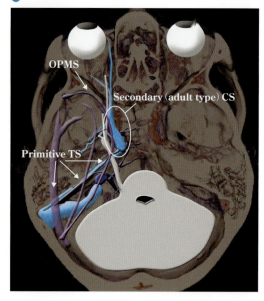

E：出生直前または出生後に将来のsuperficial/deep middle cerebral vein（浅・深中大脳静脈）を形成するprimitive tentorial sinusが側頭葉の発達とともに内側に変異し，最終的に海綿静脈洞に外側から融合し成人型の海綿静脈洞（secondary CS）が形成される．

OPMS：ophthalmomeningeal sinus
Primitive TS：primitive tentorial sinus
CS：cavernous sinus

図 5-2 海綿静脈洞部における脳神経の部位

A 冠状断模式図

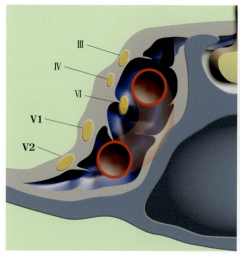

B 造影MRI 冠状断像

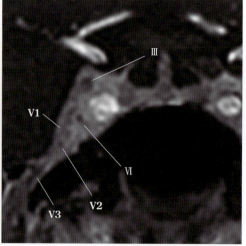

Ⅲ：third cranial nerve (occulomotor nerve)
Ⅳ：fourth cranial nerve (trochlear nerve)
Ⅵ：sixth cranial nerve (abducens nerve)

V1：ophthalmic nerve
V2：maxillary nerve
V3：mandibular nerve

A，B：海綿静脈洞部には第3～第6脳神経と内頚動脈が走行する．外転神経（第6脳神経）は海綿静脈洞内の外側部を通り，その他の脳神経は外側の壁内を走行するとされる．

海綿静脈洞に関連する静脈系の中で血管内治療に関連して最も重要なものは，脳静脈還流に関係するものであり，大脳静脈還流路としてsuperficial middle cerebral vein（浅中大脳静脈）やuncal vein（鈎静脈），小脳・脳幹静脈還流路として上錐体静脈洞とbridging veinが挙げられる．

2 浅中大脳静脈と鈎静脈 superficial middle cerebral vein and uncal vein

【参考図：図5-3（p.143），5-4（p.144），5-5（p.145），5-6（p.146），5-7（p.146），5-8（p.147），5-9（p.147），5-10（p.148），5-11（p.148），5-12（p.149）】

superficial middle cerebral vein は大脳外側面の皮質静脈が合流して始まり，シルビウス裂を通り海綿静脈洞に流入する静脈であり，側頭葉や前頭葉および頭頂葉外側面の静脈還流を担う重要な静脈である．前述のごとく superficial middle cerebral vein や uncal vein の海綿静脈洞への流入様式にはさまざまなバリエーションがあり，このバリエーションは primitive tentorial sinus の海綿静脈洞への癒合の程度により異なる（図5-3）．浅中大脳静脈が sphenoparietal sinus を介して海綿静脈洞前外側に流入する古典的なタイプ以外にも，海綿静脈洞の外側を硬膜に境されて伴走した後に海綿静脈洞外側や，pterygoid plexus（翼突静脈叢），横静脈洞または上錐体静脈洞に合流するタイプ（laterocavernous sinus）も20〜30％に見られる（図5-4, 5-5）[32]．そのほか海綿静脈洞に近接せずに中頭蓋底を走行し（paracavernous sinus），翼突静脈叢に還流するもの（sphenobasal vein）や上錐体静脈洞または横静脈洞流入するタイプ（sphenopetrosal vein）もしばしば見られる（図5-3, 5-6, 5-7）．また低形成も時に見られる[33]．uncal vein も同様であり脳底静脈の発達の程度も関連するが，その流入部位は primitive tentorial sinus の癒合の程度により異なり，海綿静脈洞に流入するもの，superficial middle cerebral vein に流入するもの，laterocavernous sinus や paracavernous sinus に流入するものが存在する（図5-8, 5-9, 5-10, 5-11, 5-12）．

図 5-3 海綿静脈洞および周囲静脈の模式図

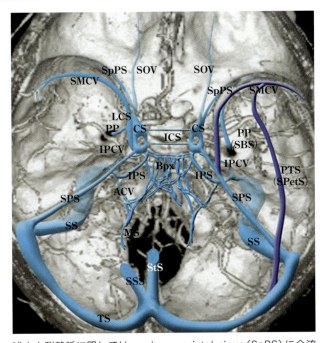

ACV：anterior condylar vein
Bpx：basilar plexus
CS：cavernous sinus
ICS：intercavernous sinus
IPCV：inferior petroclival vein
IPS：inferior petrosal sinus
LCS：laterocavernous sinus
MS：marginal sinus
PP：pterygoid plexus
PTS：proximal transverse sinus
SBS：sphenobasal sinus (or vein)
SMCV：superficial middle cerebral vein
SOV：superior ophthalmic vein
SPetS：sphenopetrosal sinus (or vein)
SpPS：sphenoparietal sinus
SPS：superior petrosal sinus
SS：sigmoid sinus
SSS：superior sagittal sinus
StS：straight sinus
TS：transverse sinus

浅中大脳静脈に関しては，sphenoparietal sinus（SpPS）に合流して海綿静脈洞に流入する古典的タイプに加えて，左側は laterocavernous sinus（LCS）に還流するパターンを，右側は paracavernous sinus に還流するパターンを示す．

図 5-4 古典的タイプの浅中大脳静脈還流パターン

Ⓐ 右内頸動脈造影静脈相　正面像　　**Ⓑ** 右内頸動脈造影静脈相　側面像

Ⓐ, Ⓑ：浅中大脳静脈（SMCV）（Ⓒ～Ⓗ 造影 MRI：▷）は外側上方から sphenoparietal sinus（SpPS）と合流した後に海綿静脈洞外側に流入する.

Ⓒ～Ⓗ：superficial middle cerebral vein（SMCV：▷）は sphenoparietal sinus（SpPS）と合流して，外側前方より cavernous sinus に直接流入する.

BVR：basal vein of Rosenthal	SpPS：sphenoparietal sinus
CS：cavernous sinus	SPS：superior petrosal sinus
DLV：direct lateral vein	SS：sigmoid sinus
ICV：internal cerebral vein	SSS：superior sagittal sinus
ICVs：inferior cerebral veins	StS：straight sinus
IPCV：inferior petroclival vein	SV：septal vein
IPS：inferior petrosal sinus	TS：transverse sinus
PP：pterygoid plexus	TSV：thalamostriate vein
SCVs：superior cerebral veins	UV：uncal vein
SMCV：superficial middle cerebral vein	VG：vein of Galen

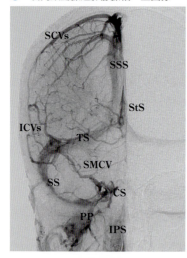
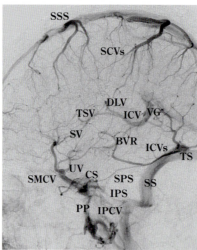

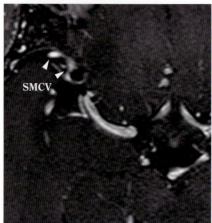
Ⓒ 造影 MRI　横断像（頭側より）

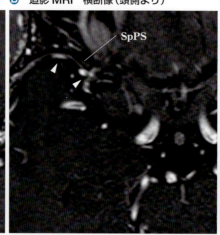
Ⓓ 造影 MRI　横断像（頭側より）

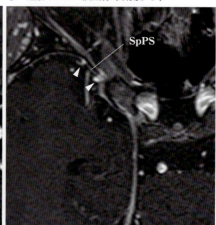
Ⓔ 造影 MRI　横断像（頭側より）

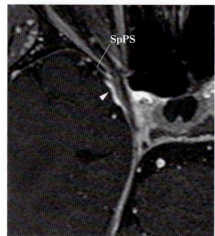
Ⓕ 造影 MRI　横断像（頭側より）

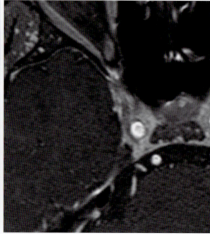
Ⓖ 造影 MRI　横断像（頭側より）

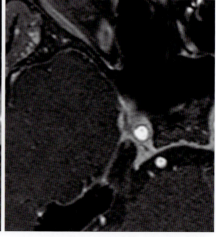
Ⓗ 造影 MRI　横断像（頭側より）

図 5-5 laterocavernous sinus に還流する浅中大脳静脈

Ⓐ laterocavernous sinus の模式図

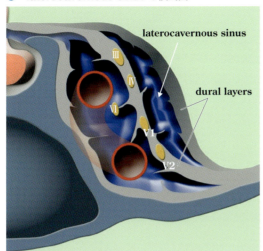

Ⓐ：laterocavernous sinus は海綿静脈洞と一層の硬膜で境された静脈洞である．海綿静脈洞外側に接して存在し，浅中大脳静脈や鈎静脈が流入し，海綿静脈洞または翼突静脈叢，上錐体静脈洞などに連続する．

Ⓑ 造影 MRI 横断像　　Ⓒ 造影 MRI 冠状断像

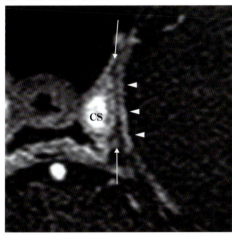
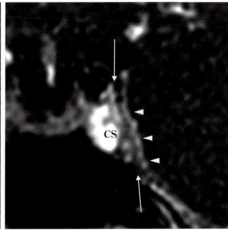

Ⓑ, Ⓒ：laterocavernous sinus は海綿静脈洞（CS）外側に一層の低信号帯（→）で境されたスリット状の静脈構造として描出される（▷）．

Ⓓ 内頸動脈造影静脈相　正面像　　Ⓔ 内頸動脈造影静脈相　側面像

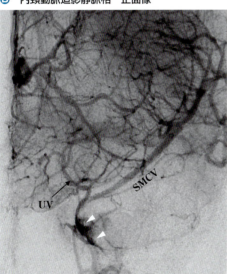
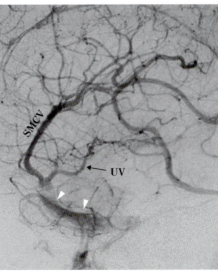

Ⓓ, Ⓔ：正面像では浅中大脳静脈（SMCV）と鈎静脈（UV）がスリット状の静脈構造（▷：laterocavernous sinus）を介して翼突静脈叢に還流する．側面像では laterocavernous sinus（▷）の部分はスリット状の構造を反映して淡く造影される．

- CS：cavernous sinus
- Ⅲ：third cranial nerve (occulomotor nerve)
- Ⅳ：fourth cranial nerve (trochlear nerve)
- SMCV：superficial middle cerebral vein
- UV：uncal vein
- V1：ophthalmic nerve
- V2：maxillary nerve
- Ⅵ：sixth cranial nerve (abducens nerve)

図 5-6 paracavernous sinus に還流する浅中大脳静脈（sphenobasal vein）

Ⓐ 内頸動脈造影静脈相　正面像　　Ⓑ 内頸動脈造影静脈相　側面像　　Ⓒ 造影 MRI　矢状断像 MIP 像

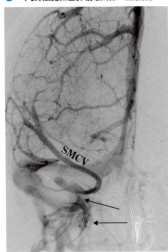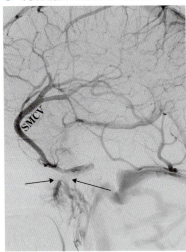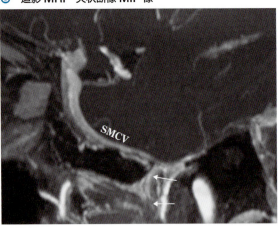

Ⓐ〜Ⓒ：浅中大脳静脈（SMCV）は海綿静脈洞と大きく離れ中頭蓋底を後方に走行し，卵円孔を通り翼突静脈叢に流出する（→）．

SMCV：superficial middle cerebral vein

図 5-7 superior petrosal sinus に還流する浅中大脳静脈（sphenopetrosal vein）

Ⓐ 内頸動脈造影静脈相　正面像　　Ⓑ 内頸動脈造影静脈相　側面像

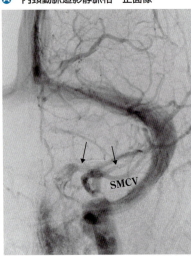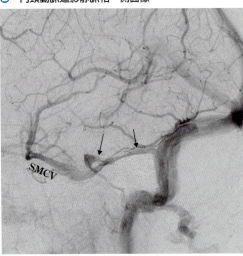

Ⓐ, Ⓑ：浅中大脳静脈（SMCV）は海綿静脈洞と大きく離れ中頭蓋底を後方に走行し，錐体静脈を越えて上錐体静脈洞（→）に流出する．

SMCV：superficial middle cerebral vein

図 5-8 鈎静脈（uncal vein）のバリエーションの模式図（正面像）

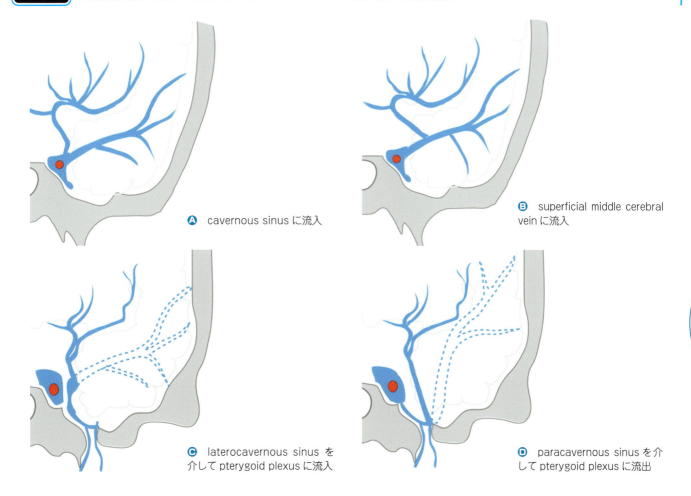

Ⓐ cavernous sinus に流入

Ⓑ superficial middle cerebral vein に流入

Ⓒ laterocavernous sinus を介して pterygoid plexus に流入

Ⓓ paracavernous sinus を介して pterygoid plexus に流出

図 5-9 左内頸動脈造影静脈相 ①

Ⓐ 左内頸動脈造影静脈相　正面像　　Ⓑ 左内頸動脈造影静脈相　側面像

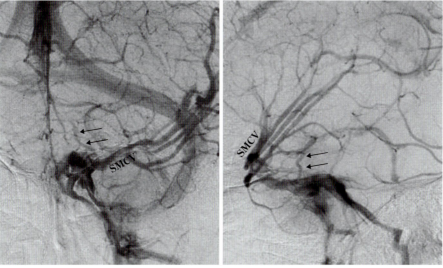

Ⓐ, Ⓑ：uncal vein（→）は上外側から cavernous sinus に直接流入する．
浅中大脳静脈（SMCV）は uncal vein とは離れて前外側から cavernous sinus に流入する．

SMCV：superficial middle cerebral vein

図 5-10 左内頸動脈造影静脈相 ②

Ⓐ 左内頸動脈造影静脈相　正面像

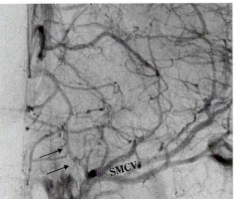

Ⓑ 左内頸動脈造影静脈相　側面像

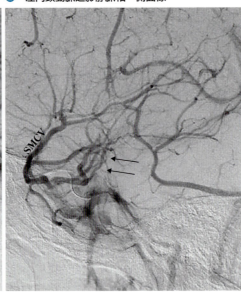

Ⓐ, Ⓑ：uncal vein（→）は前方に向かい，浅中大脳静脈（SMCV）に合流した後に cavernous sinus に流入する．

SMCV：superficial middle cerebral vein

図 5-11 右内頸動脈造影静脈相

Ⓐ 右内頸動脈造影静脈相　正面像

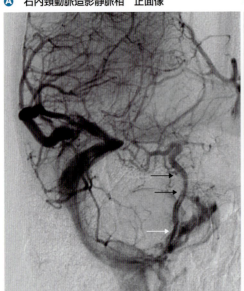

Ⓑ 右内頸動脈造影静脈相　側面像

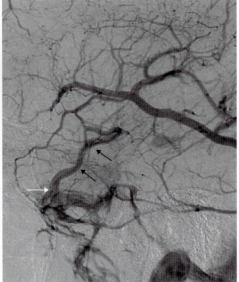

Ⓐ, Ⓑ：uncal vein（→）は上外側から laterocavernous sinus（⇢）を介して pterygoid plexus と cavernous sinus に流入する．浅中大脳静脈は低形成である．

図 5-12 左内頸動脈造影静脈相 ③

Ⓐ 左内頸動脈造影静脈相　正面像　　**Ⓑ** 左内頸動脈造影静脈相　側面像

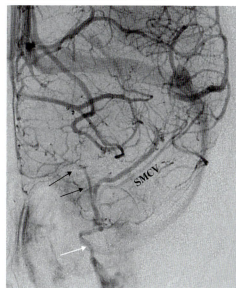
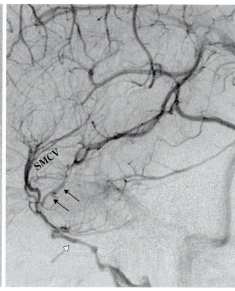

SMCV：superficial middle cerebral vein

Ⓐ, Ⓑ：uncal vein（→）は cavernous sinus と離れて中頭蓋窩に向かい pterygoid plexus（⇢）に流入する．浅中大脳静脈（SMCV）も uncal vein と同様に pterygoid plexus に流入する．

3 上錐体静脈洞と橋前架橋静脈
superior petrosal sinus and prepontine bridging vein

【参考図：図5-13（p.150），5-14（p.151），5-15（p.151），5-16（p.152），5-17（p.152），5-18（p.153），5-19（p.153），5-20（p.154）】

上錐体静脈洞は小脳テント外側縁を走行し，前方では海綿静脈洞後方外側と後方では横静脈洞近位端と連続する．本静脈洞は小脳・脳幹の還流路であるため，その血流は基本的にpetrosal veinから海綿静脈洞方向または横静脈洞方向に向かい，正常状態では海綿静脈洞の流出路としては機能していない．また発生が前半部と後半部で異なり複雑であることから，約半数では前半部（海綿静脈洞側）または後半部（横静脈洞側）が欠損している（図5-13，5-14）．あるいは前半部と後半部の連続がない，といったバリエーションが存在する．

脳幹や小脳の還流静脈であるため，同静脈シャント症例で上錐体静脈洞へのシャント血流の逆流がある場合には脳幹・小脳出血やうっ血のリスクが高いため，その診断は重要である（図5-15，5-16）．また横静脈洞や海綿静脈洞への経静脈アプローチの際のアクセスルートとなりえるが（図5-17），その際には前述のpetrosal sinusの形成不全例に注意する必要がある．

その他の海綿静脈洞に流入する脳幹からの還流静脈としてprepontine bridging veinが挙げられる．本静脈は脳幹のanterior pontomesencephalic veinやtransverse pontine veinから連続しinferior petrosal sinus近傍の海綿静脈洞に流入する．あまり知られていないが海綿静脈洞部硬膜動静脈瘻症例の約15％に本静脈への逆流が見られ，脳幹出血などの原因となるため重要である（図5-18〜5-20）[34]．

図 5-13 superior petrosal sinus（上錐体静脈洞）のバリエーション ①

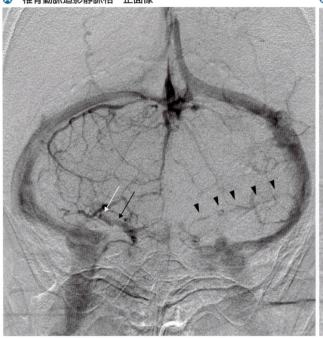
Ⓐ 椎骨動脈造影静脈相　正面像

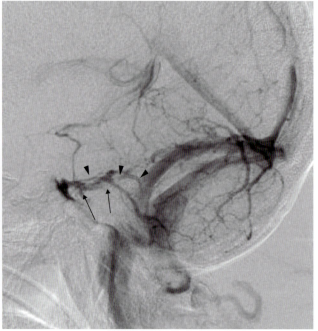
Ⓑ 椎骨動脈造影静脈相　側面像

Ⓐ，Ⓑ：左上錐体静脈洞（▶）は海綿静脈洞部から横静脈洞部まで全体が描出されている．右上錐体静脈洞（→）は遠位側が欠損し，petrosal vein流入部から海綿静脈洞側のみが描出されている．

図 5-14 superior petrosal sinus（上錐体静脈洞）のバリエーション ②

Ⓐ 椎骨動脈造影静脈相　正面像　　**Ⓑ** 椎骨動脈造影静脈相　側面像

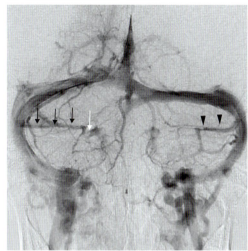
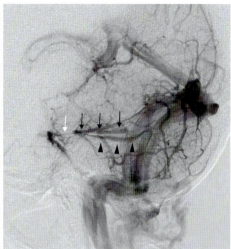

Ⓐ, Ⓑ：左上錐体静脈洞（▶）は近位側が欠損し，petrosal vein 流入部から横静脈洞側のみが描出されている．右上錐体静脈洞（→）は全体が描出されているが，海綿静脈洞側は非常に細い（⇢）．

図 5-15 上錐体静脈洞に流出する左海綿静脈洞部硬膜動静脈瘻 ①

Ⓐ 左中硬膜動脈造影動脈後期相　正面像　　**Ⓑ** 左中硬膜動脈造影動脈後期相　側面像

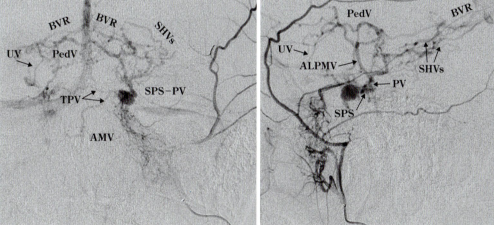

Ⓐ, Ⓑ：海綿静脈洞にシャントした血流は上錐体静脈洞（SPS）から petrosal vein（PV）を介して transverse pontine vein（TPV），anterolateral pontomesencephalic vein（ALPMV）を介して peduncular vein（PedV）から同側の basal vein of Rosenthal（BVR）や対側の peduncular vein などに流出する．transverse pontine vein から下方には anterior medullary vein（AMV）にも流出する．また petrosal vein から小脳半球上面の複数の superior hemispheric vein（SHVs）への逆流も見られる．

ALPMV：anterolateral pontomesencephalic vein
AMV：anterior medullary vein
BVR：basal vein of Rosenthal
PedV：peduncular vein
PV：petrosal vein
SHVs：superior hemispheric vein
SPS：superior petrosal sinus
TPV：transverse pontine vein
UV：uncal vein

図 5-16 上錐体静脈洞に流出する左海綿静脈洞部硬膜動静脈瘻 ②

左内頸動脈造影　側面像

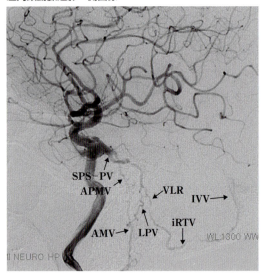

海綿静脈洞にシャントした血流は上錐体静脈洞 (SPS) から petrosal vein (PV) を介して transverse pontine vein (重なりのため描出されず) を介して，anterior potomesencephalic vein (APMV) から anterior medullary vein (AMV) へと脳幹前面を下方に流出する．また lateral pontine vein (LPV) から lateral medullary vein を介して anterior medullary vein に流出する経路も見られる．後方には vein of lateral recess of the 4th ventricle (VLR) と inferior retrotonsilar vein (iRTV) の吻合を介して，inferior vermian vein (IVV) への流出も見られる．

AMV：anterior medullary vein
APMV：anterior pontomesencephalic vein
iRTV：inferior retrotonsilar vein
IVV：inferior vermian vein
LPV：lateral pontine vein
PV：petrosal vein
SPS：superior petrosal sinus
VLR：vein of lateral recess of the 4th ventricle

図 5-17 左海綿静脈洞部硬膜動静脈瘻に対する左上錐体静脈洞からの経静脈アプローチ

Ⓐ 左外頸動脈造影　正面像

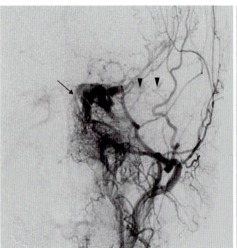

Ⓑ マイクロカテーテルからの選択的静脈造影

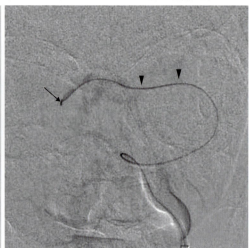

Ⓐ, Ⓑ：海綿静脈洞部に比較的 diffuse なシャントを有する硬膜動静脈瘻を認める．浅中大脳静脈や鈎静脈への逆流に加えて intercavernous sinus を介する対側の海綿静脈洞への流出と，細い superior petrosal sinus (▶) を介して横静脈洞に流出を認める．海綿静脈洞内側に一部シャントが集合した shunted venous pouch (→) を認める．Ⓑ では細い superior petrosal sinus を介して (▶) 海綿静脈洞内側部の shunted venous pouch (→) にカテーテルが挿入されている．

図 5-18 海綿静脈洞と深部・後頭蓋窩静脈との吻合路の模式図

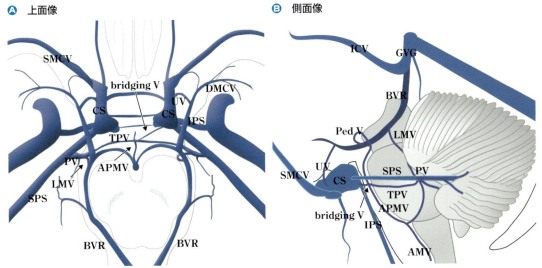

Ⓐ, Ⓑ：海綿静脈洞（CS）は uncal vein（UV）を介して脳底静脈と連続し，superior petrosal sinus（SPS）から petrosal vein（PV）を介して小脳・脳幹・脳底静脈（BVR）と連続する．さらに海綿静脈洞背側と transverse pontine vein（TPV）または anterior pontomesencephalic vein（APMV）を連続する bridging vein により小脳・脳幹・脳底静脈と連続する．

AMV：anterior medullary vein
APMV：anterior pontomesencephalic vein
bridging V：bridging vein
BVR：basal vein of Rosenthal
CS：cavernous sinus
DMCV：deep middle cerebral vein
GVG：great vein of Galen
ICV：internal cerebral vein
IPS：inferior petrosal sinus
LMV：lateral mesencephalic vein
Ped V：peduncular vein
PV：petrosal vein
SMCV：superior middle cerebral vein
SPS：superior petrosal sinus
TPV：transverse pontine vein
UV：uncal vein

図 5-19 prepontine bridging vein を介して脳幹・脊髄静脈に drainage される海綿静脈洞部硬膜動静脈瘻 ①

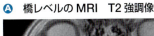
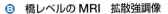
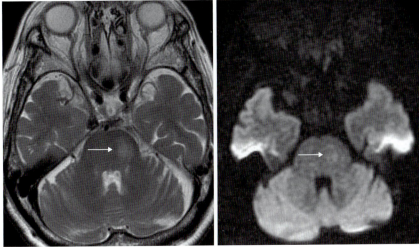

Ⓐ 橋レベルの MRI T2強調像　　Ⓑ 橋レベルの MRI 拡散強調像

Ⓐ, Ⓑ：T2強調像にて橋右側に高信号域を認め，拡散強調像ではその一部に拡散制限を認める（→）．

図 5-19（続き） prepontine bridging vein を介して脳幹・脊髄静脈に drainage される海綿静脈洞部硬膜動静脈瘻

ⓒ 外頸動脈造影　側面像　　**ⓓ** 塞栓術中静脈造影　　**ⓔ** 塞栓術中静脈造影

ⓒ：海綿静脈洞部に硬膜動静脈瘻を認め，superior ophthalmic vein（SOV）への逆流と細い prepontine bridging vein（→）を介する anterior potomesencephalic vein から anterior medullary vein への脳幹前面の静脈への流出を認める（▶）．
ⓓ, ⓔ：海綿静脈洞から prepontine bridging vein（→）を介して，transverse pontine vein，anterior potomesencephalic vein（▶）および lateral pontine vein（▷），anterior medullary vein（▶）への drainage route が描出される．マイクロカテーテル先端は prepontine bridging vein への流出側に留置されている．

SOV：superior ophthalmic vein

図 5-20 prepotine bridging vein を介して脳幹・脊髄静脈に drainage される海綿静脈洞部硬膜動静脈瘻②

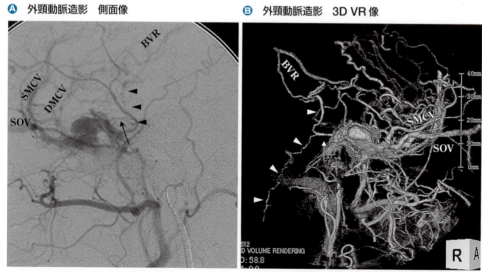

ⓐ 外頸動脈造影　側面像　　**ⓑ** 外頸動脈造影　3D VR 像

ⓐ, ⓑ：海綿静脈洞部に硬膜動静脈瘻を認め，superior ophthalmic vein（SOV），superficial middle cerebral vein（SMCV），deep middle cerebral vein（DMCV）への逆流と細い prepontine bridging vein（→）を介する anterior potomesencephalic vein（▶）から basal vein of Rosenthal（BVR）への流出を認める．

BVR：basal vein of Rosenthal　　SMCV：superficial middle cerebral vein
DMCV：deep middle cerebral vein　　SOV：superior ophthalmic vein

4 下錐体静脈洞 *inferior petrosal sinus*

【参考図：図 5-21 (p.155)，5-22 (p.156)，5-23 (p.161)，5-24 (p.161)，5-25 (p.164)】

下錐体静脈洞は海綿静脈洞後内側下部より始まり，錐体と斜台の接合部の petroclival fissure の陥凹内を下降する．頸静脈孔の内側上部で後述する anterior condylar vein や lateral condylar vein と anterior condylar confluence を形成した後に，頸静脈孔前部（神経部）を通り頭蓋外に出たのちに内頸静脈に流入する（図 5-21，5-22）[30) 35)]．稀に下錐体静脈洞溝から錐体骨内を下降し内頸静脈または inferior petroclival vein に合流する（図 5-23，5-24）[35)]．約 7% の頻度で下錐体静脈洞がかなり低位で内頸静脈に流入するため，逆行性アプローチの際に留意する必要がある（図 5-25）．また稀に ventral myelencephalic vein の遺残である延髄からの bridging vein が流入することにも注意が必要である．

図 5-21 下錐体静脈洞の CT 解剖

造影 CT　横断像

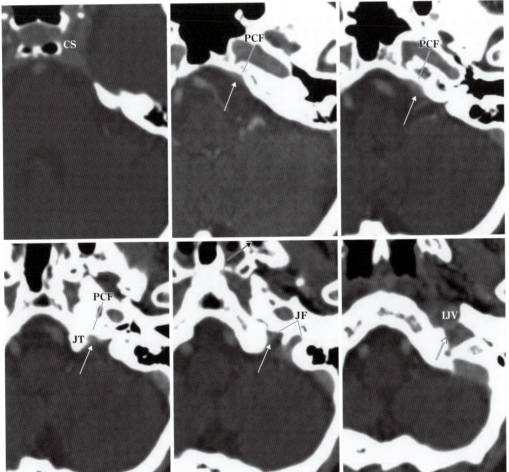

inferior petrosal sinus（→）は海綿静脈洞（CS）下背内側から連続し petroclival fissure（PCF）を下降し，jugular foramen の内側部分を通り頭蓋外に出て，外側下方に進み内頸静脈（IJV）に流入する．

CS：cavernous sinus
IJV：internal jugular vein
JF：jugular foramen
JT：jugular tubercle
PCF：petroclival fissure

図 5-22 左内頸動脈海綿静脈洞瘻症例

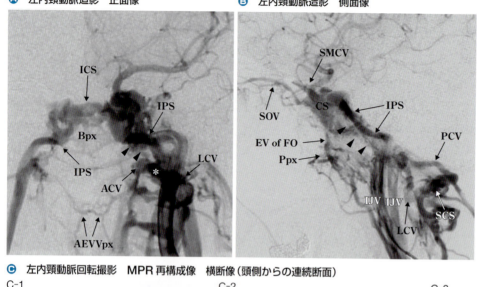

Ⓐ 左内頸動脈造影　正面像
Ⓑ 左内頸動脈造影　側面像

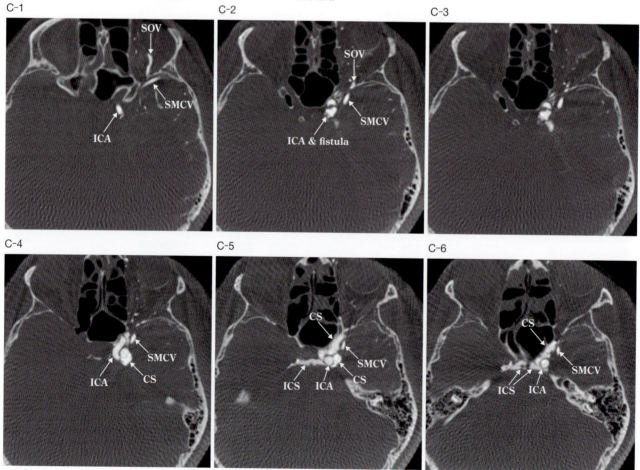

Ⓒ 左内頸動脈回転撮影　MPR再構成像　横断像（頭側からの連続断面）

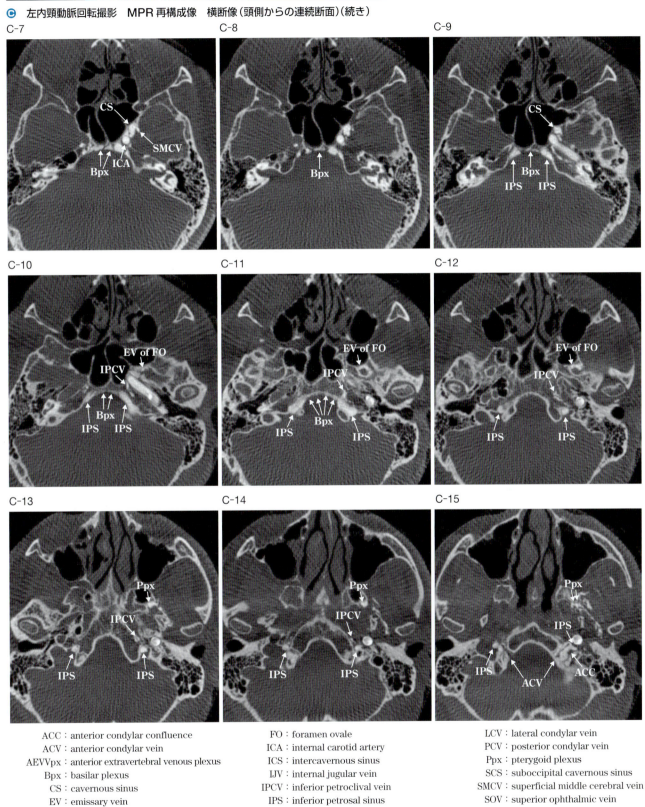

図 5-22（続き） 左内頸動脈海綿静脈洞瘻症例

C 左内頸動脈回転撮影　MPR 再構成像　横断像（頭側からの連続断面）（続き）

C-16

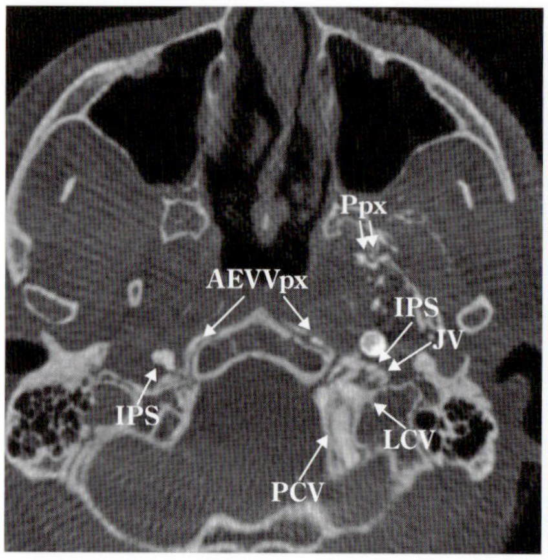

C-17

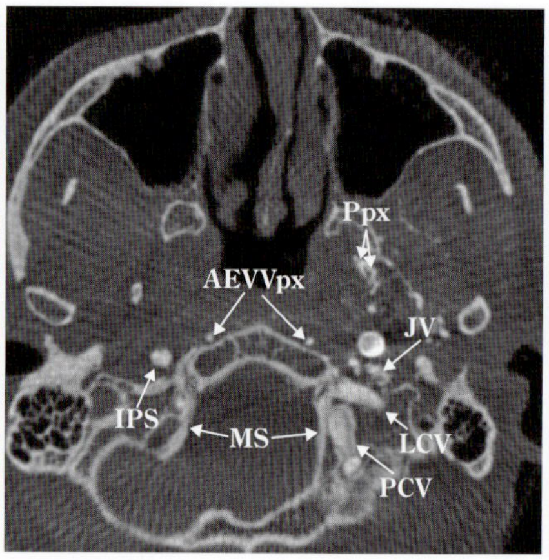

C-18

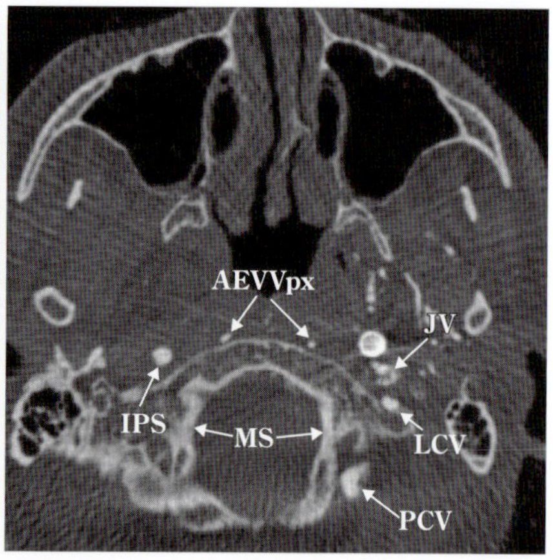

C-19

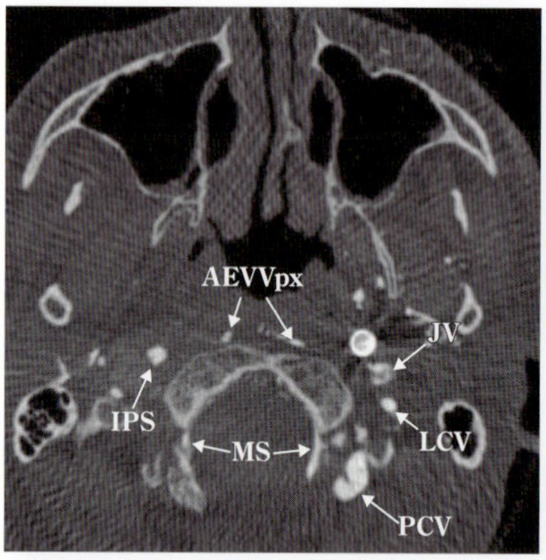

C-20

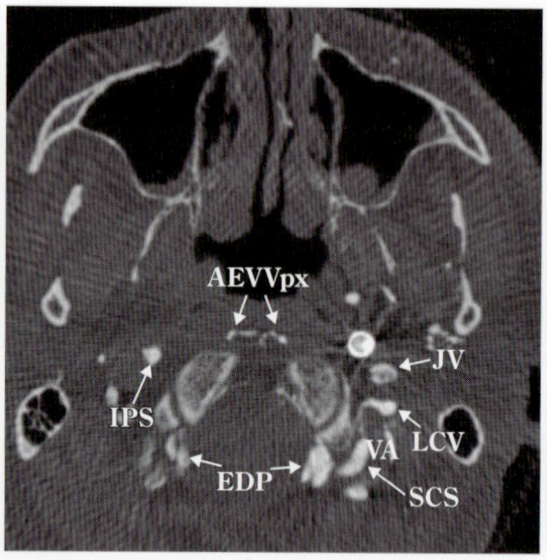

C-21

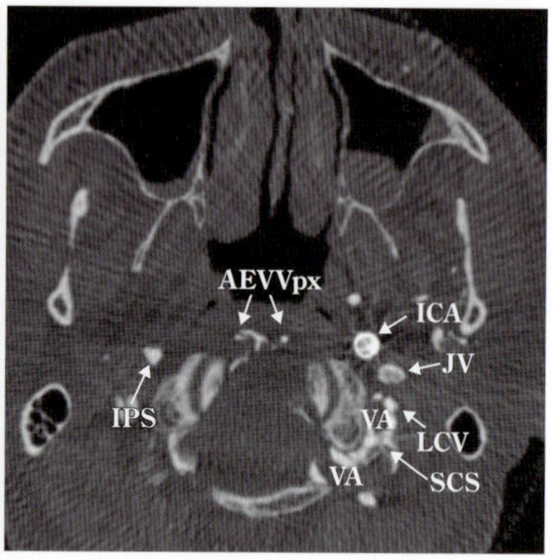

C-22

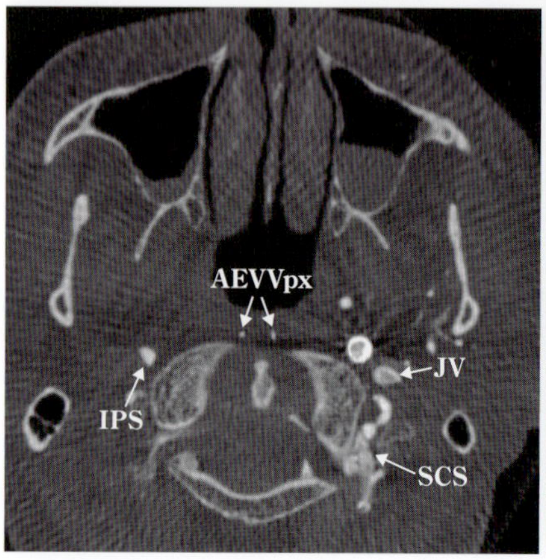

C-23

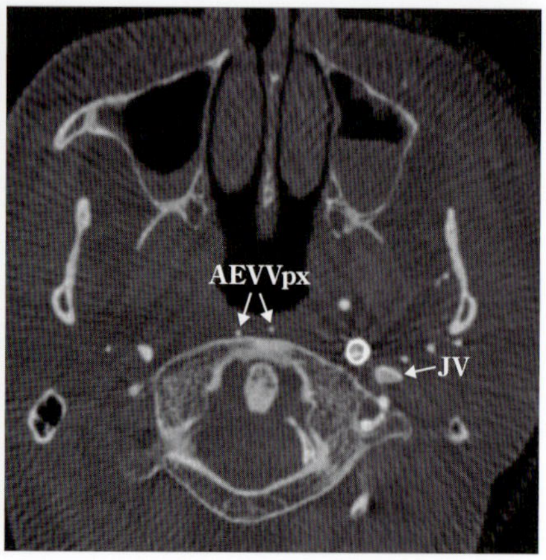

図 5-22（続き） 左内頸動脈海綿静脈洞瘻症例

▶ 左内頸動脈回転撮影　MPR 再構成像　矢状断像（右側からの連続断面）

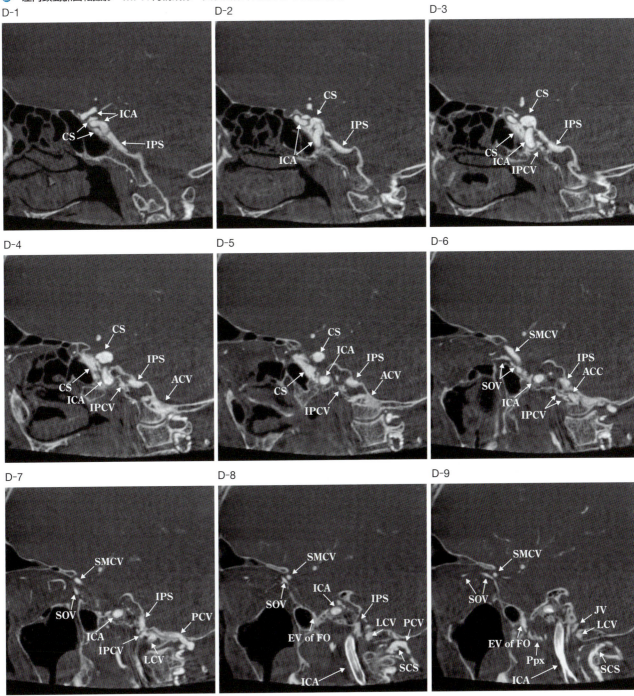

ACC：anterior condylar confluence
ACV：anterior condylar vein
AEVVpx：anterior extravertebral venous plexus
CS：cavernous sinus
EDP：epidural plexus
EV：emissary vein
FO：foramen ovale

ICA：internal carotid artery
IPCV：inferior petroclival vein
IPS：inferior petrosal sinus
JV：jugular vein
LCV：lateral condylar vein
MS：marginal sinus
PCV：posterior condylar vein

Ppx：pterygoid plexus
SCS：suboccipital cavernous sinus
SMCV：superficial middle cerebral vein
SOV：superior ophthalmic vein
VA：vertebral artery

図 5-22（続き） 左内頸動脈海綿静脈洞瘻症例

D 左内頸動脈回転撮影　MPR 再構成像　矢状断像（右側からの連続断面）（続き）

D-10

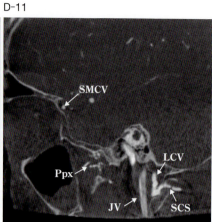

D-11

D-12

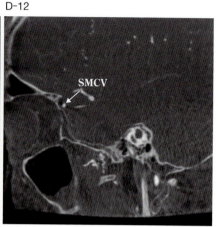

A～D：左内頸動脈に比較的大きな瘻孔を有する内頸動脈海綿静脈洞瘻を認める．
短絡血流は同側の inferior petrosal sinus（IPS）を介して internal jugular vein（IJV）に流出するとともに，intercavernous sinus（ICS）を介して対側の cavernous sinus（CS）から IPS にも流出する．IPS は petroclival fissure を通り下外側に走行し，頸静脈孔内側前部（pars nervosa）を通り頭蓋外に出て外側に走り内頸静脈に流入する．頭蓋外部では IPS は内下側で anterior condylar confluence と連続する．
左海綿静脈洞からは前方には superior ophthalmic vein（SOV）に逆流し，一部 superficial middle cerebral vein（SMCV）にも逆流する．また，外側下方から卵円孔を通る emissary vein（EV of FO）を介して pterygoid plexus へ流出し，背下面の破裂孔付近から斜台一錐体の接合部前面を下方に走行する inferior petroclival vein（▶）を介して anterior condylar confluence などに流出する．シャント血流が多いため anterior condylar confluence（ACC）から anterior condylar vein（ACV）や lateral condylar vein（LCV）を介して vertebral plexus や suboccipital cavernous sinus（SCS）への流出も見られる．また internal jugular vein（IJV）を逆流して posterior condylar vein（PCV）を介して suboccipital cavernous sinus（SCS）に流出する経路も見られる．

E 海綿静脈洞の選択的塞栓術中左内頸動脈造影　正面像　　**F** 海綿静脈洞の選択的塞栓術中左内頸動脈造影　側面像

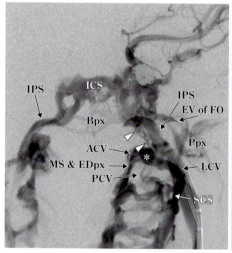
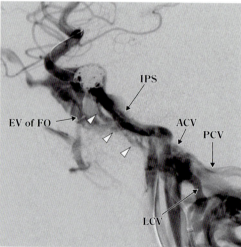

ACV：anterior condylar vein
Bpx：basilar plexus
EDpx：epidural venous plexus
EV：emissary vein
FO：foramen ovale
ICA：internal carotid artery
ICS：intercavernous sinus
IPS：inferior petrosal sinus
JV：jugular vein
LCV：lateral condylar vein
MS：marginal sinus
PCV：precentral condylar vein
Ppx：pterygoid plexus
SCS：suboccipital cavernous sinus
SMCV：superficial middle cerebral vein
SOV：superior ophthalmic vein

E，F：海綿静脈洞瘻孔近傍にコイルが留置されており，シャント血流が減少したため静脈還流路がより明瞭に描出される．また浅中大脳静脈への逆流は消失している．
シャント血は inferior petrosal sinus に流入した後 internal jugular vein に流出するが，IPS 下部内側に連続する anterior condylar confluence（ACC）（*）にも流出し，ACC から anterior condylar vein（ACV）を介して marginal sinus（MS）や頸椎の epidural venous plexus（EDpx）に流出するとともに，lateral condylar vein（LCV）を介して前外側から suboccipital sinus（SCS）に流出する．jugular bulb から後下内側に posterior condylar vein（PCV）を介して背側から suboccipital cavernous sinus にも流出する．IPS の前方には斜台と錐体の接合部前面を下降する inferior petroclival vein（▷）も明瞭に描出される．

図 5-23 下錐体静脈のバリエーション

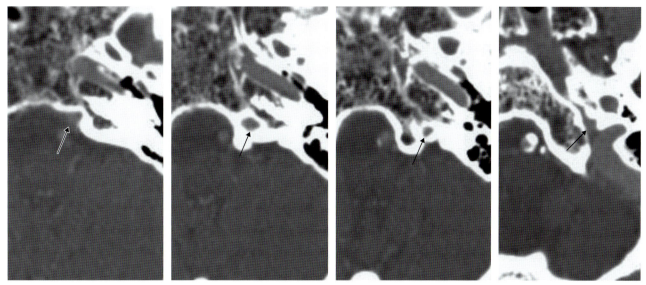

左下錐体静脈（→）は petroclival bone による foramen を通り外下方に進み inferior petroclival vein 流入部で頸静脈孔に連続する．

図 5-24 右海綿静脈洞部硬膜動静脈瘻症例

Ⓐ　右外頸動脈造影　正面像

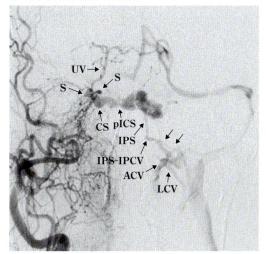

Ⓐ, Ⓑ：右海綿静脈洞（CS）に硬膜動静脈瘻（S）を認め，シャント血は laterocavernous sinus（LCS）から uncal vein（UV）を介して脳底静脈系に逆流するとともに posterior intercavernous sinus（pICS）を介して左側の cavernous sinus から inferior petrosal sinus に流出する（→）．左 IPS は petroclival fissure を下降するが途中で外側に向きを変え骨内を通り clivus 前方の inferior petroclival vein（IPCV）に合流し（IPS-IPCV）内頸静脈に連続する．また anterior condylar confluence（ACC）から anterior condylar vein（ACV）を介する marginal sinus-epidural plexus への流出や，lateral condylar vein（LCV）を介する suboccipital cavernous sinus（SCS）への流出も見られる．

ACV：anterior condylar vein
CS：cavernous sinus
IPS：inferior petrosal sinus
IPCV：inferior petroclival vein
LCV：lateral condylar vein
pICS：posterior intercavernous sinus
S：shunted venous pouch
UV：uncal vein

図 5-24(続き) 右海綿静脈洞部硬膜動静脈瘻症例

B 右外頸動脈回転撮影　横断再構成像

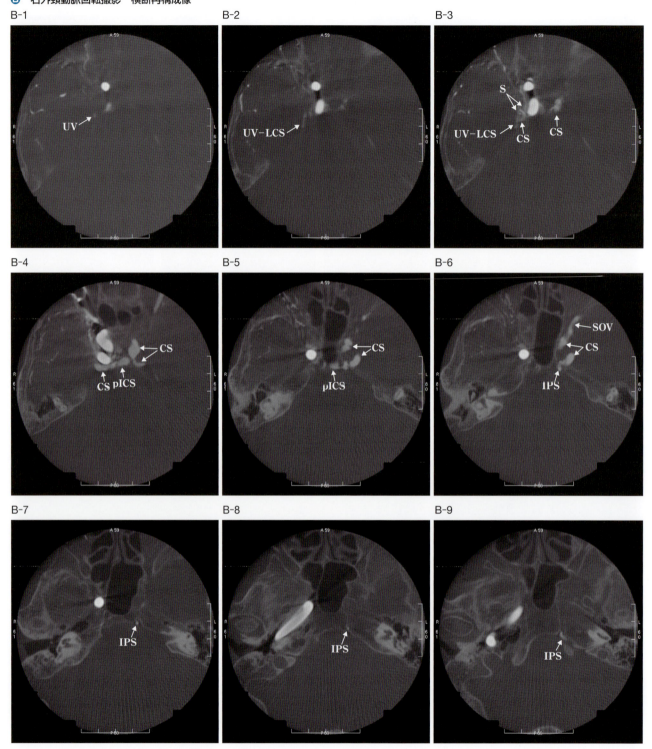

5 海綿静脈洞に関連するその他の静脈系

【参考図：図5-3（p.143），5-22（p.156），5-24（p.161），5-26（p.166），5-27（p.167），5-28（p.170），5-29（p.171），5-30（p.171），5-31（p.172），5-32（p.174），5-33（p.176）】

5-1 intercavernous sinus と basilar plexus（ICS & BPx）

intercavernous sinus と basilar plexus は両者ともに海綿静脈洞の内側部および下錐体静脈洞遠位部の発生とともに，両者の内側に伸展し，左右を結ぶ静脈叢として発達する．intercavernous sinus は前部・下部・後部と鞍隔膜の外側の3部位に左右を連結する硬膜外静脈叢として存在し，対側の海綿静脈洞や骨，下垂体などからの静脈還流を受ける（図5-3, 5-24, 5-26）[36]．下錐体静脈洞が閉塞している症例における海綿静脈洞へのカテーテル挿入のアプローチルートのひとつとして重要である（図5-24）．また，後部の intercavernous sinus は海綿静脈洞部の硬膜動静脈瘻症例において，しばしばシャントが存在する部位であることから，アプローチルートとしてのみならず，選択的塞栓術のターゲットとしても重要である（図5-26）．basilar plexus は斜台に接して広く存在し，左右の下錐体静脈洞と連続する．上方ではしばしば後方の intercavernous sinus と連続する（図5-27）．そのため，下錐体静脈洞閉塞症例では basilar plexus から posterior intercavernous sinus 経由で海綿静脈洞に到達することもある（図5-28）．

5-2 pterygoid plexus（翼突静脈叢）

海綿静脈洞外側部から卵円孔や Vesalius 孔にかけて頭蓋底に存在する静脈は prootic sinus の一部と middle dural plexus stem の一部から形成され，海綿静脈洞の一部とみなされる．卵円孔や Vesalius 孔を通る emissary vein は dorsal pharyngeal vein より形成され，同静脈と primitive maxillary vein の末梢側や ventral pharyngeal vein の末梢枝との吻合により pterygoid plexus が形成される．pterygoid plexus は海綿静脈洞下外側面と連続し，卵円孔や Vesalius 孔を通り頭蓋外に至る emissary vein より形成され，外側翼突筋の外側を通り maxillary vein と連続する[37]．その前部は inferior ophthalmic vein の分枝と翼口蓋窩で吻合する．maxillary vein は superficial temporal vein と合流し，retromandibular vein を形成し多くは外頸静脈に連続するが，外頸静脈と内頸静脈の吻合（retromandibular vein anterior branch）の発達の程度により内頸静脈に流出することもしばしば見られる（図5-29）．外頸静脈は表層を走り鎖骨下静脈に合流する．pterygoid plexus が海綿静脈洞へのアプローチルートとして用いられることは稀であるが，症例によってはカテーテル挿入も可能である（図5-30）．

5-3 inferior petroclival vein（IPCV）

inferior petroclival vein は破裂孔から斜台と錐体の接合部前面を下方に走行し，anterior condylar confluence に至る小静脈である．下錐体静脈洞と比べて前方を走行し，近位側はより内側下方に位置する（図5-22, 5-24）[35]．下錐体静脈洞閉塞の際のアプローチルートとして有用なことがあるが，逆に下錐体静脈洞と誤認した場合，海綿静脈洞へのカテーテル挿入がより困難となることもある．

図 5-26 intercavernous sinus にシャントを有する海綿静脈洞部硬膜動静脈瘻症例

Ⓐ 右外頸動脈造影　正面像

Ⓑ 左外頸動脈造影　正面像

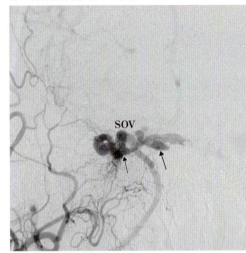
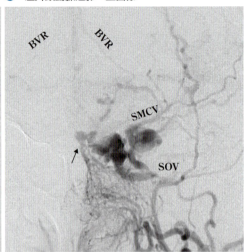

Ⓐ～Ⓒ：両側中硬膜動脈海綿静脈洞枝や artery of foramen rotundum，左 ascending pharyngeal artery などから多数の feeder が posterior intercavernous sinus (pICS) の 3 か所の venous pouch に集まりシャント (S) を形成する (→)．
両側下錐体静脈は閉塞し，上眼静脈 (SOV) への逆流，左 laterocavernous sinus (LCS) を介する superficial middle cerebral vein (SMCV) への逆流，脳底静脈系への逆流が見られる．

Ⓒ 両側外頸動脈回転撮影 fusion image　横断像

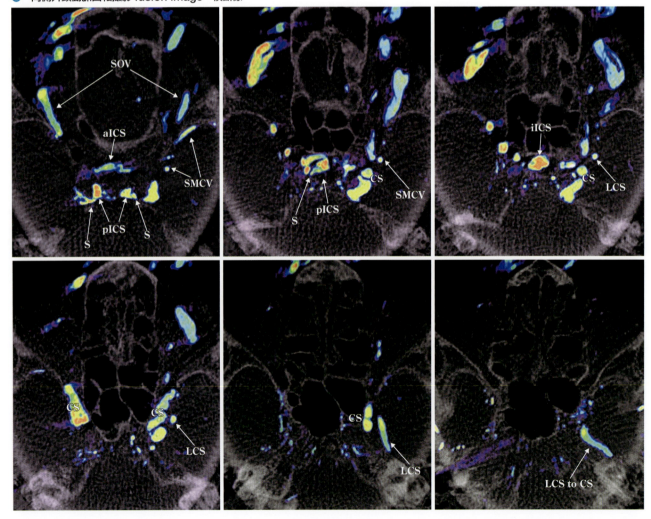

5. 海綿静脈洞に関連するその他の静脈系

図 5-26（続き） intercavernous sinus にシャントを有する海綿静脈洞部硬膜動静脈瘻症例

D 経静脈塞栓術後両側外頸動脈造影

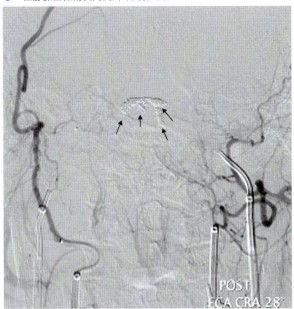

D：閉塞した右下錐体静脈洞を介して fistulous pouch から intercavernous sinus にコイル（→）を留置し，シャントは消失している．

aICS：anterior intercavernous sinus
BVR：basal vein of Rosenthal
CS：cavernous sinus
iICS：inferior intercavernous sinus
LCS：laterocavernous sinus
pICS：posterior intercavernous sinus
S：splenium of the corpus callosum
SMCV：superficial middle cerebral vein
SOV：superior ophthalmic vein

図 5-27 intercavernous sinus にシャントを形成し順行性に還流する海綿静脈洞部硬膜動静脈瘻

A 左外頸動脈造影 正面像

B 左外頸動脈造影 側面像

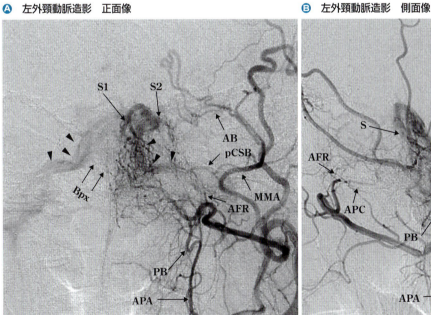
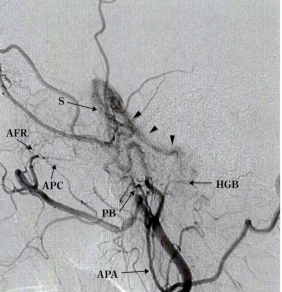

AB：anterior branch of the middle meningeal artery
AFR：artery of foramen rotundum
APA：ascending pharyngeal artery
APC：artery of pterygoid canal
Bpx：basilar plexus
HGB：hypoglossal branch

MMA：middle meningeal artery
PB：petrosal branch
pCSB：posterior cavernous sinus branch
S：shunted venous pouch
S1：shunted venous pouch 1
S2：shunted venous pouch 2

図5-27(続き) intercavernous sinusにシャントを形成し順行性に還流する海綿静脈洞部硬膜動静脈瘻

● 左外頸動脈回転撮影　矢状断像(左側から右側への連続断面)

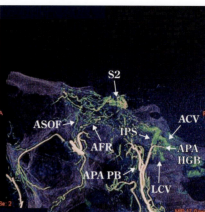
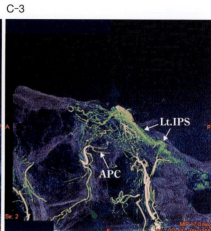

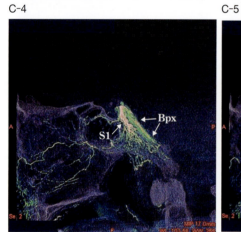
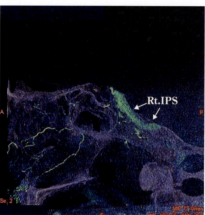

● 左外頸動脈回転撮影　冠状断像(前から後方への連続断面)

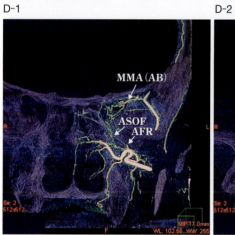
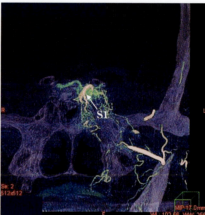
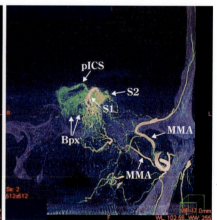

図 5-27（続き） intercavernous sinus にシャントを形成し順行性に還流する海綿静脈洞部硬膜動静脈瘻

左外頸動脈回転撮影　冠状断像（前から後方への連続断面）（続き）

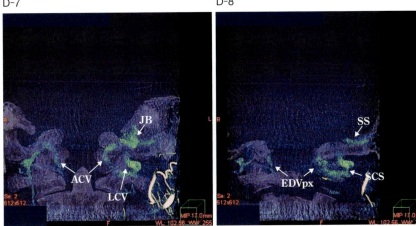

Ⓐ～Ⓓ：ascending pharyngeal artery（APA）hypoglossal branch から分枝する medial clival artery や jugular branch からの lateral clival artery, pharyngeal branch からの無数の osseous branches, middle meningeal artery（MMA）の anterior cavernous sinus branch（aCSB）, MMA petrosal branch（PB）から分枝する posterior cavernous sinus branch（pCSB）, artery of foramen rotundum（AFR）, artery of superior orbital fissure（ASOF）, artery of pterygoid canal（APC）からの多数の osseous branch など diffuse な feeder が主に clivus の骨内および posterior intercavernous sinus にシャント（S1）を形成する．また cavernous sinus 後外側部にもシャント形成（S2）が見られる．シャント血は intercavernous sinus から両側の cavernous sinus, inferior petrosal sinus（▶）を介して流出する．また basilar plexus（Bpx）を介する流出路も見られる．IPS は internal jugular vein（IJV）にやや下方で流入する（*）．また IPS から anterior condylar confluence（ACC）を介して，anterior condylar vein（ACV）から vertebral epidural venous plexus（EDVPx）や lateral condylar vein（LCV）から suboccipital cavernous sinus（SCS）への流出も見られる．

AB：anterior branch
ACC：anterior condylar confluence
aCSB：anterior cavernous sinus branch
ACV：anterior condylar vein
AFR：artery of foramen rotundum
AMA：accessory meningeal artery
APA：ascending pharyngeal artery
APC：artery of pterygoid canal
ASOF：artery of superior orbital fissure
Bpx：basilar plexus
EDVpx：vertebral epidural venous plexus
HGB：hypoglossal branch

IJV：internal jugular vein
IPS：inferior petrosal sinus
JB：jugular bulb
LCV：lateral condylar vein
MMA：middle meningeal artery
PB：pharyngeal branch
pICS：posterior intercavernous sinus
S1：shunted venous pouch 1
S2：shunted venous pouch 2
SCS：suboccipital cavernous sinus
SS：sigmoid sinus

図 5-28 basilar plaxus を介する transvenous approach 右海綿静脈洞部硬膜動静脈瘻症例

Ⓐ 塞栓術中右副硬膜動脈造影　正面(waters)像　　Ⓑ 塞栓術中右副硬膜動脈造影　側面像

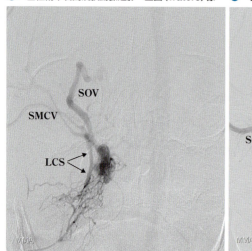
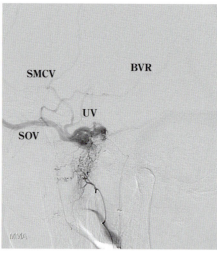

Ⓐ～Ⓑ：右海綿静脈洞背側から下側および laterocavernous sinus (LCS) にシャントを有する硬膜動静脈瘻を認める．
Inferior petrosal sinus は閉塞し，シャント血は superior ophthalmic vein に逆流するとともに LCS を介して superficial middle cerebral vein (SMCV) および uncal vein から basal vein of Rosenthal に流出する．

　BVR：basal vein of Rosenthal
　LCS：laterocavernous sinus
SMCV：superficial middle cerebral vein
　SOV：superior ophthalmic vein
　　UV：uncal vein

Ⓒ 塞栓術中マイクロカテーテルによる選択的 laterocavernous sinus 造影

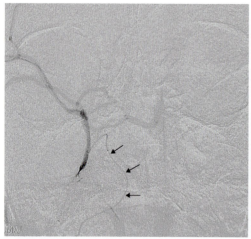
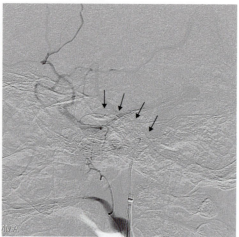

Ⓒ：マイクロカテーテルは閉塞した IPS を介して cavernous sinus から laterocavernous sinus に挿入されている (→)．

Ⓓ 塞栓術中マイクロカテーテルによる選択的 cavernous sinus 造影

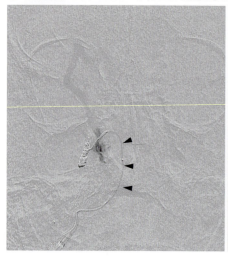
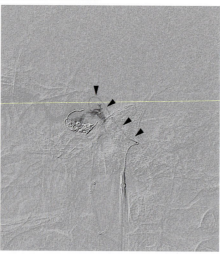

Ⓓ：laterocavernous sinus の後方部分にコイルを留置して閉塞し，さらに別のマイクロカテーテルを basilar plexus 経由で cavernous sinus に挿入した．
本マイクロカテーテルはⒸのものよりも内側上方を走行し CS に入る (▶)．

図 5-29 海綿静脈洞に関連する頭蓋外静脈系の模式図

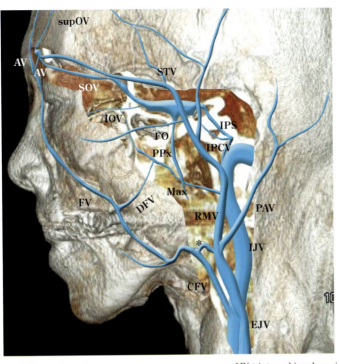

superior ophthalmic vein（SOV）が眼窩内上縁を上直筋に沿って斜走し，眼窩下縁を走行する inferior ophthalmic vein（IOV）と合流したのち上眼窩裂を通り，海綿静脈洞前内側に連続する．SOV は眼窩外では鼻根部を上下に走行する angular vein を介して facial vein に連続するとともに，眼窩上縁から前額部を走行する supraorbital vein（supOV）や superficial temporal vein（STV）と連続する．IOV は infraorbital fissure を通る小静脈を介して pterygoid plexus（PPx）と潜在的吻合を有する．海綿静脈洞下外側面からは emissary veins が起始し，foramen ovale（FO）や foramen Vesalius を通り側頭下窩にて pterygoid plexus（PPx）に連続する．PPx は maxillary vein（Max）に合流し，maxillary vein は superficial temporal vein（STV）と合流し retromandibular vein（RMV）を形成し，後方から posterior auricular vein（PAV）を受けて external jugular vein（EJV）に流入する．external jugular vein は subclavian vein に流入する．retromandibular vein の前枝（＊）は facial vein と吻合し common facial vein（CFV）を形成し internal jugular vein（IJV）に流入する．facial vein の主流出路はこの吻合枝の発達の程度により異なり，internal jugular vein か external jugular vein となる．facial vein は deep facial vein を介して pterygoid plexus とも吻合する．海綿静脈洞後内側は inferior petrosal sinus（IPS）と連続し，後下面は破裂孔を通り斜台と錐体の接合部前面を下降する inferior petroclival vein（IPCV）と連続する．IPCV は anterior condylar confluence に流入する．

AV：angular vein	IJV：internal jugular vein	PPx：pterygoid plexus
CFV：common facial vein	IOV：inferior ophthalmic vein	RMV：retromandibular vein
DFV：deep facial vein	IPCV：inferior petroclival vein	SOV：superior ophthalmic vein
EJV：external jugular vein	IPS：inferior petrosal sinus	STV：superficial temporal vein
FO：foramen ovale	Max：maxillary vein	supOV：supraorbital vein
FV：facial vein	PAV：posterior auricular vein	

図 5-30 pterygoid plexus に流出する左内頸動脈海綿静脈洞瘻

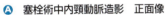
Ⓐ 塞栓術中内頸動脈造影　正面像

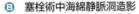
Ⓑ 塞栓術中海綿静脈洞造影

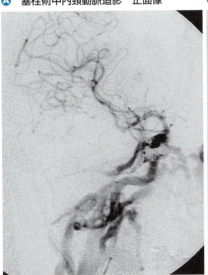
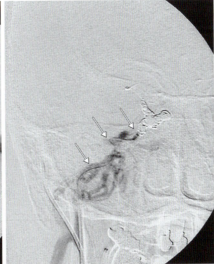

Ⓐ：海綿静脈洞は部分的にコイルで塞栓され，残存するシャント血流は卵円孔を通り pterygoid plexus に流出する．
Ⓑ：マイクロカテーテルが pterygoid plexus を通り海綿静脈洞に挿入されている（→）．

5-4 superior ophthalmic vein, facial vein & middle/superficial temporal vein

　海綿静脈洞は前方で上眼窩裂を通る superior ophthalmic vein と連続する．superior ophthalmic vein は眼窩内側上縁から眼窩外に出て鼻根部を上下に走行する angular vein や眼窩上縁から前額部を走行する supraorbital vein と連続する（図5-29）．

　superior ophthalmic vein は眼窩内の最大の静脈で，滑車の下内側を通り angular vein と連続する内側分枝と滑車の外側上方を通り supraorbital vein と連続する上側分枝が滑車の背側で合流して始まる．背外側に進み上直筋の内側縁に達した後，上直筋の下方を進み同筋の外側縁に達する．同部で後涙腺からの血流を受ける lacrimal vein が外側上方より流入する．その後 superior ophthalmic vein は上直筋内側縁に沿って後方に進み，inferior ophthalmic vein と合流した後，外眼筋腱から構成される annulus of Zinn（総腱輪）を通り cavernous sinus に流入する．superior ophthalmic vein には inferior ophthalmic vein や lacrimal vein のほかにも ethmoidal vein や muscular vein，眼球からの vortex vein またはそれらの共通幹である medial ophthalmic vein などの分枝が合流する．また inferior ophthalmic vein との吻合小枝も多数存在する．網膜や視神経からの central retinal vein は重要な分枝であるが，superior ophthalmic vein に流入するよりも cavernous sinus に直接流入するものが多いとされる（図5-31）[38]．inferior ophthalmic vein は superior ophthalmic vein と比較して細く，発達の程度はさまざまである．周囲の筋からの muscular vein や眼球からの vortex vein，superior ophthalmic vein との吻合小枝などが合流して形成され，下直筋の上縁を背側に進み下直筋外側縁に達する．同部にて inferior orbital fissure を通る pterygoid plexus の小分枝と交通したのち，背側上方に走行し superior ophthalmic vein に合流する．angular vein は下方で facial vein と連続し，上外側で superficial temporal vein の分枝（middle temporal vein）と吻合する．また上方では frontal vein や supraorbital vein とも連続する（図5-32）[37]．

　これらの眼窩周囲の静脈は胎生期の primitive maxillary vein の末梢より形成され，facial vein は ventral pharyngeal vein が基となり形成される．ventral pharyngeal vein は内頸静脈の原器である anterior cardinal vein に流入するため，facial vein は本来内頸静脈に流入するが，外頸静脈と内頸静脈の吻合が発達した場合は secondary annexation により一部または全体が外頸静脈の分枝となる．外頸静脈は鎖骨下静

図 5-31 眼窩内静脈

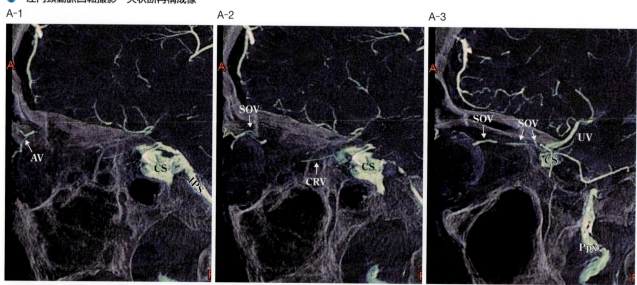

Ⓐ 左内頸動脈回転撮影　矢状断再構成像

図 5-31（続き） 眼窩内静脈

A 左内頸動脈回転撮影　矢状断再構成像（続き）

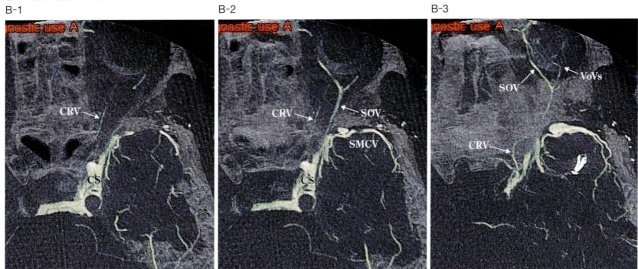

B 左内頸動脈回転撮影　横断像再構成像

A, **B**：superior ophthalmic vein (SOV) は眼窩内側の angular vein (AV) から連続し，眼窩内上部を斜走し，眼球からの複数の vortex veins (VoVs) を受けて上眼窩裂上部を通り cavernous sinus (CS) に連続する．central retinal vein (CRV) は独立して上眼窩裂を通り cavernous sinus に流入する．本例では inferior ophthalmic vein は低形成で描出されず，眼球下部の vortex vein は SOV に流入している．

AV：angular vein
CRV：central retinal vein
CS：cavernous sinus
IPS：inferior petrosal sinus
Ppx：pterygoid plexus
SMCV：superficial middle cerebral vein
SOV：superior ophthalmic vein
UV：uncal vein
VoVs：vortex veins

脈に流入する．一方でsuperficial temporal veinは本来外頸静脈の分枝であるが，同様に吻合が発達した場合には内頸静脈に流入することもしばしば見られる．海綿静脈洞部硬膜動静脈瘻の多くはsuperior ophthalmic veinへの逆流による眼症状を来す．また海綿静脈洞へのアプローチルートのひとつとしてfacial veinやsuperficial temporal veinからsuperior ophthalmic veinを経由するアプローチはしばしば用いられる（図5-32, 5-33）．いずれのアプローチの場合にもangular veinからsuperior ophthalmic veinへの角度が急峻なことから，カテーテルの挿入が難しい場合があるため，ガイディングカテーテルには十分なサポートが必要である．また，前述のように両者とも内頸静脈・外頸静脈いずれにも流出しうるため，流出路を事前に把握しておくことが重要である．

図 5-32 superior ophthalmic veinからfacial veinに流出する右海綿静脈洞部硬膜動静脈瘻

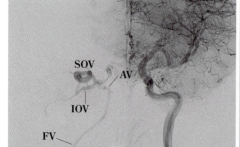
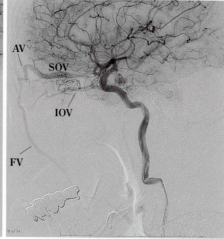
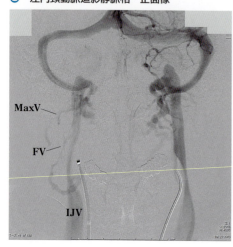
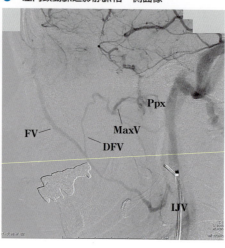

Ⓐ, Ⓑ：左海綿静脈洞背内側部にシャントを有する硬膜動静脈瘻を認める．下錐体静脈洞は閉塞し，シャント血は主にsuperior ophthalmic vein（SOV）からangular vein（AV）を介してfacial vein（FV）に流出する．

Ⓒ, Ⓓ：facial veinはinternal jugular vein（IJV）に流入する．またdeep facial vein（DFV）がmaxillary vein（MaxV）とfacial veinを吻合する．

5. 海綿静脈洞に関連するその他の静脈系　175

図5-32（続き）　superior ophthalmic veinからfacial veinに流出する右海綿静脈洞部硬膜動静脈瘻

E 塞栓術中左内頸動脈造影静脈相　正面像　　**F** 塞栓術中左内頸動脈造影静脈相　側面像

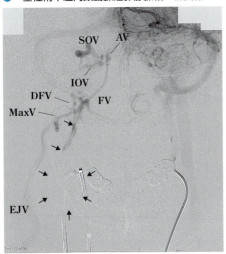
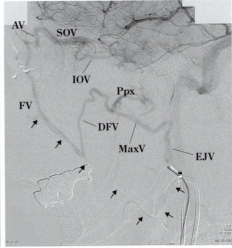

E, **F**：6Fガイディングカテーテルがinternal jugular veinからfacial vein近位部に留置され，同軸で4Fカテーテルがfacial veinに挿入されている（→）．そのためsuperior ophthalmic vein（SOV）からangular vein（AV）を介するシャント血は，facial vein（FV）からdeep facial veinの吻合路を介してmaxillary vein（MaxV）を通りexternal jugular vein（EJV）に流出している．

G 塞栓術中透視像　正面像　　**H** 塞栓術中透視像　側面像

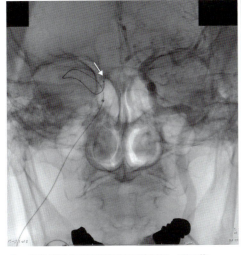
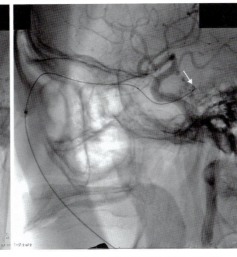

G, **H**：4Fカテーテルがfacial vein遠位部に留置されており，同軸でマイクロカテーテルがangular vein-superior ophthalmic veinを介して海綿静脈洞内側部のシャント近傍に挿入されている（→）．

I 塞栓術後左総頸動脈造影動脈相　正面像　　**J** 塞栓術後左総頸動脈造影動脈相　側面像

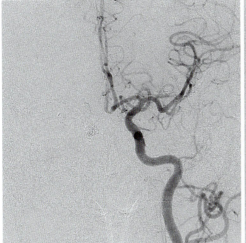
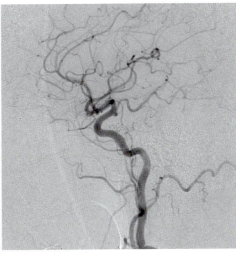

I, **J**：硬膜動静脈瘻は消失している．

```
       AV：angular vein
      DFV：deep facial vein
      EJV：external jugular vein
       FV：facial vein
      IJV：internal jugular vein
      IOV：inferior ophthalmic vein
     MaxV：maxillary vein
      Ppx：pterygoid plexus
      SOV：superior ophthalmic vein
```

図 5-33 superior ophthalmic vein から facial vein と superficial temporal vein に流出する右海綿静脈洞部硬膜動静脈瘻

Ⓐ 右外頸動脈造影動脈相　正面像

Ⓑ 右外頸動脈造影動脈相　側面像

Ⓒ 右外頸動脈回転撮影　横断再構成像（頭側からの連続断面）

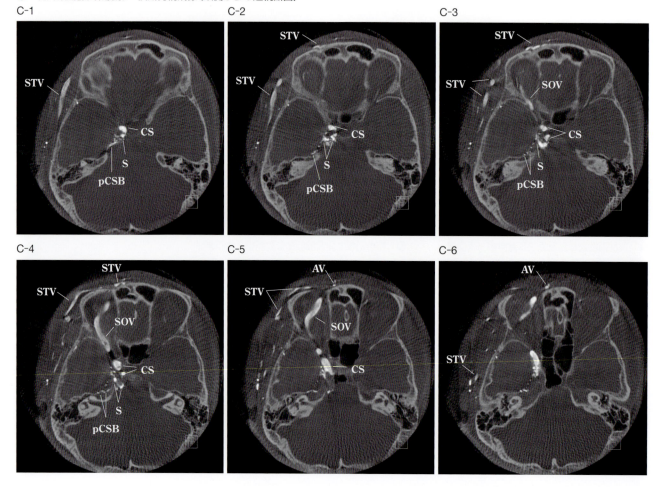

図 5-33（続き） superior ophthalmic vein から facial vein と superficial temporal vein に流出する右海綿静脈洞部硬膜動静脈瘻

C 右外頸動脈回転撮影　横断再構成像（頭側からの連続断面）（続き）

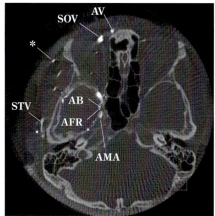
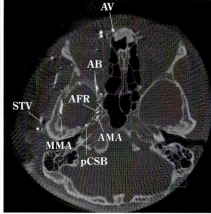
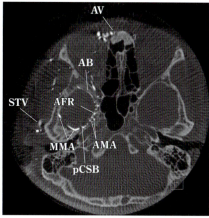
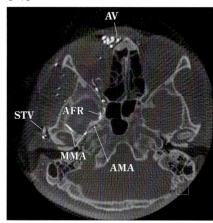

A～C：artery of foramen rotundum (AFR) や middle meningeal artery (MMA) の anterior branch (AB) および posterior cavernous sinus branch (pCSB)，accessory meningeal artery (AMA) posterior branch などから多数の feeder が右海綿静脈洞後部にシャント (S) を形成している．下錐体静脈へ閉塞し，シャント血は superior ophthalmic vein (SOV) から angular vein (AV) を介して facial vein (FV) と superficial temporal vein (STV) に流出する．STV は眼窩上縁から外側に向かい，側頭部頬骨弓上部を背側に走り，次いで頬骨弓上部を乗り越え下降し，外頸静脈に流入する．facial vein は近位部で閉塞し，吻合枝を介して STV に流入するとともに deep facial vein (DFV) を介して pterygoid plexus (Ppx) に流入する．

D 経静脈塞栓術中選択的海綿静脈洞造影　　**E** 経静脈塞栓術後右外頸動脈造影　側面像

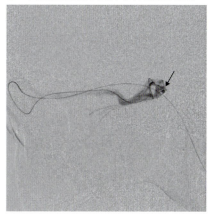
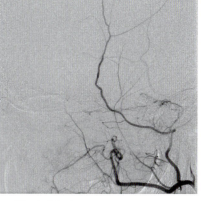

D：外頸静脈経由で superficial temporal vein から angular vein, superior ophthalmic vein を介して海綿静脈洞後部のシャント近傍にマイクロカテーテルが挿入されている（→）．
E：硬膜動静脈瘻は消失している．

AB：anterior branch
AFR：artery of foramen rotundum
AMA：accessory meningeal artery
AV：angular vein
CS：cavernous sinus
DFV：deep facial vein
FV：facial vein
MMA：middle meningeal artery
pCSB：posterior cavernous sinus branch
S：shunted venous pouch
SOV：superior ophthalmic vein
STV：superficial temporal vein

6 海綿静脈洞領域に分布する動脈系

【参考図：図5-27（p.167），5-34（p.178），5-35（p.179），5-36（p.179），5-37（p.181），5-38（p.182）】

cavernous sinus 周囲には多数の動脈枝が存在し多数の吻合を有するため，その動脈分布は複雑である．cavernous sinus 背側部内側に分布する primary artery は ascending pharyngeal artery の hypoglossal branch から分枝する medial clival artery，jugular branch から分枝する lateral clival artery および meningohypophyseal trunk の clival branch および medial tentorial artery などであり，middle meningeal artery の posterior cavernous sinus branch や ascending pharyngeal artery の carotid branch なども分布する（図5-27, 5-34）．secondary branch としては顎動脈分枝である artery of pterygoid canal（vidian artery）からの分枝が蝶形骨を貫いて供血する（図5-35）．cavernous sinus 外側には正円孔を通り頭蓋内に入り，外側下方より cavernous sinus に分布する artery of foramen rotundum や middle meningeal artery の anterior branch や cavernous sinus branch，卵円孔を通り頭蓋内に入る accessory meningeal artery の cavernous sinus branch，ophthalmic artery の recurrent meningeal artery などが分布する（図5-35～5-37）．cavernous sinus 前内側部には ascending pharyngeal artery の carotid branch のほか，artery of pterygoid canal や pharyngeal artery，ophthalmic artery の posterior ethmoidal artery からの小分枝が骨を貫通して分布する．これらの動脈分布の理解は海綿静脈洞部硬膜動静脈瘻におけるシャント部位の推定に役立つ（図5-38）．

図 5-34 海綿静脈洞後部から intercavernous sinus へ供血する上行咽頭動脈分枝海綿静脈洞部硬膜動静脈瘻症例

Ⓐ 選択的上行咽頭動脈造影　正面像　　Ⓑ 選択的上行咽頭動脈造影　側面像

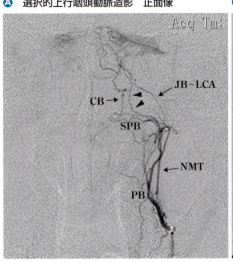 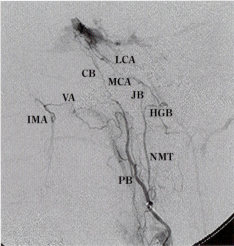

Ⓐ，Ⓑ：ascending pharyngeal artery の neuromeningeal trunk（NMT）から hypoglossal branch（HGB）と jugular branch（JB）が分岐し，各々から連続する medial clival artery（MCA），lateral clival artery（LCA）が斜台背側を上行して intercavernous sinus から左 cavernous sinus 後内側部にシャントを形成する．また pharyngeal branch（PB）からは上方に carotid branch が起始し同様にシャントを形成する．pharyngeal branch は vidian artery（VA）（artery of pterygoid canal と同じ）を介して internal maxillary artery（IMA）や内頸動脈と吻合する．

CB：carotid branch
HGB：hypoglossal branch
IMA：internal maxillary artery
JB：jugular branch
LCA：lateral clival artery
MCA：medial clival artery
NMT：neuromeningeal trunk
PB：pharyngeal branch
SPB：superior pharyngeal branch
VA：vidian artery

図 5-35 海綿静脈洞に分布する顎動脈分枝　右海綿静脈洞部硬膜動静脈瘻症例

Ⓐ 外頸動脈造影　正面像　　Ⓑ 外頸動脈造影　側面像

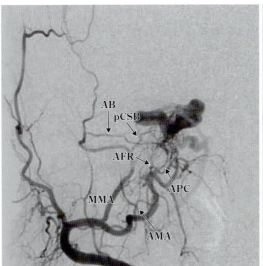
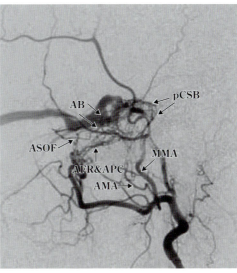

AB ：anterior branch
AFR ：artery of foramen rotundum
AMA ：accessory meningeal artery
APC ：artery of pterygoid canal
ASOF ：artery of supraorbital fissure
MMA ：middle meningeal artery
pCSB ：posterior cavernous sinus branch

Ⓐ, Ⓑ：右海綿静脈洞部に硬膜動静脈瘻を認める．middle meningeal artery が棘孔を通り頭蓋内に入りすぐに分枝し，錐体前上面に沿って走行する posterior cavernous sinus branch (pCSB) が外側後方から cavernous sinus 分布し，temporal segment から起始し蝶形骨小翼に沿って走行する anterior branch (AB) が前方外側から分布しシャントを形成する．accessory meningeal artery は卵円孔を通り上行し，海綿静脈洞外側部に分布する．maxillary artery 3rd segment からの recurrent branches のうち artery of foramen rotundum (AFR) は背側上方に斜走し，卵円孔を通り middle meningeal artery anterior branch と同様に前外側 cavernous sinus に分布してシャントを形成する．artery of pterygoid canal (APC) は背側に向かって起始し pterygoid canal 内を背側に走行するが，同部から蝶形骨への多数の骨枝骨を貫いて cavernous sinus にシャントを形成する．また翼口蓋窩内側部を上行し，上眼窩裂から後方に向かい cavernous sinus に分布する artery of supraorbital fissure (ASOF) も見られる．

図 5-36 上行咽頭動脈咽頭枝および眼動脈より供血され海綿静脈洞後部内側および外側にシャントを有する海綿静脈洞部硬膜動静脈瘻

Ⓐ 左外頸動脈造影　正面像　　Ⓑ 左外頸動脈造影　側面像

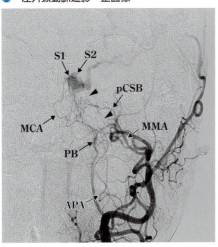
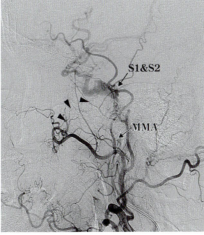

APA ：ascending pharyngeal artery
MCA ：medial clival artery
MMA ：middle meningeal artery
PB ：pharyngeal branch
pCSB ：posterior cavernous sinus branch
S1 ：shunted venous pouch 1
S2 ：shunted venous pouch 2

図 5-36（続き） 上行咽頭動脈咽頭枝および眼動脈より供血され海綿静脈洞後部内側および外側にシャントを有する海綿面静脈洞部硬膜動静脈瘻

C 左上行咽頭動脈造影　正面像

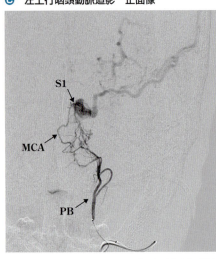

D 左上行咽頭動脈造影　側面像

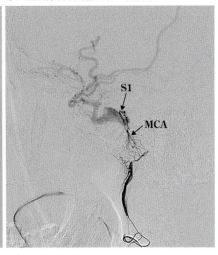

E 左外頸動脈回転撮影　冠状断再構成像（腹側からの連続断面）

E-1

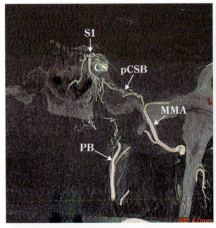

E-2

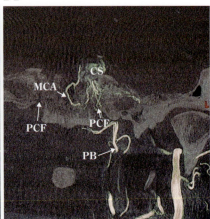

E-3

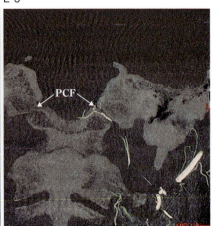

F 左内頸動脈造影　正面像

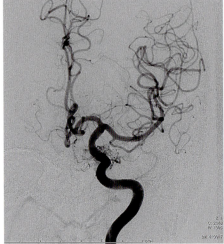

G 左内頸動脈造影　側面像

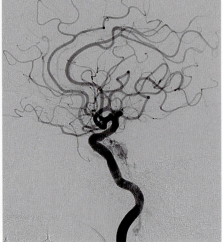

図 5-36（続き） 上行咽頭動脈咽頭枝および眼動脈より供血され海綿静脈洞後部内側および外側にシャントを有する海綿面静脈洞部硬膜動静脈瘻

Ⓗ 左内頸動脈回転撮影　横断再構成像（頭側からの連続断面）

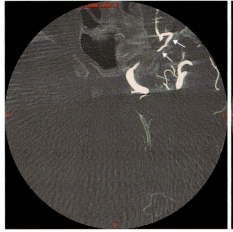
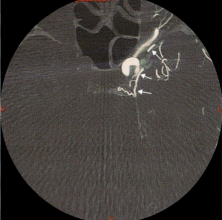
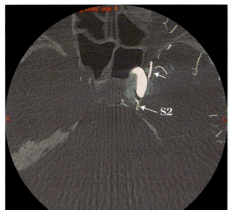

Ⓐ〜Ⓗ：左外頸動脈からは middle meningeal artery（MMA）の posterior cavernous sinus branch（pCSB）が内側上方に向かい，ascending pharyngeal artery（APA）の pharyngeal branch（PB）から起始し，petroclival suture を通る多数の feeder と吻合して，海綿静脈洞後部内側に分布しシャント（A1）を形成する．pharyngeal branch から起始する ascending pharyngeal artery の feeder の一部は medial clival artery（MCA）と吻合し，斜台背側を上行して内側から同じシャント部に流入する．artery of foramen rotundum（ⒶⒷ▶）は海綿静脈洞後部外側に分布し，シャント（S2）を形成する．
内頸動脈からは眼動脈の recurrent meningeal artery（→）が上眼窩裂を通り，静脈洞外側を後方に走行し静脈洞後部外側を中心にシャント（S2）を形成する．

CS：cavernous sinus
MCA：medial clival artery
MMA：middle meningeal artery
PB：pharyngeal branch
PCF：petroclival fissure
pCSB：posterior cavernous sinus branch
S1：shunted venous pouch 1
S2：shunted venous pouch 2

図 5-37 laterocavernous sinus にシャントを有する海綿静脈洞部硬膜動静脈瘻症例（図 5-24 と同症例）

Ⓐ 選択的顎動脈造影　正面像　　**Ⓑ** 選択的顎動脈造影　側面像

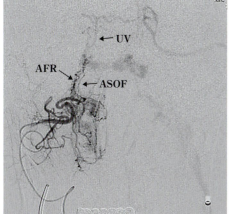
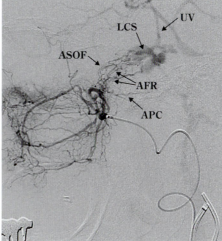

ⒶⒷ：顎動脈 3rd segment から後方に向けて拡張した artery of foramen rotundum（AFR）が背側向きに起始し，正円孔を通り頭蓋内に入り上後方に走行し，laterocavernous sinus 前端にシャントを形成する．また artery of superior orbital fissure（ASOF）が上眼窩裂を通り，AFR の上方から背側に向かい同様に laterocavernous sinus にシャントを形成する．artery of pterygoid canal（APC）は背側に向けて水平に走行する．

AFR：artery of foramen rotundum
ASOF：artery of superior orbital fissure
APC：artery of pterygoid canal
LCS：laterocavernous sinus
UV：uncal vein

図 5-38 cavernous sinus に分布する動脈系と動静脈瘻におけるシャント部位との関係

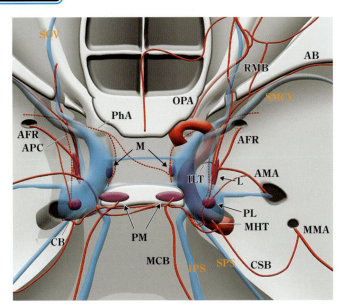

AB : anterior branch of the middle meningeal artery
AFR : artery of foramen rotundum
AMA : accessory meningeal artery
APC : artery of pterygoid canal
CB : carotid branch of the ascending pharyngeal artery
CSB : cavernous sinus branch
ILT : inferolateral trunk
IPS : inferior petrosal sinus
L : "lateral" shunted pouch
M : "medial" shunted pouch
MCB : medial clival branch of the ascending pharyngeal artery
MHT : meningohypophyseal trunk
MMA : middle meningeal artery
OPA : ophthalmic artery
PhA : pharyngeal artery
PL : "posterolateral" shunted pouch
PM : "posteromedial" shunted pouch
RMB : recurrent meningeal branch (artery)
SMCV : superficial middle cerebral vein
SOV : superior ophthalmic vein
SPS : superior petrosal sinus

7 上錐体静脈洞領域に分布する動脈系

【参考図：図5-39（p.183），5-40（p.184），5-41（p.185）】

　上錐体静脈洞への動脈分布として，主なものはmeningohypophyseal trunkまたはinferolateral trunkのlateral tentorial artery, middle meningeal arteryのpetrosal branch, accessory meningeal arteryのposterior branchなどが挙げられるが，anterior inferior cerebellar arteryのdural branchも関与しえる（図5-39～5-41）.

図 5-39　錐体上面の硬膜動静脈瘻への供血動脈

Ⓐ 内頸動脈造影　側面像　　　**Ⓑ** 中硬膜動脈造影　側面像

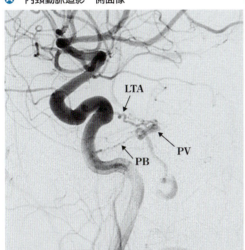
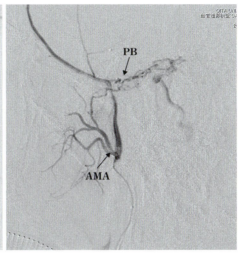

Ⓐ, Ⓑ：内頸動脈のinferolateral trunkから起始するlateral tentorial artery（LTA）が背外側に向かい錐体上面でpetrosal vein（PV）にシャントを形成する．また中硬膜動脈のpetrosal arteryおよびaccessory meningeal artery（AMA）のposterior branchも錐体上面を背側に走行し同部にシャントを形成する．

Ⓒ NBCAによる塞栓術後 CT axial MIP

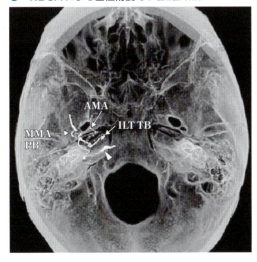

Ⓒ：NBCA-Lipiodolのキャストにより前述の各分枝の走行，錐体上面での吻合，petrosal veinへの短絡が明瞭に描出されている．

　　AMA：accessory meningeal artery
　ILT TB：lateral tentorial artery (tentorial branch) of the inferolateral trunk
　　LTA：lateral tentorial artery
　　MMA：middle meningeal artery
　　　PB：posterior branch
　　　PV：petrosal vein

図 5-40 上錐体静脈洞部硬膜動静脈瘻症例（浜松医科大学 平松久弥先生ご提供）

Ⓐ 内頸動脈造影　正面像　　　Ⓑ 内頸動脈造影　側面像

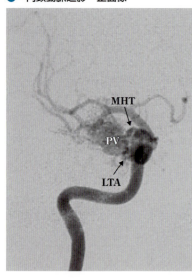
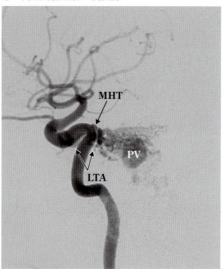

Ⓒ 顎動脈造影　正面像　　　Ⓓ 顎動脈造影　側面像

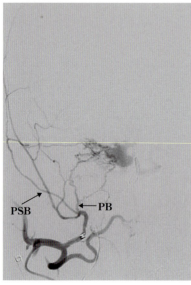
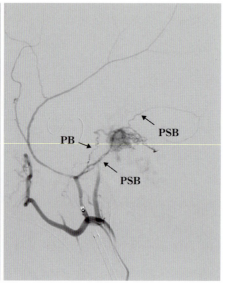

Ⓐ～Ⓓ：上錐体静脈洞部に硬膜動静脈瘻を認め（isolated sinus），petrosal vein が拡張し varices を形成する．
内頸動脈からは inferolateral trunk から背外側に拡張した lateral tentorial artery および meningihypophyseal trunk から多数の feeder が分枝し上錐体静脈洞にシャントを形成する．外頸動脈からは中硬膜動脈の petrosal branch および petrosquamosal branch がシャントに供血する．

LTA：lateral tentorial artery
MHT：meningohypophyseal trunk
PB：petrosal branch
PSB：petrosquamosal branch
PV：petrosal vein

図 5-41 前下小脳動脈からの硬膜枝より供血される上錐体静脈洞部硬膜動静脈瘻

Ⓐ 左椎骨動脈造影 側面像

Ⓑ 左椎骨動脈回転撮影 横断再構成像

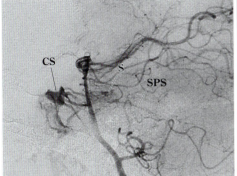
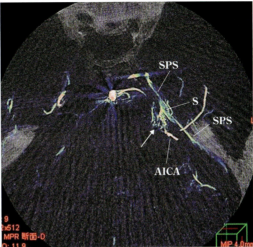

Ⓐ, Ⓑ：anterior inferior cerebellar artery（AICA）から起始する微細な硬膜枝（→）が上錐体静脈洞にシャント（S）を形成し，海綿静脈洞（CS）および静脈洞に流出する．

AICA：anterior inferior cerebellar artery
CS：cavernous sinus
S：shunted venous pouch
SPS：superior petrosal sinus

脳静脈

6章

顆管静脈系
condylar veins

はじめに

anterior condylar vein（hypoglossal emissary vein），lateral condylar vein, posterior condylar vein の 3 種類の condylar veins は頭蓋内静脈と epidural/vertebral venous plexus および jugular vein を連絡する静脈系であり，脳静脈の側副還流路として重要である．anterior condylar vein と lateral condylar vein および inferior petrosal sinus は頸静脈球内腹側に存在する anterior condylar confluence にて合流する（図 5-21, 5-23, 5-26, 6-1）[39]．

anterior condylar confluence および inferior petrosal sinus の下端部の形成には，胎児期の primary head sinus と内頸静脈の原器である anterior cardinal vein の遠位部の変化が関与する．

primary head sinus は anterior cardinal vein に直接連続し，胎児期の頭部の主な静脈還流路である．その近位部および anterior cardinal vein の遠位部は，当初 9th～12th 脳神経の腹側を走行するが，胎長 6～12 mm の時期にこれら脳神経の周囲に venous ring が形成され，その吻合路を使って両静脈は脳神経背外側に移動する．その際 9th～10th 脳神経腹側の primary head sinus の遺残部分には ventral myelencephalic vein が流入し，inferior petrosal sinus の近位部を形成する．また 11th～12th 脳神経腹側の anterior cardinal vein の遺残部が anterior condylar confluence を形成する．これら神経周囲の venous ring による primary head sinus-anterior cardinal vein 脳神経外側部と腹側遺残部間の交通は大部分が退縮するが，一部は残存し inferior petrosal sinus の頸静脈への流入部を形成する．そのため，それらの遺残の様式によって inferior petrosal sinus の下端部と anterior condylar confluence と内頸静脈の連続のバリエーションが形成される[9)30)]．

また hypoglossal canal は 12th 脳神経の通る神経管であり，椎体における椎間孔と同様の役割を持つ．同様に anterior condylar vein（hypoglossal emissary vein）は 12th 脳神経レベルにおける radiculoemissary vein であり，脊髄における radiculomedullary vein と同様に発生初期には同領域の延髄の静脈還流を受け，anterior cardinal vein（腹側部）に流入する（図 6-2）．また C1 脳神経に関連する radiculoemissary vein は後頭骨と第一頸椎間に存在し，椎骨動脈周囲の venous plexus を形成する suboccipital cavernous sinus であり，同静脈叢は lateral condylar vein を介して anterior cardinal vein（jugular vein）に連続する（図 6-3）．これら 10th～12th 脳神経腹側の radiculoemissary vein が合流する primary head sinus～anterior cardinal vein の遺残部が anterior condylar confluence である．よって，anterior condylar vein や suboccipital cavernous sinus には脊髄や延髄からの bridging vein が流入することがある．これら bridging vein は同部近傍の同静脈短絡疾患の際にシャント血流の脳幹～脊髄への静脈逆流路となりえる．また頸髄領域の同静脈短絡においては，シャント血流の硬膜外への流出路としても機能する．これらの bridging vein が存在する可能性があるという認識は，anterior condylar vein や inferior petrosal sinus, suboccipital cavernous sinus を介する経静脈アプローチの際にも注意が必要である．

anterior condylar confluence と各静脈の関係は，anterior condylar vein は背側下方に起始し hypoglossal canal を通り，頭蓋内に入りそのまま下降して marginal sinus に連続する．lateral condylar vein は外側下方に向かい前述のごとく suboccipital cavernous sinus の前端に連続する[40]．marginal sinus は大後頭孔に存在する epidural venous plexus であり，多くの場合，両外側に主に存在する．前方では anterior condylar vein に連続し，内側前上方には basilar venous plexus と連続し，背側では細い occipital sinus と連続する．また下方では internal vertebral venous plexus（epidural venous plexus）を介して suboccipital cavernous sinus と連続する（図 3-8, 5-21, 5-23, 5-26, 6-1, 6-4, 6-5）[39)41)]．posterior condylar vein は通常 anterior condylar confluence とは離れて存在する．sigmoid-jugular junction 部から内背側下方に向けて posterior condylar canal を通り走行し，suboccipital cavernous sinus 背側部や posterior cervical vein に流入する．約 15％の症例では anterior condylar vein との交通を有する（図 3-8, 6-6）[35]．また occipital sinus が非常に発達している症例では occipital sinus と sigmoid jugular junction 近傍で共通幹を形成することもある（図 6-7）．その他 anterior condylar confluence と連続する静脈として破裂孔から斜台と錐体の接合部前面を上方に走行し，前上方から anterior condylar confluence に至る inferior petroclival vein や，anterior internal vertebral venous plexus（ventral epidural venous plexus）と連続する小静脈などが挙げられる．

これらの condylar vein 近傍には同静脈シャント疾患が比

較的高頻度に存在する（図6-7〜6-9）[42][43]．またこれらの静脈系は経静脈アプローチルートとしてしばしば用いられることから，condylar veinおよび関連静脈の解剖の理解は非常に重要である（図3-8）．

図 6-1 各 condylar vein の解剖模式図

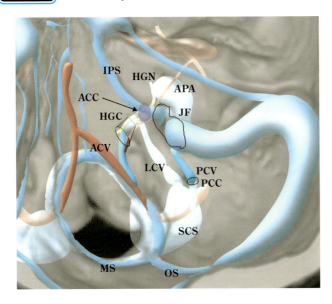

ACC：anterior condylar confluence
ACV：anterior condylar vein
APA：ascending pharyngeal artery
HGC：hypoglossal canal
HGN：hypoglossal nerve
IPS：inferior petrosal sinus
JF：jugular foramen
LCV：lateral condylar vein
MS：marginal sinus
OS：occipital sinus
PCC：posterior condylar canal
PCV：posterior condylar vein
SCS：suboccipital cavernous sinus

図 6-2 anterior condylar vein 周囲の横断解剖図

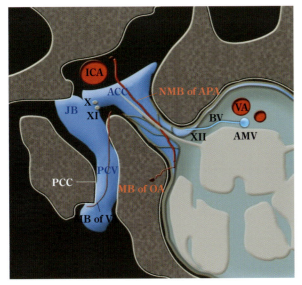

anterior condylar vein は hypoglossal canal を通り，頭蓋外の anterior condylar confluence（ACC）と頭蓋内の basilar plexus や marginal sinus などの epidural vein を結ぶ．ACC は外側で inferior petrosal sinus を介して jugular vein と連続する．hypoglossal canal には舌下神経（XII）が通り，anterior condylar vein は本来同神経レベルの radiculoemissary vein であることから，延髄からの bridging vein（BV）が流入することがある．また舌下神経管内には ascending pharyngeal artery からの neuromeningeal branch（NMB of APA）として hypoglossal branch が通り，舌下神経を栄養するとともに頭蓋内の硬膜を栄養する．また同部には後頭動脈の mastoid branch（MB of OA）も分布し，両者は潜在的吻合を有する．jugular bulb（JB）後下面（sigmoid-jugular junction）からは posterior condylar vein（PCV）が起始し，posterior condylar canal（PCC）を介して下後方に走り suboccipital cavernous sinus に後方から流入する．posterior condylar canal には vertebral artery の muscular branch（MB of VA）が分布する．

ACC：anterior condylar confluence
AMV：anterior medullary vein
BV：bridging vein
ICA：internal carotid artery
JB：jugular bulb
MB of OA：mastoid branch of occipital artery
MB of VA：muscular branch of vertebral artery
NMB of APA：neuromeningeal branch of ascending pharyngeal artery
PCC：posterior condylar canal
PCV：posterior condylar vein
VA：vertebral artery
X：10th cranial nerve
XI：11th cranial nerve
XII：12th cranial nerve

図 6-3 suboccipital cavernous sinus 周囲の横断解剖図

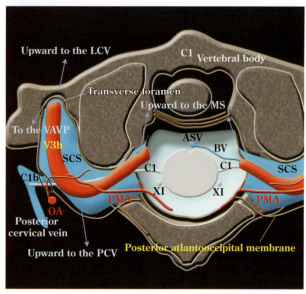

suboccipital cavernous sinus (SCS) は頭蓋内に入る直前の椎骨動脈周囲の静脈相であり，内頚動脈周囲の海綿静脈洞と類似することからそのように呼称される．内側では marginal sinus (MS) などの頭蓋や頚椎の epidural venous plexus と連続し，前方は lateral condylar vein (LCV) と，後方は posterior condylar vein (PCV) と，側方では posterior cervical vein と連続する．内部には椎骨動脈の他に C1 nerve および椎骨動脈から C1 nerve に供血する radicular artery, radiculomeningeal artery や posterior meningeal artery, occipital artery からの meingeal/epidural artery が分布する．また頭蓋内側では anterior condylar vein と同様に頚髄からの bridging vein (BV) がしばしば流入する．

ASV : anterior spinal vein
BV : bridging vein
C1 : 1st cervical nerve
C1b : 1st cervical nerve branch
LCV : lateral condylar vein
MS : marginal sinus
OA : occipital artery
PCV : posterior condylar vein
PMA : posterior meningeal artery
SCS : suboccipital cavernous sinus
VAVP : vertebral artery venous plexus
V3h : vertebral artery 3rd hodrizontal segment
XI : 11th cranial nerve

図 6-4 condylar vein の横断解剖

A CT像　頭側からの連続断面

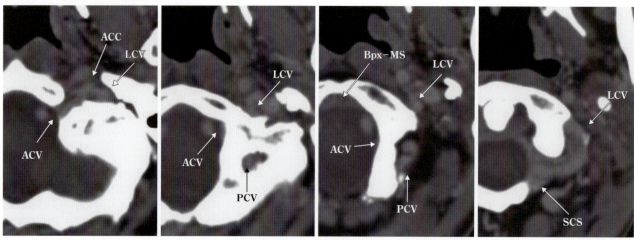

A, **B** : anterior condylar confluence (ACC) から外側に lateral condylar vein が起始し下降して，suboccipital cavernous sinus (SCS) に前方から流入する．ACC から内側後方には anterior condylar vein (ACV) が起始し頭蓋内に入り，marginal sinus を介して suboccipital cavernous sinus 内側に連続する．posterior condylar vein は sigmoid-jugular junction 下面から起始し，posterior condylar canal を通り内背下方に走行し，suboccipital cavernous sinus 後部に流入する．

図 6-4（続き） condylar vein の横断解剖

B 造影 MRI 像 頭側からの連続断面

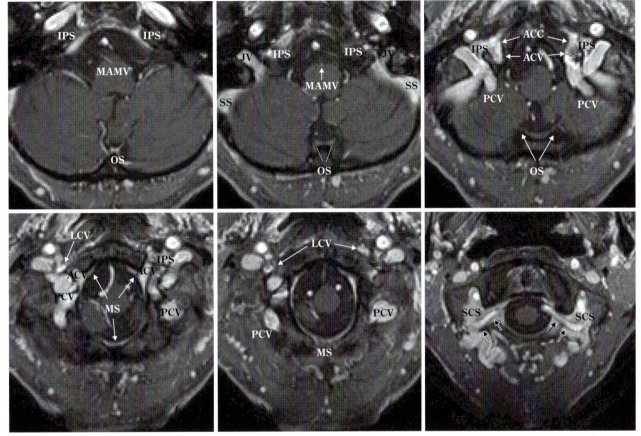

ACC：anterior condylar confluence
ACV：anterior condylar vein
Bpx：basilar plexus
IPS：inferior petrosal sinus

JV：jugular vein
LCV：lateral condylar vein
MAMV：medial anterior medullary vein
MS：marginal sinus

OS：occipital sinus
PCV：posterior condylar vein
SCS：suboccipital cavernous sinus
SS：sigmoid sinus

図 6-5 condylar vein の血管造影解剖

A 左内頸動脈造影静脈相　正面像

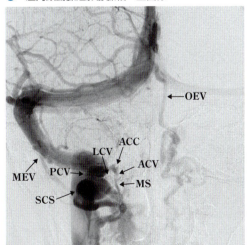

B 左内頸動脈造影静脈相　側面像

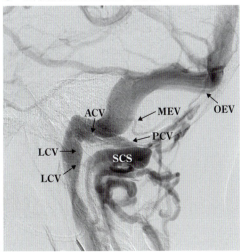

ACC：anterior condylar confluence
ACV：anterior condylar vein
LCV：lateral condylar vein
MEV：mastoid emissary vein
MS：marginal sinus
OEV：occipital emissary vein
PCV：posterior condylar vein
SCS：suboccipital cavernous sinus

図 6-5（続き） condylar vein の血管造影解剖

C 左内頸動脈回転撮影静脈相　3DVR像　正面像

D 左内頸動脈回転撮影静脈相　3DVR像　側面像

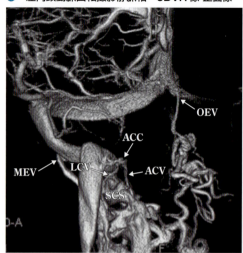
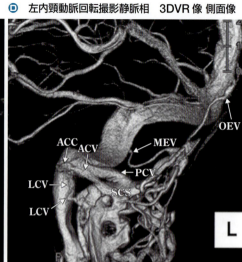

E 左内頸動脈回転撮影静脈相　矢状断再構成像
（内側から右外側方向への連続断面）

F 左内頸動脈回転撮影静脈相　矢状断再構成像
（内側から右外側方向への連続断面）

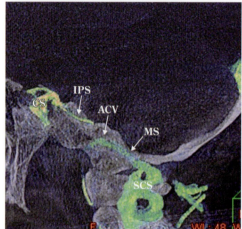
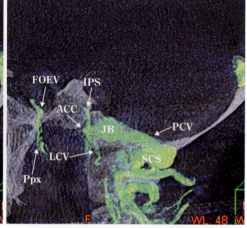

G 左内頸動脈回転撮影静脈相　矢状断再構成像
（内側から右外側方向への連続断面）

H 左内頸動脈回転撮影静脈相　矢状断再構成像
（内側から右外側方向への連続断面）

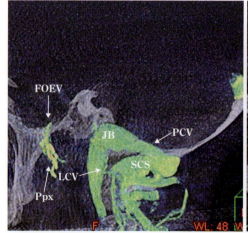
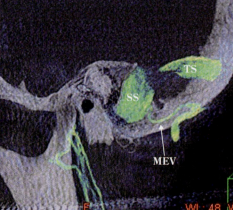

ACC：anterior condylar confluence
ACV：anterior condylar vein
CS：cavernous sinus
FOEV：foramen ovale emissary vein
IPS：inferior petrosal sinus
JB：jugular bulb
LCV：lateral condylar vein
MEV：mastoid emissary vein
MS：marginal sinus
OEV：occipital emissary vein
PCV：posterior condylar vein
Ppx：pterygoid plexus
SCS：suboccipital cavernous sinus
SS：sigmoid sinus
TS：transverse sinus

A〜H：posterior condylar vein と lateral condylar vein は相補的な関係にあり，本例では posterior condylar vein が著明に発達しており，そのため lateral condylar vein は低形成である．

図 6-6 posterior condylar vein 起始部のバリエーション

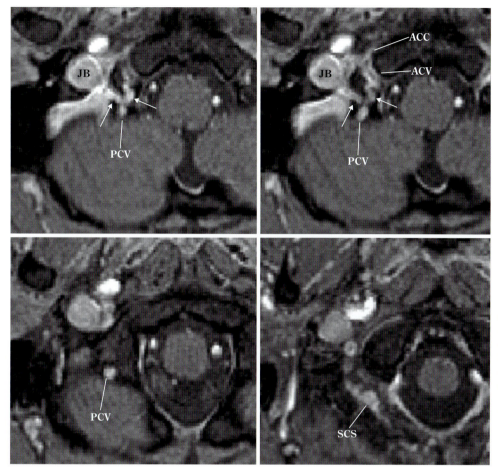

posterior condylar vein（PCV）は sigmoid-jugular junction と anterior condylar vein（ACV）の両者から起始し（→），後下方に進み suboccipital cavernous sinus（SCS）後部に連続する．

ACC：anterior condylar confluence
ACV：anterior condylar vein
 JB：jugular bulb
PCV：posterior condylar vein
SCS：suboccipital cavernous sinus

図 6-7 posterior condylar canal の動静脈瘻

Ⓐ 左外頸動脈造影　側面像　　**Ⓑ** 右椎骨動脈造影　正面像

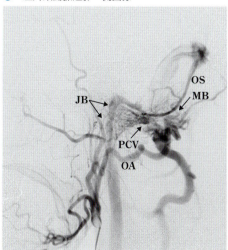
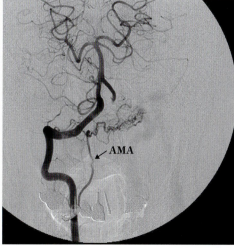

Ⓐ, Ⓑ：左後頭動脈の mastoid branch（MB）や多数の骨枝，上行咽頭動脈の jugular branch（JB），右椎骨動脈の anterior meningeal branch（AMB）が feeder となり，sigmoid sinus 下面で posterior condylar vein（PCV）にシャントを形成し，posterior cervical vein や sigmoid sinus から internal jugular vein に流出する．また PCV から発達した occipital sinus への逆流も認める．

AMA：anterior meningeal artery
 JB：jugular branch
 MB：mastoid branch
 OA：occipital artery
 OS：occipital sinus
PCV：posterior condylar vein

図 6-8 右 anterior condylar confluence 近傍の硬膜動静脈瘻

Ⓐ 右外頸動脈造影　正面像

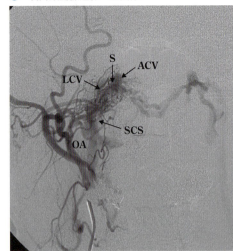

Ⓑ 右外頸動脈造影　側面像

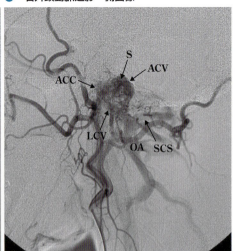

Ⓒ 右内頸動脈造影　側面像

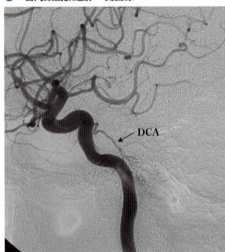

Ⓓ 左総頸動脈造影　正面像

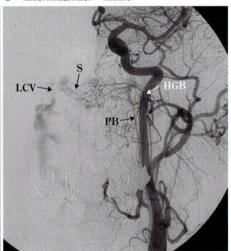

Ⓔ 右椎骨動脈造影　正面像

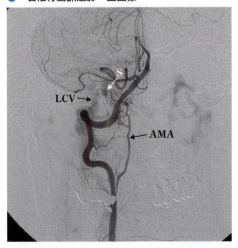

Ⓐ~Ⓔ：右 anterior condylar vein 近傍にシャント(S)を有する硬膜動静脈瘻を認め，シャント血は anterior condylar vein (ACV) および anterior condylar confluence を介して lateral condylar vein から suboccipital cavernous sinus (SCS) に流出する．外頸動脈造影では occipital artery (OA) から多数の feeder が mastoid bone を貫いてシャントに供血し，右内頸動脈からは dorsal clival artery (DCA) が斜台に沿って下降しシャントに供血する．対側総頸動脈造影では ascending pharyngeal artery の pharyngeal branch (PB) および hypoglossal branch (HGB) が，同側椎骨動脈造影では anterior meningeal artery (AMA) がシャントに供血する．

ACC：anterior condylar confluence
ACV：anterior condylar vein
AMA：anterior meningeal artery
DCA：dorsal clival artery
HGB：hypoglossal branch
LCV：lateral condylar vein
OA：occipital artery
PB：pharyngeal branch
S：shunted venous pouch
SCS：suboccipital cavernous sinus

図 6-9 左 anterior condylar confluence 近傍の硬膜動静脈瘻

Ⓐ 右上行咽頭動脈造影　正面像

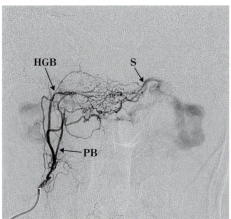

Ⓑ 右上行咽頭動脈造影　側面像

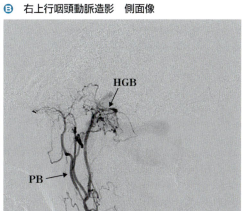

Ⓒ 右上行咽頭動脈回転撮影再 MPR 構成像　横断像

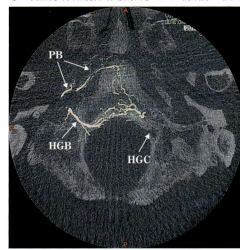
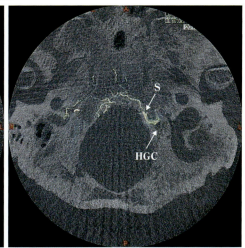

Ⓓ 右上行咽頭動脈回転撮影再 MPR 構成像　冠状断像

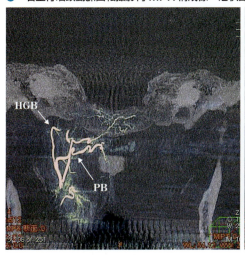
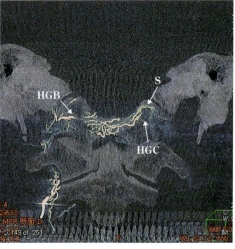

Ⓐ～Ⓓ：右 ascending pharyngeal artery の hypoglossal branch（HGB）が hypoglossal canal を通り，頭蓋内に入り斜台背面を左方に走り左 hypoglossal canal に接するシャント（S）に供血する．また pharyngeal branch（PB）からも腹側から斜台を貫き feeder が分枝する．

HGB：hypoglossal branch
HGC：hypoglossal canal
　PB：pharyngeal branch
　　S：shunted venous pouch

図6-9(続き) 左 anterior condylar confluence 近傍の硬膜動静脈瘻

E 左総頸動脈造影　正面像

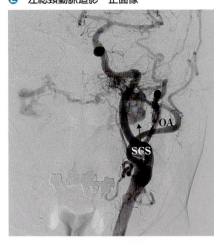

F 左総頸動脈造影　側面像

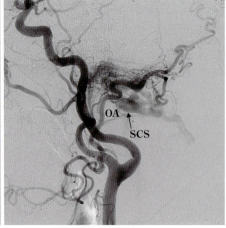

G 左上行咽頭動脈造影　正面像

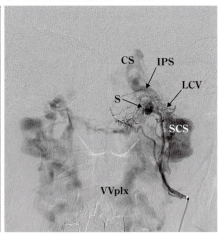

H 左上行咽頭動脈造影　側面像

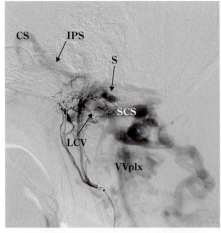

I 左椎骨動脈造影　正面像

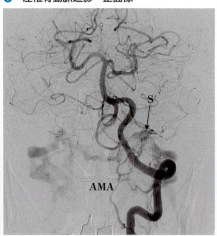

J 左椎骨動脈造影　側面像

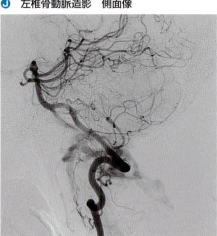

K 左椎骨動脈回転撮影　冠状断再構成像

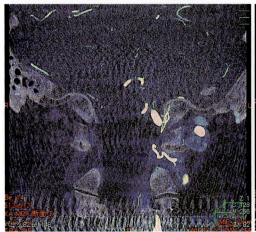
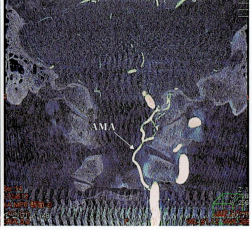

図 6-9（続き） 左 anterior condylar confluence 近傍の硬膜動静脈瘻

Ⓚ 左椎骨動脈回転撮影　冠状断再構成像（続き）

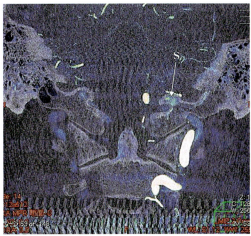
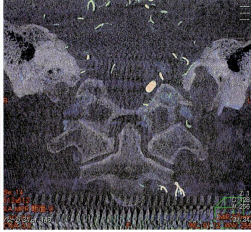

Ⓔ〜Ⓚ：左 ascending pharyngeal artery からも hypoglossal branch（HGB）と pharyngeal branch（PB）がシャント（S）に供血し，後頭動脈からも多数の transosseous feeder が見られる．椎骨動脈からは anterior meningeal artery が椎体背面を上行し，C2 epidural artery と吻合しシャントに供血する．シャント血は anterior condylar confluence から internal jugular vein に流出するが internal jugular vein には強い狭窄が見られ，inferior petrosal sinus から cavernous sinus への逆流も見られる．anterior condylar vein や lateral condylar vein を介して，suboccipital sinus から vertebral plexus や posterior cervical vein への流出も見られる．

AMA：anterior meningeal artery
CS：cavernous sinus
IPS：inferior petrosal sinus
LCV：lateral condylar vein
OA：occipital artery
S：shunted venous pouch
SCS：suboccipital cavernous sinus
VVplx：vertebral venous plexus

6-1 領域の動脈支配　anterior condylar confluence

anterior condylar confluence 近傍へ分布する主な動脈は ascending pharyngeal artery の hypoglossal branch である（図 6-8, 6-9）．また椎骨動脈の anterior meningeal artery や内頸動脈 meningohypophyseal trunk の medial clival branch なども分布するとともに各分枝間で吻合を有する（図 6-8）[42]．その他 occipital artery の mastoid branch や骨枝や ascending pharyngeal artery の pharyngeal branch などが骨を貫き潜在的に供血する（図 6-7〜6-9）．

本書の参考文献

1) Okudera T, Huang YP, Fukusumi A, et al: Micro-angiographical studies of the medullary venous system of the cerebral hemisphere. Neuropathology 19: 93-111, 1999.
2) DI CHIRO G: Angiographic patterns of cerebral convexity veins and superficial dural sinuses. Am J Roentgenol Radium Ther Nucl Med 87: 308-321, 1962.
3) Okudera T, Ohta T, Huang YP, Yokota A: Developmental and radiological anatomy of the superficial cerebral convexity vessels in the human fetus. J Neuroradiol 15: 205-224, 1988.
4) Huang YP, Wolf BS: The veins of the posterior fossa--superior or galenic draining group. Am J Roentgenol Radium Ther Nucl Med 95: 808-821, 1965.
5) Huang YP, Wolf BS, Antin SP, Okudera T: The veins of the posterior fossa--anterior or petrosal draining group. Am J Roentgenol Radium Ther Nucl Med 104: 36-56, 1968.
6) Tsutsumi S, Nakamura M, Tabuchi T, et al: Calvarial diploic venous channels: an anatomic study using high-resolution magnetic resonance imaging. Surg Radiol Anat 35: 935-941, 2013.
7) Tsutsumi S, Ogino I, Miyajima M, et al: Cranial arachnoid protrusions and contiguous diploic veins in CSF drainage. AJNR Am J Neuroradiol 35: 1735-1739, 2014.
8) Streeter GL: The development of the venous sinuses of the dura mater in the human embryo. Am J Anat 18: 145-178, 1915.
9) Padget DH: The development of the cranial venous system in man, from the viewpoint of comparative anatomy. Contr Embryol 36: 79-140, 1957.
10) Tutar O, Kandemirli SG, Yildirim D, et al: Vein of foramen caecum: imaging findings. Surg Radiol Anat 38: 615-617, 2016.
11) Kaplan HA, Browder A, Browder J: Naasal venous drainage and the foramen caecum. Laryngoscope 83: 327-329, 1973.
12) San Millán Ruíz D, Gailloud P, Rüfenacht DA, et al: Anomalous intracranial drainage of the nasal mucosa: a vein of the foramen caecum? AJNR Am J Neuroradiol 27: 129-131, 2006.
13) Fox RJ, Walji AH, Mielke B, et al: Anatomic details of intradural channels in the parasagittal dura: a possible pathway for flow of cerebrospinal fluid. Neurosurgery 39: 84-90; discussion 90-1, 1996.
14) Grossman CB, Potts DG: Arachnoid granulations: radiology and anatomy. Radiology 113: 95-100, 1974.
15) Yousry TA, Schmid UD, Schmidt D, et al: The central sulcal vein: a landmark for identification of the central sulcus using functional magnetic resonance imaging. J Neurosurg 85: 608-617, 1996.
16) Salamon G, Huang YP, Michotey P, et al: Basal cerebral vein: Radiologic Anatomy of the Brain. Springer-Verlag, Berlin, p.127-172, 1976.
17) Viale GL, Rosa M, Cabizza S: The veins of the thalamus in the angiographic diagnosis of thalamic tumours. Acta Neurochir (Wien) 26: 25-32, 1972.
18) Salamon G, Huang YP, Michotey P, et al: Deep cerebral veins: Radiologic Anatomy of the Brain. Springer-Verlag, Berlin, p.210-261, 1976.
19) Tamaki N, Taomoto K, Fujiwara K, et al: The venous drainage of the tectum mesencephali. An anatomical angiographic study of the quadrigeminal veins. Neuroradiology 11: 151-157, 1976.
20) Chaynes P: Microsurgical anatomy of the great cerebral vein of Galen and its tributaries. J Neurosurg 99: 1028-1038, 2003.
21) Johanson C: The central veins and deep dural sinuses of the brain; an anatomical and angiographic study. Acta Radiol Suppl 107: 8-184, 1954.
22) Newton TH, Potts DG: Normal deep cerebral venous system: Radiology of the Skull and Brain, vol.2, book3. Mosby, St. Louis, p.1904-2110, 1974.
23) Giordano M, Wrede KH, Stieglitz LH, et al: Identification of venous variants in the pineal region with 3D preoperative computed tomography and magnetic resonance imaging navigation. A statistical study of venous anatomy in living patients. J Neurosurg 106: 1006-1011, 2007.
24) 小宮山雅樹: 脳静脈・静脈洞 cerebral vein abd dural sinus. 詳細版 脳脊髄血管の機能解剖. メディカ出版, 大阪, p.443-505, 2011.
25) Marsot-Dupuch K, Gayet-Delacroix M, Elmaleh-Bergès M, et al: The petrosquamosal sinus: CT and MR findings of a rare emissary vein. AJNR Am J Neuroradiol 22 (Pt 2): 1186-1193, 2001.
26) Jeffery N: Differential regional brain growth and rotation of the prenatal human tentorium cerebelli. J Anat 200 (Pt 2): 135-144, 2002.
27) Huang YP, Okudera T, Ohta T, Robbins A: Anatomic variations of the dural venous sinuses. In: Kapp JP, Schmidek HH, ed: The cerebral venous system and its disorders. Grune and Stratton, Orlando, p.109-167, 1984.
28) Matsushima T, Suzuki SO, Fukui M, et al: Microsurgical anatomy of the tentorial sinuses. J Neurosurg 71: 923-928, 1989.
29) Miabi Z, Midia R, Rohrer SE, et al: Delineation of lateral tentorial sinus with contrast-enhanced MR imaging and its surgical implications. AJNR Am J Neuroradiol 25: 1181-1188, 2004.
30) Mitsuhashi Y, Nishio A, Kawahara S, et al: Morphologic evaluation of the caudal end of the inferior petrosal sinus using 3D rotational venography. AJNR Am J Neuroradiol 28: 1179-1184, 2007.

31) Butler H: The development of certain human dural venous sinuses. J Anat 91: 510-526, 1957.
32) Tanoue S, Kiyosue H, Okahara M, et al: Para-cavernous sinus venous structures: anatomic variations and pathologic conditions evaluated on fat-suppressed 3D fast gradient-echo MR images. AJNR Am J Neuroradiol 27: 1083-1089, 2006.
33) Gailloud P, San Millán Ruíz D, Muster M, et al: Angiographic anatomy of the laterocavernous sinus. AJNR Am J Neuroradiol 21: 1923-1929, 2000.
34) Kiyosue H, Mori H, Sagara Y, et al: Basal cerebral venous drainage from cavernous sinus dural arteriovenous fistulas. Neuroradiology 51: 175-181, 2009.
35) Tanoue S, Kiyosue H, Sagara Y, et al: Venous structures at the craniocervical junction: anatomical variations evaluated by multidetector row CT. Br J Radiol 83: 831-840, 2010.
36) Aquini MG, Marrone AC, Schneider FL: Intercavernous venous communications in the human skull base. Skull Base Surg 4: 145-150, 1994.
37) Osborn AG: Craniofacial venous plexuses: angiographic study. AJR Am J Roentgenol 136: 139-143, 1981.
38) Cheung N, McNab AA: Venous anatomy of the orbit. Invest Ophthalmol Vis Sci 44: 988-995, 2003.
39) San Millán Ruíz D, Gailloud P, Rüfenacht DA, et al: The craniocervical venous system in relation to cerebral venous drainage. AJNR Am J Neuroradiol 23: 1500-1508, 2002.
40) Matsushima K, Funaki T, Komune N, et al: Microsurgical anatomy of the lateral condylar vein and its clinical significance. Neurosurgery 11: 135-145; discussion 145-6, 2015.
41) Arnautović KI, al-Mefty O, Pait TG, et al: The suboccipital cavernous sinus. J Neurosurg 86: 252-262, 1997.
42) Okahara M, Kiyosue H, Tanoue S, et al: Selective transvenous embolization of dural arteriovenous fistulas involving the hypoglossal canal. Interv Neuroradiol 13: 59-66, 2007.
43) Kiyosue H, Tanoue S, Okahara M, et al. Ocular symptoms associated with a dural arteriovenous fistula involving the hypoglossal canal: selective transvenous coil embolization. Case report. J Neurosurg. 2001 Apr; 94 (4): 630-2.

略語索引

本書に掲載した略語を挙げた．（本書内での略語であり，一般的な略語とは異なる場合がある）

A

AB (anterior branch of the middle meningeal artery) ········· 167, 182
AB (anterior branch) ············ 169, 177, 179
AC (anterior condylar canal) ················ 99
ACauV (anterior caudate vein) ···· 27, 30, 79, 91, 92
ACC (anterior condylar confluence) ··· 99, 157, 159, 163, 169, 189, 191, 192, 193, 194
AcomV (anterior communicating vein) ················ 30, 74, 75, 85
aCSB (anterior cavernous sinus branch) ········ 169
ACV (anterior cerebral vein) ················ 27, 29, 74, 75, 79, 80, 85, 86, 89, 92
ACV (anterior condylar vein) ···· 97, 98, 99, 143, 157, 159, 160, 161, 163, 169, 189, 191, 192, 193, 194
AEA (anterior ethmoidal artery) ················ 35
AEVVpx (anterior extravertebral venous plexus) ················ 157, 159
AFA (anterior falcine artery) ················ 35
AFR (artery of foramen rotundum) ················ 35, 167, 169, 177, 179, 181, 182
AF〔V〕(anterior frontal vein) ················ 32, 103
AHV (anterior hippocampal vein) ················ 74
AICA (anterior inferior cerebellar artery) ················ 185
AICauV (anterior inferior caudate vein) ····· 27, 30
aICS (anterior intercavernous sinus) ··········· 167
AI〔V〕(anterior insular vein) ········· 29, 74, 80, 89, 92
ALMV (anterolateral marginal vein) ············ 136
ALPMV (anterior lateral pontomesencephalic vein) ················ 132
ALPMV (anterolateral pontomesencephalic vein) ················ 54, 129, 136, 151
AMA (accessory meningeal artery) ················ 35, 169, 177, 179, 182, 183
AMA (anterior meningeal artery) ····· 193, 194, 197
AMFV (anterior medial frontal vein) ············ 82
AMV (anastomotic medullary vein) ············ 13
AMV (anterior medullary vein) ···· 15, 86, 124, 126, 129, 130, 132, 136, 151, 152, 153, 189
Ant stem (anterior dural plexus stem) ·········· 21
anterior dural Plx (anterior dural plexus) ········ 21
APA (ascending pharyngeal artery) ················ 35, 119, 167, 169, 179, 189
APC (artery of pterygoid canal) ················ 35, 167, 169, 179, 181, 182
AP〔c〕V (anterior pericallosal vein) ················ 27, 30, 43, 44, 74, 75, 79, 85, 86, 89, 91

APMV (anterior pontomesencephalic vein) ···· 15, 54, 85, 86, 87, 124, 126, 129, 130, 132, 136, 152, 153
AP〔V〕(anterior parietal vein) ················ 32, 103
ASOF (artery of superior orbital fissure) ················ 35, 169, 181
ASOF (artery of supraorbital fissure) ·········· 179
ASV (anterior spinal vein) ········ 126, 130, 136, 190
ATB〔V〕(anterior temporobasal vein) ················ 27, 29, 32, 107, 108
ATDV (anterior temporal diploic vein) ··········· 17
AThVs (anterior thalamic veins) ················ 54
AT〔V〕(anterior temporal vein) ················ 27, 29, 30, 32, 103, 105, 107, 108, 115, 117
AV (angular vein) ················ 171, 173, 175, 177

B

Bpx (basilar plexus) ················ 141, 143, 157, 160, 167, 169, 191
BV (bridging vein) ················ 13, 153, 189, 190
BVR (basal vein of Rosenthal) ···· 13, 14, 15, 27, 30, 40, 51, 52, 57, 59, 68, 69, 71, 75, 76, 80, 85, 86, 89, 103, 105, 115, 117, 124, 129, 130, 132, 136, 144, 151, 153, 154, 167, 170
BV〔s〕(brachial vein〔s〕) ················ 15, 54, 124, 125, 126, 129, 136

C

C (central vein) ················ 32
Caudal Remn PHS (caudal remnant of primary head sinus) ················ 141
CB (carotid branch of the ascending pharyngeal artery) ················ 35, 182
CB (carotid branch) ················ 178
CFV (common facial vein) ················ 171
CI〔V〕(central insular vein) ···· 30, 74, 79, 80, 89, 92
CRL (crown-rump length) ················ 57
CRV (central retinal vein) ················ 173
CS (cavernous sinus) ····· 13, 82, 85, 86, 97, 99, 125, 126, 142, 143, 144, 145, 153, 155, 157, 159, 161, 163, 167, 173, 177, 181, 185, 192, 197
CSB (cavernous sinus branch) ················ 182
CV (central vein) ················ 103
CV (cortical vein〔s〕) ················ 13, 31, 44

D

DCA (dorsal clival artery) ················ 194
DDV (dorsal diencephalic vein) ················ 21
decV (declival vein) ················ 54, 124, 126, 129
DFV (deep facial vein) ················ 171, 175, 177
DLV (direct lateral vein) ················ 79, 144

DMCV (deep middle cerebral vein) ··· 13, 29, 74, 75, 79, 80, 86, 87, 89, 92, 105, 153, 154
DMV (deep medullary vein) ················ 13
DPV (dorsal pharyngeal vein) ················ 21, 141
DTV (deep telencephalic vein) ················ 21
DV (diploic vein) ················ 13

E

EDP (epidural plexus) ················ 159
EDpx (epidural venous plexus) ················ 160
EDV (epidural vein) ················ 97
EDVpx (vertebral epidural venous plexus) ················ 169
EJV (external jugular vein) ················ 97, 171, 175
ev (emissary vein) ················ 13, 22, 157, 159, 160

F

FDV (frontal diploic vein) ················ 17
FM (foramen magnum) ················ 99
FO (foramen ovale) ············ 19, 157, 159, 160, 171
FOEV (foramen ovale emissary vein) ··········· 192
FOV (frontoorbital vein〔s〕) ···· 31, 74, 79, 86, 87, 89
FP〔V〕(frontopolar vein) ················ 32, 103
FV (facial vein) ················ 171, 175, 177

G

GVG (great vein of Galen) ················ 153

H

H (hematoma) ················ 115
HB (hypoglossal branch of the ascending pharyngeal artery) ················ 35
HGB (hypoglossal branch) ················ 119, 121, 167, 169, 178, 194, 195
HGC (hypoglossal canal) ················ 189, 195
HGN (hypoglossal nerve) ················ 189

I

ICA (internal carotid artery) ········ 157, 159, 160, 189
IchoV (inferior choroidal vein) ················ 74
ICS (intercavernous sinus) ···· 85, 141, 143, 157, 160
iCuV (intraculminate vein) ········· 53, 54, 125, 126
ICV (internal cerebral vein) ··· 13, 21, 27, 31, 40, 43, 44, 45, 52, 53, 54, 57, 59, 60, 63, 65, 67, 68, 69, 71, 72, 75, 76, 79, 87, 89, 91, 103, 106, 144, 153
ICV〔s〕(inferior cerebral vein〔s〕) ········· 14, 144
IHV (inferior hemispheric vein) ················ 15, 54, 124, 125, 126, 129, 130, 133, 136
iICS (inferior intercavernous sinus) ············ 167

IJV (internal jugular vein)
······99, 103, 105, 155, 157, 163, 169, 171, 175
ILT (inferolateral trunk) ············135, 136, 182
ILT TB〔lateral tentorial artery (tentorial branch) of the inferolateral trunk〕···············183
IMA (internal maxillary artery) ············178
IOV (inferior ophthalmic vein) ·········171, 175
IPCV (inferior petroclival vein)
············143, 144, 157, 159, 161, 163, 171
IPS (inferior petrosal sinus) ········13, 15, 21, 85, 97, 98, 99, 124, 126, 141, 143, 144, 153, 157, 159, 160, 161, 163, 169, 171, 173, 182, 189, 191, 192, 197
IQV〔s〕(inferior quadrigeminal vein〔s〕) ····52, 54
iRTV (inferior retrotonsilar vein)
·······································54, 124, 129, 152
ISS (inferior sagittal sinus)
······················13, 17, 27, 31, 34, 43, 44, 54, 79
ISV〔s〕(inferior striate vein〔s〕)
·················13, 27, 31, 74, 75, 76, 79, 80, 87
iTHV (inferior thalamic vein) ···············126
IV〔s〕(insular vein〔s〕) ·········75, 76, 78, 85, 86
IVSV (inferior ventricular subependymal vein)
···89, 91, 92
IV〔ent〕V (inferior ventricular vein)
·············53, 76, 79, 88, 89, 91, 92, 129, 133
IVV (inferior vermian vein) ····15, 27, 29, 40, 54, 74, 124, 125, 126, 129, 130, 136, 152

J

JB (jugular branch of the ascending pharyngeal artery) ····································35
JB (jugular branch) ············119, 121, 178, 193
JB (jugular bulb) ············164, 169, 189, 192, 193
JF (jugular foramen) ························155, 189
JT (jugular tubercle) ····························155
JV (jugular vein) ····13, 27, 97, 98, 105, 159, 160, 163, 191

L

L ("lateral" shunted pouch) ···············182
LAV (lateral atrial vein) ····················74, 127
LBVR (left basal vein of Rosenthal) ·····53, 54, 79
LBVR1 (left basal vein of Rosenthal 1st segment)
··79
LBVR2 (left basal vein of Rosenthal 2nd segment)
··79
LCA (lateral clival artery) ···············35, 178
LC〔au〕V (longitudinal caudate vein)
······································27, 31, 79, 88
LCS (laterocavernous sinus)
·····················85, 86, 143, 163, 167, 170, 181
LCV (lateral condylar vein) ····17, 99, 157, 159, 160, 161, 163, 169, 189, 190, 191, 192, 194, 197
LFOV (left frontoorbital vein) ···············79
LHV (lateral hippocampal vein) ···············74
LLMV (left lateral mesencephalic vein) ·········53

LMedV (lateral medullary vein)
··························15, 124, 127, 129, 132, 133
LMV (lateral mesencephalic vein) ····54, 74, 75, 76, 85, 125, 127, 129, 130, 132, 133, 136, 153
LMV-BV (lateral mesencephalic vein-brachial vein)··54
LOV (left olfactory vein) ·······················79
LPV (lateral pontine vein)
·············15, 53, 54, 124, 127, 129, 132, 133, 136, 152
LSV (lateral spinal vein) ····················129
LTA (lateral tentorial artery)
···············35, 121, 135, 136, 183, 184
Lt. SHV (left superior henmispheric vein) ········127
LTS (lateral tentorial sinus)
·············94, 95, 96, 105, 107, 108, 112, 115, 117

M

M ("medial" shunted pouch) ···············182
MAMV (medial anterior medullary vein) ·······191
MAV (medial atrial vein) ·········27, 31, 74, 129
Max〔V〕(maxillary vein) ······················171, 175
MB (mastoid branch) ···············35, 51, 135, 193
MB (muscular branch) ························97, 98
MB of OA (mastoid branch of occipital artery)
··189
MB of VA (muscular branch of vertebral artery)
··189
MCA (medial clival artery) ········35, 178, 179, 181
MCB (medial clival branch of the ascending pharyngeal artery) ························182
MDP/Mid stem (middle dural plexus stem)
··21, 141
Med CS (medial cavernous sinus) ············141
Mes (mesencephalon) ····························21
Mes V (mesencephalic vein) ·······················21
Met (metencephalon) ····························21
Met V (metencephalic vein) ···············21, 141
MEV (mastoid emissary vein)
··········17, 27, 99, 100, 101, 102, 121, 191, 192
MF〔V〕(middle frontal vein) ···············32, 103
MHT (meningohypophyseal trunk) ·········182, 184
middle dural Plx (middle dural plexus) ·········21
MMA (middle meningeal artery) ·····35, 122, 135, 167, 169, 177, 179, 181, 182, 183
MMV (middle meningeal vein) ·······················17
MPCV (medial pericallosal vein) ···············27, 31
MPcV (middle pericallosal vein) ···············43, 44
MS (marginal sinus)
········98, 99, 143, 159, 160, 163, 189, 190, 191, 192
MTA (medial tentorial artery) ·······················35
MTBV (middle temporobasal vein) ···············107
MTS (medial tentorial sinus) ···············41, 79
MT〔V〕(middle temporal vein)
···········27, 29, 31, 32, 79, 103, 105, 106, 107, 108, 115
Mye V (myelencephalic vein) ···············21, 141

N

NMB of APA (neuromeningeal branch of ascending pharyngeal artery) ····················189
NMT (neuromeningeal trunk) ············119, 178

O

OA (occipital artery)
···············35, 119, 121, 135, 190, 193, 194, 197
OB (osseous branch) ····························98
OBV (occipital basal vein) ···············107, 108
OBV (occipitobasal vein) ·······················27
ODV (occipital diploic vein) ·······················17
OEV (occipital emissary vein) ······99, 100, 191, 192
OPA (ophthalmic artery) ······················35, 182
OPMS (ophthalmomeningeal sinus) ·········141, 142
Optic V (optic vesicle) ························20, 21
OS (occipital sinus) ·········97, 98, 99, 189, 191, 193
OTBV (occipitotemorobasal vein) ················27
Otic V (otic vesicle) ····························21
O〔V〕(occipital vein)
·············32, 97, 100, 103, 105, 106, 108, 115
OV (olfactory vein)
·················27, 31, 74, 75, 76, 82, 85, 86, 89

P

P (procencephalon) ····························21
PAA (posterior auricular artery) ················122
PAV (posterior auricular vein) ···············171
PB (calcified pineal body) ·······················52
PB (petrosal branch) ············122, 135, 167, 184
PB (pharyngeal branch)
············119, 169, 178, 179, 181, 194, 195
PB (posterior branch) ····························183
PBV (prepontine bridge vein) ·········127, 129
PCA (posterior cerebral artery) ·······················40
PCB (posterior convexity branch) ···············121
PCC (posterior condylar canal) ·········99, 101, 189
PCF (petroclival fissure) ···············155, 181
PCI〔V〕(precentral insular vein) ····74, 80, 89, 92
PcomV (posterior communicating vein) ·····54, 74
pCSB (posterior cavernous sinus branch)
···············167, 177, 179, 181
pCuV (preculminate vein) ·········53, 54, 125, 129
PCV (posterior condylar vein) ·····99, 102, 157, 159, 189, 190, 191, 192, 193
PCV (precentral cerebellar vein)
·····15, 17, 40, 52, 53, 54, 124, 125, 127, 129, 130, 136
PCV (precentral condylar vein) ···············160
PCV/PrC (precentral vein) ···············32, 103
PEA (posterior ethmoidal artery) ···············35
Ped V〔s〕(peduncular vein〔s〕) ·········54, 74, 75, 77, 79, 85, 86, 87, 89, 91, 92, 127, 129, 130, 132, 133, 136, 151, 153
PF〔V〕(posterior frontal vein) ···············32, 103
PhA (pharyngeal artery) ························182

Pial v (pial vein) ······························· 22
pICS (posterior intercavernous sinus)
 ························· 161, 163, 167, 169
PinV (pineal vein) ······················· 53, 54, 79
PI〔V〕(posterior insular vein) ····· 31, 74, 79, 80, 89, 92
PL ("posterolateral" shunted pouch) ············ 182
PM ("posteromedial" shunted pouch) ············ 182
PMA (posterior meningeal artery) ··· 35, 97, 98, 190
PMB (posterior meningeal branch) ············ 119
PMV (posterior mesencephalic vein)
 ······························ 53, 54, 79, 136
PMV/primitive Max V (primitive maxillary vein)
 ······································· 21, 141
PoC〔V〕(posterior central vein) ··········· 32, 103
posterior dural Plx (posterior dural plexus) ······· 21
Post stem (posterior dural plexus stem) ········ 21
PP (posterior parietal vein) ···················· 32
PPBV (prepontine bridging vein) ············ 85, 86
PP〔C〕V (posterior pericallosal vein)
 ·················· 27, 31, 40, 43, 44, 89, 91, 103
PP〔x〕(pterygoid plexus) ···· 17, 19, 44, 79, 97, 103,
 105, 143, 144, 157, 159, 160, 171, 173, 175, 192
Primary CS (primary cavernous sinus) ········· 141
primitive SOV (primitive superior ophthalmic
 vein) ·································· 21
primitive SPS (primitive superior petrosal sinus)
 ······································· 21
primitive SSS (primitive superior sagittal sinus)
 ······································· 21
primitive TS (primitive tentorial sinus) ····· 21, 142
proOS (prootic sinus) ························ 141
PSB (petrosquamosal branch) ···· 35, 122, 135, 184
PSOV (primitive supraorbital vein) ············ 141
PSS (primitive petrosquamosal sinus) ·········· 79
PSV (posterior striate vein) ················· 27, 91
PTBV (posterior temporobasal vein) ········ 29, 107
PTDV (posterior temporal diploic vein) ·········· 17
PthVs (posrterior thalamic veins) ·············· 55
PTS (proximal transverse sinus) ············· 143
PT〔V〕(posterior temporal vein)
 ············ 27, 29, 32, 103, 105, 106, 107, 108, 115
PV (petrosal vein) ······ 15, 53, 55, 75, 115, 117, 124,
 125, 127, 129, 130, 132, 133, 135, 136, 151, 152, 153,
 183, 184
PVV (paravertebral vein) ······················ 99

R

RLMV (right lateral mesencephalic vein) ········ 53
RLMV-BV (right lateral mesencephalic vein-
 brachial vein) ··························· 55
RMA (recurrent meningeal artery) ············· 35

RMB〔recurrent meningeal branch (artery)〕··· 182
RMV (retromandibular vein) ················· 171
ROV (right olfactory vein) ····················· 77
R〔t.〕BVR (right basal vein of Rosenthal)
 ······························ 53, 55, 79, 127
RTS (right transverse sinus) ·············· 94, 95, 96
R〔t.〕SHV (right superior hemisheric vein) ···· 127
RTV〔s〕(retrotonsilar vein〔s〕) ············ 55, 130

S

S (shunt) ······························· 135, 136
S (shunted venous pouch)
 ·············· 161, 163, 167, 177, 185, 194, 195, 197
S (splenium of the corpus callosum) ········ 52, 167
SB (sinus branch) ························· 119
SBS〔sphenobasal sinus (or vein)〕············ 143
SBV (sphenobasal vein) ·············· 19, 79, 103
SchoV (superior choroidal vein)
 ······················· 13, 27, 29, 31, 89, 91
SCS (suboccipital cavernous sinus) ···· 97, 99, 157,
 159, 160, 163, 169, 189, 190, 191, 192, 193, 194, 197
sCuV (superior culminate vein) ········· 53, 55, 127
sCuV (supraculminate vein) ················ 125
SCVs (superior cerebral veins) ················ 144
SHV〔s〕(superior hemispheric vein〔s〕)
 ·················· 15, 40, 55, 124, 125, 129, 130, 136, 151
SMB (stylomastoid branch) ················· 122
SMCV (superficial middle cerebral vein) ···· 13, 14,
 19, 21, 32, 44, 74, 75, 79, 80, 85, 86, 103, 105, 143,
 144, 145, 146, 147, 148, 149, 154, 157, 159, 160, 167,
 170, 173, 182
SMCV (superior middle cerebral vein) ·········· 153
SMV (superficial medullary vein) ············· 13
SOV (superior ophthalmic vein) ···· 13, 85, 143, 154,
 157, 159, 160, 163, 167, 170, 171, 173, 175, 177, 182
SPB (superior pharyngeal branch) ············ 178
SPetS〔sphenopetrosal sinus (or vein)〕········ 143
SpPS (sphenoparietal sinus) ············ 143, 144
SPS (superior petrosal sinus) ····· 13, 15, 19, 55, 76,
 79, 85, 124, 125, 127, 129, 130, 143, 144, 151, 152, 153,
 182, 185
sP〔y〕V (suprapyramidal vein) ·········· 55, 124, 130
SQV〔s〕(superior quadrigeminal vein〔s〕)
 ·························· 52, 55, 127
sRTV (superior retrotonsilar vein)
 ························· 55, 124, 129, 133, 136
SS (sigmoid sinus)
 ···· 13, 27, 43, 99, 101, 103, 105, 143, 144, 169, 191, 192
SSS (superior sagittal sinus)
 ·········· 13, 17, 21, 27, 36, 40, 43, 94, 95, 96, 143, 144
SSVs (superior striate vein) ·················· 80

StS (straight sinus) ····· 13, 15, 17, 27, 29, 31, 34, 40,
 41, 43, 44, 51, 52, 53, 55, 79, 91, 94, 95, 96, 112, 124,
 143, 144
STV (superficial temporal vein) ··········· 171, 177
Sup anast V (superior anastomic vein) ········ 141
supOV (supraorbital vein) ···················· 171
SV〔s〕(septal vein〔s〕) ···· 13, 27, 31, 79, 89, 91, 144
SVV (superior vermian vein)
 ·············· 15, 40, 52, 53, 55, 124, 125, 127, 129, 130

T

TBV (temprpbasal vein) ················· 107, 108
TCauV〔s〕(transverse caudate vein〔s〕) ···· 27, 31, 92
TCV (transcerebral vein) ····················· 13
T〔ent〕S (tentorial sinus)
 ·························· 55, 125, 127, 129, 133, 135
Terminal V (terminal vein) ···················· 27
TP〔V〕(transverse pontine vein)
 ··· 15, 55, 124, 125, 126, 127, 130, 132, 136, 151, 153
TS (transverse sinus)
 ···· 13, 15, 27, 43, 99, 103, 105, 112, 124, 143, 144, 192
TSV (thalamostriate vein)
 ·············· 13, 27, 31, 79, 80, 87, 88, 89, 91, 144
TTSV (temporal tip subependymal vein) ········ 29

U

UV (uncal vein) ····· 27, 29, 74, 75, 80, 82, 85, 92, 144,
 145, 151, 153, 161, 163, 170, 173, 181

V

V of Cau H (vein of caudate head) ············· 79
V of PMF (vein of pontomedullary fissure) ····· 129
V of PMS/VPMS (vein of pontomedullary sulcus)
 ······································ 132
VA〔vertebral artery (filling defect)〕··· 97, 159, 189
VA (vidian artery) ·························· 178
VAVP (vertebral artery venous plexus) ········· 190
VCGM (vein of cortical gray matter) ············ 13
VDV (ventral diencephalic vein) ··············· 21
VG (vein of Galen) ····· 15, 17, 40, 52, 53, 55, 74,
 75, 79, 91, 124, 127, 144
VGHF (vein of great horizontal fissure)
 ························· 15, 124, 125, 130
VICP (vein of inferior cerebellar peduncle) ···· 136
VL (venous lake) ···························· 31
VLR (vein of lateral recess of the 4th ventricle)
 ········· 15, 53, 55, 124, 127, 129, 132, 133, 136, 152
VoVs (vortex veins) ························· 173
VPV (ventral pharyngeal vein) ················ 21
VVplx (vertebral venous plexus) ··········· 99, 197

索引

ページ数の"**太字**"は詳述ページを示した．
ページ数の後の"f"は図中略語を示した．

欧文索引

A

accessory meningeal artery (AMA) ………… 35f, 169f, 177f, 178, 179f, 182f, 183, 183f
accessory sinus ………………………………… 24
ambient cistern ………………………………… 57
anastomotic channel ………………………… 140
anastomotic medullary vein (AMV) ……… 13f, 14
anastomotic vein of Trolard ………………… 32
angular vein (AV) …… 171f, 172, 173f, 174, 175f, 177f
annulus of Zinn ……………………………… 172
anomalous septal vein ……………………… 58
anterior branch of the middle meningeal artery (AB) ……………………………… 167f, 182f
anterior branch (AB) ………… 169f, 177f, 179f
anterior cardinal vein ……………… 20, 172, 188
anterior caudate vein (ACauV)
 ……………… 27f, 30f, 57, 61, 79f, 91f, 92f
anterior cavernous sinus branch (aCSB) …… 169f
anterior cerebral vein (ACV) … 27f, 29f, 65, 73, 74f, 75f, 79f, 80f, **81**, 85f, 86f, 89f, 92f
anterior communicating vein (AcomV)
 ……………………… 30f, 74f, 75f, 81, 85f
anterior condylar canal (AC) ……………… 99f
anterior condylar confluence (ACC) ……… 99f, 155, 157f, 159f, 163f, 165, 169f, 188, 189f, 191f, 192f, 193f, **194**, 194f, **195**
anterior condylar vein (ACV) …… 97f, 98f, 99f, 143f, 155, 157f, 159f, 160f, 161f, 163f, 169f, 188, **189**, 189f, 191f, 192f, 193f, 194f
anterior dural plexus stem (Ant stem) … 21f, 22, 140
anterior dural plexus (anterior dural Plx)
 ……… 21f, 22, 24, 40, 43, 73, 94, 109, 140
anterior ethmoidal artery (AEA) …………… 35f
anterior extravertebral venous plexus (AEVVpx) ……………………………… 157f, 159f
anterior falcine artery (AFA) ………… 35, 35f, 47
anterior frontal vein (AF〔V〕) …… 32, 32f, 103f
anterior hippocampal vein (AHV) ……… 74f, 81
anterior inferior caudate vein (AICauV) … 27f, 30f
anterior inferior cerebellar artery (AICA)
 ………………………………… 183, 185f
anterior insular vein (AI〔V〕)
 ………………… 29f, 74f, 79, 80f, 89f, 92f
anterior intercavernous sinus (aICS) ……… 167f
anterior internal vertebral venous plexus …… 188
anterior lateral marginal vein ……………… 133
anterior lateral mesencephalic vein ………… 131

anterior lateral pontomesencephalic vein (ALPMV)
 …………………………………………… 132f
anterior long insular gyrus ……………………… 79
anterior medial frontal vein (AMFV) ……… 82f
anterior medullary vein (AMV) … 15, 15f, 86f, 124f, 126f, 129f, 130f, 131, 132f, 136f, 151f, 152f, 153f, 189f
anterior meningeal artery (AMA)
 …………………… 121, 193f, 194f, 197, 197f
anterior parietal vein (AP〔V〕) ………… 32f, 103f
anterior pericallosal vein (AP〔c〕V) …… 27f, 30f, 43, 43f, 44f, 65, 74f, 75f, 79f, 81, 85f, 86f, 89f, 91f
anterior pontomesencephalic vein (APMV) …… 15, 15f, 54f, 56, 73, 81, 85f, 86f, 87f, 124f, 126f, 129f, 130f, 131, 132f, 136f, 150, 152f, 153f
anterior spinal vein (ASV)
 …………… 15, 126f, 130f, 131, 136f, 190f
anterior temporal diploic vein (ATDV) … 15, 17, 17f
anterior temporal vein (AT〔V〕) … 27f, 29f, 30f, 32f, 103, 103f, 105f, 107f, 108f, 110, 115f, 117f
anterior temporobasal vein (ATB〔V〕)
 ……… 27f, 29f, 32f, 103, 107f, 108f, 110
anterior thalamic veins (AThVs) … 54f, 56, 58, 61, 63
anterolateral marginal vein (ALMV) ……… 136f
anterolateral pontomesencephalic vein (ALPMV)
 ……………………… 54f, 129f, 131, 136f, 151f
arachnoid granulation ………………………… 15, 25
artery of Davidoff and Schechter …………… 47
artery of foramen rotundum (AFR)
 ……… 35f, 167f, 169f, 177f, 178, 179f, 181f, 182f
artery of pterygoid canal (APC)
 ……… 35f, 167f, 169f, 178, 179f, 181f, 182f
artery of superior orbital fissure (ASOF)
 …………………………… 35f, 169f, 181f
artery of supraorbital fissure (ASOF) ……… 179f
ascending pharyngeal artery (APA)
 ……… 35f, 119f, 167f, 169f, 178, 179f, 189f, 197
ascending pharyngeal artery ………………… 47
atrial veins …………………………………… **89**

B

basal vein of Rosenthal (BVR) …… 13f, 14f, 15f, 27f, 30f, 40, 40f, 51f, 52, 52f, 57f, 59f, 68f, 69f, 71f, 75f, 76f, 80f, 85f, 86f, **87**, 89f, 103f, 105f, 111, 115f, 117f, 124f, 129f, 130f, 131, 132f, 133, 136f, 144f, 151f, 153f, 154f, 167f, 170f
basilar plexus (Bpx)
 …… 140, 141f, 143f, 157f, 160f, **165**, 167f, 169f, 191f
basilar venous plexus ………………………… 188

brachial vein〔s〕(BV〔s〕)
 ……… 15f, 54f, 83, 124f, 125f, 126f, 129f, 136f
bridging vein (bridging V/BV)
 ……… 13f, 25, 109, 110, 153f, 189f, 190f
Browderの分類 ……………………………… **109**

C

calcified pineal body (PB) ……………………… 52f
candelabra pattern ……………………………… 111
carotid branch of the ascending pharyngeal artery (CB) ……………………………… 35f, 182f
carotid branch (CB) ………………………… 178, 178f
caudal remnant of primary head sinus (Caudal Remn PHS) ……………………… 141f
cavernous sinus branch (CSB) ………… 178, 182f
cavernous sinus (CS) …… 13f, 82f, 85f, 86f, 97f, 99f, 109, 125f, 126f, 131, **140**, 142f, 143f, 144f, 145f, 153f, 155, 157f, 159f, 161f, 163f, 167f, 172, 173f, 177f, 178, 181f, 185f, 192f, 197f
central insular vein (CI〔V〕)
 ……………… 30f, 74f, 79, 79f, 80f, 89f, 92f
central mesencephalic vein ………………… 131
central retinal vein (CRV) ……………… 172, 173f
central vein (C/CV) …………………… 32, 32f, 103f
choroidal blush ………………………………… 65
choroidal vein ………………………………… 56, **68**
clival artery …………………………………… 121
clival branch ……………………………… 121, 178
collicular arteries ……………………………… 52
common facial vein (CFV) ………………… 171f
condylar vein ……………………… **189**, **190**, **191**
cortical vein〔s〕(CV) ……… 13f, 31f, 44f, 81
crown-rump length (CRL) ………………… 57f

D

declival vein (decV) ……… 54f, 124f, 126f, 129f, 137
deep facial vein (DFV) ………… 171f, 175f, 177f
deep medullary vein (DMV) ………… 12, 13f, 56
deep middle cerebral vein (DMCV) … 13f, 29f, 73, 74f, 75f, **79**, 79f, **80**, 80f, 81, 86f, 87f, 89f, 92f, 105f, 140, 153f, 154f
deep telencephalic vein (DTV) ……… 21f, 73, 140
diencephalic vein ……………………………… 73
diploic vein (DV) ………………… 12, 13f, 15, **16**, 25
direct lateral vein (DLV)
 …………………… 57, **63**, 66, 70, 79f, 81, 144f
direct medial vein ……………………………… 58
dorsal clival artery (DCA) ………………… 194f
dorsal diencephalic vein (DDV) … 21f, 56, 70
dorsal pharyngeal vein (DPV) … 21f, 140, 141f, 165

dural branch ·· 47, 118, 183
dural plexus ··································· 20, 22, 94, 103
dural sinus ·· 12, 15, 103

E

emissary vein (ev)
········· 12, 13f, 15, 22f, 25, **99**, 157f, 159f, 160f, 165
epidural plexus (EDP) ································ 159f
epidural vein (EDV) ································ 25, 97f
epidural venous plexus (EDpx) ········ 99, 160f, 188
ethmoidal vein ·· 172
external jugular vein (EJV) ········ 97f, 99, 171f, 175f

F

facial vein (FV) ············ 171f, **172**, 174, 175f, 177f
falcine vein ·· 25, 40
foramen cecum ·· 24, 25
foramen magnum (FM) ································ 99f
foramen ovale emissary vein (FOEV) ········ 192f
foramen ovale (FO) ··· 17, 19f, 157f, 159f, 160f, 171f
frontal branch ··· 35
frontal diploic vein (FDV) ···························· 15, 17f
frontal vein ·· 172
frontoorbital vein [s] (FOV)
············· 31f, 32, 73, 74f, 79f, 81, **81**, 86f, 87f, 89f
frontopolar vein (FP [V]) ················ 32, 32f, 103

G

great vein of Galen (GVG) ···················· 109, 153f

H

hematoma (H) ··· 115f
hemispheric vein ····························· 103, 129, 131
hippocampal veins ··· 81
hypoglossal branch of the ascending pharyngeal
   artery (HB) ··· 35f
hypoglossal branch (HGB)
  ···· 118, 119f, 121f, 167f, 169f, 178f, 194f, 195f, 197
hypoglossal canal (HGC) ···············188, 189f, 195f
hypoglossal nerve (HGN) ···························· 189f

I

inferior anastomotic vein of Labbe ················ 15
inferior cerebral vein [s] (ICV [s])
   ·· 14, 14f, **103**, 144f
inferior choroidal vein (IchoV) ·······56, 63, 74f, 81
inferior hemispheric vein (IHV)
   ···· 15f, 54f, 124f, 125f, 126f, 129f, 130f, 133f, 136f
inferior hypophyseal vein ····························· 140
inferior intercavernous sinus (iICS) ············ 167f
inferior ophthalmic vein (IOV)
   ··· 165, 171f, 172, 175f
inferior orbital fissure ·································· 172
inferior petroclival vein (IPCV) ········ 143f, 144f, 155,
   157f, 159f, 161f, 163f, **165**, 171f, 188

inferior petrosal sinus (IPS) ······· 13f, 15f, 21f, 85f,
   97f, 98f, 99f, 124f, 126f, 141f, 143f, 144f, 150, 153f,
   155, 157f, 159f, 160f, 161f, 163f, 169f, 171f, 173f,
   182f, 188, 189f, 191f, 192f, 197f
inferior quadrigeminal vein [s] (IQV [s])
   ·· 52f, 53, 54f
inferior retrotonsilar vein (iRTV)
   ·· 54f, 124f, 129f, 137, 152f
inferior sagittal sinus (ISS)
   ·········· 13f, 17f, 27f, 31f, 34f, **43**, 43f, 44f, 54f, 79f, 81
inferior septal vein ··· 58
inferior striate vein [s] (ISV [s])
   ················ 13f, 27f, 31f, 74f, 75f, 76f, **79**, 79f, 80f, 81, 87f
inferior striate veins ·································· 56, 73
inferior terminal vein ····································· 63
inferior thalamic vein (iTHV) ··········· 70, 126f, 131
inferior ventricular subependymal vein (IVSV)
   ·· 56, 57, 81, 89f, 91f, 92f
inferior ventricular vein (IV [ent] V) ···· 53f, 65, 73,
   76f, 79f, **81**, **87**, 88f, 89f, 91f, 92f, 129f, 131, 133f
inferior vermian vein (IVV) ··· 15f, 27f, 29f, 40f, 54f,
   74f, 124f, 125f, 126f, 129f, 130f, 133, 136f, **137**, 152f
inferolateral trunk (ILT) ····· 47, 135f, 136f, 182f, 183
insular vein [s] (IV [s]) ······· 75f, 76f, 78f, 79, 85f, 86f
intercavernous sinus (ICS)
   ························· 85f, 140, 141f, 143f, 157f, 160f, **165**
internal carotid artery (ICA) ··· 157f, 159f, 160f, 189f
internal cerebral vein (ICV) ······· 13f, 21f, 27f, 31f, 40,
   40f, 43f, 44f, 45f, 52, 52f, 53f, 54f, 57, 59f, 60f, 63,
   65f, 67f, 68f, 69f, 71f, 72f, 75f, 76f, 79f, 81, 87f, 89f,
   91f, 103f, 106f, 144f, 153f
internal jugular vein (IJV)
   ···· 99f, 103f, 105f, 155f, 157f, 163f, 169f, 171f, 175f
internal maxillary artery (IMA) ····················· 178f
internal occipital vein ···································· 53
internal vein of the atrium and posterior horn ·· **61**
internal vertebral venous plexus ················· 188
interstriate anastomosis ····················· 56, 79, **80**
intraculminate vein (iCuV) ··· 53f, 54f, 125f, 126f, 129

J

jugular branch of the ascending pharyngeal artery
   (JB) ·· 35f
jugular branch (JB) ············· 119f, 121f, 178f, 193f
jugular bulb (JB) ············· 164f, 169f, 189f, 192f, 193f
jugular foramen (JF) ······························ 155f, 189f
jugular tubercle (JT) ···································· 155f
jugular vein (JV)
   ························ 13f, 27f, 97f, 98f, 105f, 159f, 160f, 163f, 191f

L

lacrimal vein ··· 172
lateral atrial vein (LAV) ······················· 74f, **81**, 127f
lateral clival artery (LCA) ··············· 35f, 178, 178f

lateral condylar vein (LCV) ········· 17f, 99, 99f, 155,
   157f, 159f, 160f, 161f, 163f, 169f, 188, 189f, 190f,
   191f, 192f, 194f, 197f
lateral hippocampal vein (LHV) ··················· 74f
lateral medullary vein (LMedV)
   ·················· 15, 15f, 124f, 127f, 129f, 131, 132f, 133f
lateral mesencephalic sulcus ················· 73, 83
lateral mesencephalic vein (LMV) ··· 54f, 56, 70, 73,
   74f, 75f, 76f, **81**, 85f, 125, 125f, 127f, 129f, 130f,
   131, 132f, 133, 133f, 136f, 153f
lateral phontomesencephalic vein ············· 133
lateral pontine vein (LPV) ··· 15, 15f, 53f, 54f, 124f,
   127f, 129f, 131, 132f, 133, 133f, 136f, 152f
lateral pontomesencephalic vein ················ 131
lateral shunted pouch (L) ···························· 182f
lateral spinal vein (LSV) ······················ 129f, 131
lateral tentorial artery (LTA)
   ······················· 35f, 118, 121f, 135f, 136f, 183, 183f, 184f
lateral tentorial artery (tentorial branch) of the
   inferolateral trunk (ILT TB) ·················· 183f
lateral tentorial sinus (LTS) ··········· 94f, 95f, 96f,
   103, 105f, 107f, 108f, 110, 111, 112f, 115f, 117f
laterocavernous sinus (LCS)
   ········· 85f, 86f, 143, 143f, **145**, 163f, 167f, 170f, 181f
left basal vein of Rosenthal (LBVR) ···· 53f, 54f, 79f
left frontoorbital vein (LFOV) ························ 79f
left lateral mesencephalic vein (LLMV) ········ 53f
left olfactory vein (LOV) ······························· 79f
left superior henmispheric vein (Lt. SHV) ···· 127f
longitudinal anastomosis ······························ 73
longitudinal caudate vein of Schlesinger ········ 79
longitudinal caudate vein (LC [au] V)
   ································· 27f, 31f, 56, 61, 79f, 88f
longitudinal hippocampal vein ················ 81, 83

M

major dural sinus ··· 109
marginal sinus (MS) ······· 94, 98f, 99, 99f, 109, 143f,
   159f, 160f, 163f, 188, 189f, 190f, 191f, 192f
marginal venous plexus ································ 94
mastoid branch of occipital artery (MB of OA)
   ·· 189f
mastoid branch (MB) ············· 35f, 51f, 135f, 193f
mastoid emissary vein (MEV) ······ 17f, 27f, 99, 99f,
   100, 100f, 101f, 102f, 121f, 191f, 192f, 197
mastoid foramen ··································· 99, 118
Matsushima らの分類 ································ **109**
maxillary vein (Max [V]) ··············· 165, 171f, 175f
medial anterior medullary vein (MAMV) ······ 191f
medial atrial tributary ···································· 61
medial atrial vein (MAV)
   ········ 27f, 31f, 53, 56, 57, 58, **61**, **62**, 74f, 81, 83, 129f
medial cevernous sinus ······························ 141f
medial clival artery (MCA)
   ·································· 35f, 178, 178f, 179f, 181f
medial clival branch ···································· 197

medial clival branch of the ascending pharyngeal artery (MCB) 182f
medial ophthalmic vein 172
medial pericallosal vein (MPCV) 27f, 31f
medial shunted pouch (M) 182f
medial sphenopalatine artery 35
medial tentorial artery (MTA) 35f, 47, 118, 178
medial tentorial sinus (MTS) 41f, 79f, 110
median vein of prosencephalon 56
medullary vein〔s〕 12, 56, 32, 125
meningeal vein 12, 15, 99
meningohypophyseal trunk (MHT)
 .... 47, 118, 121, 182f, 183, 184f
mesencephalic vein (Mes V) 21f, 73, 81, 109, 131
mesencephalon (Mes) 21f, 109
metencephalic vein (Met V)
 .... 21f, 131, 133, 140, 141f
metencephalon (Met) 20, 21f
middle dural plexus stem (MDP/Mid stem)
 .... 21f, 22, 140, 141f, 165
middle dural plexus (middle dural Plx)
 .... 20, 21f, 94, 140
middle frontal vein (MF〔V〕) 32, 32f, 103f
middle meningeal artery (MMA) 17, 35, 35f, 47, 118, 122f, 135f, 167f, 169f, 177f, 178, 179f, 181f, 182f, 183, 183f
middle meningeal vein (MMV) 15, **16**, 17, 17f, 19
middle pericallosal vein (MPcV) 43, 43f, 44f, 65
middle temporal vein (MT〔V〕) 27f, 29f, 31f, 32f, 79f, 103, 103f, 105f, 106f, 107f, 108f, 110, 115f, 172
middle temporobasal vein (MTBV) 103, 107f, 110
middle terminal vein 81
multiple independent pattern 111
muscular branch of vertebral artery (MB of VA)
 .... 189f
muscular branch (MB) 97f, 98f
muscular vein 172
myelencephalic vein (Mye V) 21f, 141f
myelencephalon 20

N
neural tube 17
neuromeningeal branch of ascending pharyngeal artery (NMB of APA) 189f
neuromeningeal trunk (NMT) 119f, 178f

O
occipital artery (OA) 35f, 119f, 121, 121f, 135f, 190f, 193f, 194f, 197, 197f
occipital basal vein (OBV) 107f, 108f
occipital diploic vein (ODV) 15, 17, 17f
occipital emissary canal 99
occipital emissary vein (OEV)
 .... 99, **100**, 99f, 100f, 191f, 192f
occipital sinus (OS)
 .... 94, 96, 97f, 98f, 99f, 188, 189f, 191f, 193f

occipital tributary 61
occipital vein (O〔V〕)
 .... 32f, 97f, 99, 100f, 103f, 105f, 106f, 108f, 115f
occipitobasal vein (OBV) 27f, 103, 110
occipitotemorobasal vein (OTBV) 27f
occipitotemporal vein 53
olfactory vein (OV) 27f, 31f, 32, 73, 74f, 75f, 76f, **79**, 81, 82f, 85f, 86f, 89f
ophthalmic artery (OPA) 35f, 178, 182f
ophthalmomeningeal sinus (OPMS) 140, 141f, 142f
optic vesicle (Optic V) 20f, 21f
osseous branch (OB) 98f
otic vesicle (Otic V) 21f

P
paracavernous sinus 143, **146**
paramedian branch 35, 47
paravertebral vein (PVV) 99f
peduncular vein〔s〕(Ped V〔s〕) 54f, 70, 73, 74f, 75f, 77f, 79f, **81**, 85f, 86f, 87f, 89f, 91f, 92f, 111, 127f, 129f, 130f, 131, 132f, 133f, 136f, 151f, 153f
pericallosal artery 47, 52
pericallosal vein 56, 65, **69**
periinsular sulcus 79
peritrigeminal vein 140
petroclival fissure (PCF) 155, 155f, 181f
petrosal branch (PB)
 .... 118, 122f, 135f, 167f, 183, 184f
petrosal vein (PV) 15f, 53f, 55f, 75f, 83, 115f, 117f, 124f, 125, 125f, 127f, 129, 129f, 130f, 131, 132f, **133**, 133f, 135f, 136f, 150, 151f, 152f, 153f, 183f, 184f
petrosquamosal branch (PSB)
 .... 35f, 122f, 118, 135f, 184f
petrosquamosal sinus **18**, 99
pharyngeal artery (PhA) 178, 182f
pharyngeal branch (PB)
 .... 119f, 169f, 178f, 179f, 181f, 194f, 195f, 197
pial vein (Pial v) 12, 22, 22f, 32
pineal vein (PinV) 53, 53f, 54f, 79f
posrterior thalamic veins (PthVs) 55f
posterior auricular artery (PAA) 120, 121, 122f
posterior auricular vein (PAV) 99, 171f
posterior branch (PB) 183, 183f
posterior cavernous sinus branch (pCSB)
 .... 167f, 177f, 178, 179f, 181f
posterior central vein (PoC〔V〕) 32f, 103f
posterior cerebral artery (PCA) 40f
posterior cervical vein 188
posterior communicating vein (PcomV)
 .... 54f, 74f, 81
posterior condylar canal (PCC)
 .... 99, 99f, 101f, 188, 189f, **193**
posterior condylar vein (PCV) 99, 99f, 102f, 157f, 159f, 188, 189f, 190f, 191f, 192f, **193**, 193f
posterior convexity branch (PCB) 47, 118, 121f

posterior dural plexus stem (Post stem)
 .... 21f, 22, 94
posterior dural plexus (posterior dural Plx)
 .... 20, 21f, 94
posterior dural stem 140
posterior ethmoidal artery (PEA) 35f, 178
posterior frontal vein (PF〔V〕) 32, 32f, 103f
posterior insular vein (PI〔V〕)
 .... 31f, 74f, 79, 79f, 80f, 89f, 92f
posterior intercavernous sinus (pICS)
 .... 161f, 163f, 165, 167f, 169f
posterior longitudinal hippocampal vein 61
posterior medullary vein 133
posterior meningeal artery (PMA)
 .... 35f, 47, 97f, 98f, 118, 190f
posterior meningeal branch (PMB) 119f
posterior mesencephalic vein (PMV)
 .... 52, 53f, 54f, 79f, 136f
posterior paraventricular vein **61**
posterior parietal vein (PP) 32f
posterior pericallosal vein (PP〔C〕V)
 ...... 27f, 31f, 40f, 43, 43f, 44f, 53, 65, 89f, 91f, 103f
posterior septal vein 57, **58**, **61**
posterior striate vein (PSV) 27f, 91f
posterior temporal diploic vein (PTDV)
 .... 15, 17, 17f, **18**
posterior temporal vein (PT〔V〕) 27f, 29f, 32f, 103, 103f, 105f, 106f, 107f, 108f, 110, 115f
posterior temporobasal vein (PTBV)
 .... 29f, 103, 107f, 110
posterior thalamic vein 70, 83
posterolateral shunted pouch (PL) 182f
posteromedial shunted pouch (PM) 182f
postorbital lobule 81
precentral cerebellar vein (PCV) 15, 15f, 17f, 40, 40f, 52f, 53, 53f, 54f, 83, 124f, 125, 125f, 127f, 129, 129f, 130f, 133, 136f
precentral condylar vein (PCV) 160f
precentral insular vein (PCI〔V〕)
 .... 74f, 79, 80f, 89f, 92f
precentral vein (PCV/PrC) 32, 32f, 103f
preculminate vein (pCuV) 53f, 54f, 125f, 129, 129f
prepontine bridge vein (PBV) 127f, 129f
prepontine bridging vein (PPBV)
 .... 85f, 86f, 131, 150, **150**
primary artery 121, 178
primary cavernous sinus (Primary CS) 140, 141f
primary fissure 137
primary head sinus 20, 22, 94, 140, 188
primitive internal cerebral vein 40
primitive marginal sinus 94, 109
primitive maxillary vein (PMV/primitive Max V)
 .... 21f, 140, 141f, 165, 172
primitive petrosquamosal sinus (PSS) 79f
primitive superior ophthalmic vein (primitive SOV)
 .... 21f

primitive superior petrosal sinus (primitive SPS)
·················· 21f
primitive superior sagittal sinus (primitive SSS)
·················· 21f
primitive supraorbital vein (PSOV) ············· 141
primitive tentorial sinus (primitive TS)
············ 21f, 56, 73, 103, 109, 140, 142f, 143
primitive transverse sinus ················· 56, 73
procencephalon (P) ························· 21f
prootic sinus (proOS) ················· 140, 141f
proximal transverse sinus (PTS) ············· 143f
pterygoid plexus (PP〔x〕) ······ 17, 17f, 19f, 44f, 79f,
  97f, 99, 103f, 105f, 143, 143f, 144f, 157f, 159f, 160f,
  165, 171f, 172, 173f, 175f, 192f

R

radiculomedullary vein ····················· 188
recurrent meningeal artery (RMA) ·········· 35f, 178
recurrent meningeal branch (RMB) ············ 182f
retroarticulare foramen ······················ 99
retromandibular vein ······················· 165
retromandibular vein (RMV) ················· 171f
retrotonsilar vein〔s〕(RTV〔s〕) ······· 55f, 130f, 137
rhombencephalon ·························· 109
right basal vein of Rosenthal (RBVR/Rt. BVR)
·················· 53f, 55f, 79f, 127f
right lateral mesencephalic vein-brachial vein
  (RLMV-BV) ···························· 55f
right lateral mesencephalic vein (RLMV) ········ 53f
right olfactory vein (ROV) ··················· 77f
right superior hemisheric vein (Rt. SHV) ······· 127f
right transverse sinus (RTS) ········· 94f, 95f, 96f
roof vein ································· 58

S

septal vein〔s〕(SV〔s〕) ··· 13f, 27f, 31f, 56, **57**, **60**, 61,
  63, 70, 79f, 89f, 91f, 144f
septum pellucidum ························· 58
shunted venous pouch (S)
············ 161f, 163f, 167f, 177f, 185f, 194f, 195f, 197f
sigmoid jugular junction ···················· 188
sigmoid sinus (SS) ···· 13f, 22, 27f, 43f, 94, 99f, 101f,
  103f, 105f, **121**, 143f, 144f, 169f, 191f, 192f
sinus branch (SB) ························ 119f
sinus confluence ················· 22, 24, 25, 103
sphenobasal vein (SBV) ····· 19f, 79f, 103f, 143, 143f
sphenoparietal sinus (Sp〔et〕S)
·················· 109, 143, 143f, 144f
sphenopetrosal vein ························ 143
spinal vein ······························· 131
splenial vein ······························ 65
splenium of the corpus callosum (S) ······ 52f, 167f
straight sinus (StS) ······ 13f, 15f, 17f, 22, 27f, 29f, 31f,
  34f, 40, 40f, 41f, 43f, 44f, 51f, 52f, 53f, 55f, 73, 79f,
  91f, 94, 94f, 95f, 96f, 103, 109, 110, 112f, 124f, 143f,
  144f
striate veins ····························· **80**
stylomastoid branch (SMB) ············ 121, 122f
subclavian vein ··························· 99
subependymal vein ·················· 12, 14, 56
suboccipital cavernous sinus (SCS) ···· 97f, 99, 99f,
  157f, 159f, 160f, 163f, 169f, 188, 189f, **190**, 190f,
  191f, 192f, 193f, 194f, 197f
superficial medullary vein (SMV) ········ 12, 13f, 32
superficial middle cerebral vein (SMCV) ···· 13f, 14,
  14f, 19f, 21f, 32, 32f, 44f, 73, 74f, 75f, 79, 79f, 80f,
  81, 85f, 86f, 103, 103f, 105f, 109, 140, **143**, 143f,
  144f, 145f, 146f, 147f, 148f, 149f, 154f, 157f, 159f,
  160f, 167f, 170f, 173f, 182f
superficial telencephalic vein ················ 140
superficial temporal artery (STA) ··········· 35, 120
superficial temporal vein (STV)
·················· 165, 171f, 172, 174, 177f
superficial venous system ·················· 109
superior anastomic vein (Sup anast V) ········ 141f
superior anastomotic vein of Trolard ············ 14
superior and inferior ophthalmic vein ·········· 140
superior cerebral veins (SCVs) ···· 32, 44f, 103, 141
superior choroidal vein (SchoV)
······ 13f, 27f, 29f, 31f, 40, 56, 58, 61, 63, 70, 89f, 91f
superior culminate vein (sCuV) ······· 53f, 55f, 127f
superior hemispheric vein〔s〕(SHV〔s〕) ··· 15f, 40f,
  55f, 124f, 125f, **129**, 129f, 130f, 136f, **137**, 151f
superior mesencephalic tributary ·············· 73
superior middle cerebral vein (SMCV) ········· 153f
superior ophthalmic vein (SOV) ······ 13f, 85f, 143f,
  154f, 157f, 159f, 160f, 163f, 167f, 170f, 171f, **172**,
  173f, 174, 175f, 177f, 182f
superior petrosal sinus (SPS) ····· 13f, 15f, 19f, 55f,
  73, 76f, 79f, 85f, 110, 124f, 125f, 127f, 129f, 130f,
  140, 143f, 144f, **146**, **150**, 151f, 152f, 153f, 182f, 185f
superior pharyngeal branch (SPB) ············ 178f
superior quadrigeminal vein〔s〕(SQV〔s〕)
·················· 52f, 53, 55f, 127f
superior retrotonsilar vein (sRTV)
·················· 55f, 124f, 129f, 133f, 136f, 137
superior sagittal sinus (SSS) ····· 13f, 17f, 21f, 22, **24**,
  27f, 36f, 40f, 43f, 94, 94f, 95f, 96f, 143f, 144f
superior septal vein ························ 58
superior striate vein (SSVs) ·········· 56, 61, 79, 80f
superior terminal vein ······················ 63
superior vermian vein (SVV) ··· 15f, 40, 40f, 52f, 53f,
  55f, 124f, 125, 125f, 127f, **129**, 129f, 130f, 137
superior (Galenic) drainage group ············ **125**
supraculminate vein (sCuV) ·············· 125f, 129
supraglenoid foramen ······················· 99
supraorbital vein (supOV) ········ 15, 140, 171f, 172
suprapineal recess ························· 56
suprapyramidal vein (sP〔y〕V) ····· 55f, 124f, 130f, 137
sylvian vallecula ···················· 73, 79, 81
S 状静脈洞 ························ 94, 99, **121**

T

telencephalic vein ·························· 73
telencephalon ························ 20, 109
temporal tip subependymal vein (TTSV)
·················· 29f, 56, 57, 81
temporal-occipital cortical vein ··············· 103
temprpbasal vein (TBV) ················ 107f, 108f
tenia choroidea ···························· 57
tentorial artery ···························· 47
tentorial sinus (T〔ent〕S) ··· 14, 55f, 70, 73, 103, **109**,
  110, 124, 125f, 126f, 129, 129f, 133f, 135f, 137
terminal vein (Terminal V) ··················· 27f
thalamic vein ·························· 56, **70**
thalamogeniculate vein ······················ 83
thalamostriate vein (TSV) ··· 13f, 27f, 31f, 56, 57, 58,
  61, 63, **64**, 70, 79f, 80f, 81, 87f, 88f, 89f, 91f, 144f
tonsilar veins ····························· 133
transcerebral anastomotic venous system ······· 14
transcerebral vein (TCV) ············· 13f, 14, 56
transeverse pontine vein ···················· 133
transverse caudate vein〔s〕(TCauV〔s〕)
·················· 27f, 31f, 56, 61, 63, 92f
transverse hippocampal〔subependymal〕vein
·················· 57, 61, 81
transverse pontine vein (TP〔V〕) ······· 15, 15f, 55f,
  124f, 125f, 126f, 127f, 130f, 132f, 136f, 150, 151f,
  153f
transverse sinus (TS) ···· 13f, 15f, 22, 24, 27f, 43f, 73,
  94, 99f, 103f, 105f, 109, 110, 112f, 124f, 129, 131,
  140, 143f, 144f, 192f
transverse vein ························· 20, 22

U

uncal vein (UV) ······ 27f, 29f, 73, 74f, 75f, **80**, 80f, **81**,
  82f, 85f, 92f, 143, 144f, 145f, 151f, 153f, 161f, 163f,
  170f, 173f, 181f

V

vein of caudate head (V of Cau H) ············ 79f
vein of cortical gray matter (VCGM) ··········· 13f
vein of Galen (VG) ······ 15f, 17f, 40f, **52**, 52f, 53f, 55f,
  73, 74f, 75f, 79f, 91f, 125, 124, 124f, 127f, 129, 144f
vein of great horizontal fissure (VGHF)
·················· 15f, 124f, 125f, 130f, 133
vein of inferior cerebellar peduncle (VICP)
·················· 133, 136f
vein of Labbe ·················· 79, 103, 109, 110
vein of lateral recess of the 4th ventricle (VLR)
·················· 15f, 53f, 55f, 124f, 127f, 129f, 131, 132f, 133,
  133f, 136f, 152f
vein of pontomedullary fissure (V of PMF) ····· 129f
vein of pontomedullary sulcus (V of PMS/VPMS)
·················· 131, 132f, 133
vein of septum pellucidum ··················· 57
vein of the head of the caudate nucleus ········ 61

vein of the posterior horn ······················ 61
vein of Trolard ··································· 33
venous lake (VL) ······························· 31f
ventral diencephalic vein ············ 56, 70, 73, 81
ventral diencephalic vein (VDV) ············· 21f
ventral epidural〔venous〕plexus ······· 140, 188
ventral myelencephalic vein ········ 140, 155, 188
ventral pharyngeal vein (VPV) ········· 21f, 172
ventral/dorsal diencephalic system ············ 109
ventricular subependymal vein ················· 81
vermian veins ·························· 53, 103, 110
vertebral artery venous plexus (VAVP) ······· 190f
vertebral artery (VA) ················ 97f, 159f, 189f
vertebral epidural venous plexus (EDVpx) ··· 169f
vertebral venous plexus (VVplx) ···· 99, 99f, 197f
Vesalius 孔 ·· 165
vidian artery (VA) ·························· 178, 178f
vortex veins (VoVs) ······················· 172, 173f

和文索引

あ行

浅中大脳静脈〔系〕························ 14, 103, 143

迂回槽 ··· 61

横静脈洞 ···· 14, 15, 24, 94, 99, 118, 124, 137, 143, 150

か行

外頸静脈 ··· 172
外転神経 ··· 140
海馬采 ··· 61
海綿静脈洞 ············· 14, 22, 73, 81, 140, 143, 150
　──発生 ······································ 141
　──部における脳神経の部位 ················ 142
　──領域に分布する動脈系 ···················· 178
顆管静脈系 ······································· 187
下矢状静脈洞 ······································ 43
　──領域への動脈分布 ························ 47
下矢状洞 ·· 65
下錐体静脈洞 ······························· 140, 155
　──閉塞 ······································ 165
下垂体腺腫 ······································· 111
ガレン大静脈 ······························ 40, 52, 81

　──瘤 ··· 70
眼窩内静脈 ······································· 172

橋前架橋静脈 ····································· 150

原始静脈叢 ······································· 131

鉤静脈 ······································ 143, 147
後頭蓋窩静脈系 ·································· 124
硬膜静脈 ·· 24
硬膜動静脈 ······································· 150

さ行

鎖骨下静脈 ······································· 172
左側頭葉膠芽腫 ··································· 77

四丘体槽 ·· 73
視床静脈 ·· 65
下大脳静脈〔系〕······························ 14, 103
上衣下静脈 ································ 56, 59, 63
　──と側脳室との位置関係 ···················· 58
上下錐体静脈洞 ··································· 22
上矢状静脈洞 ····························· 14, 24, 32, 81
　──領域への動脈分布 ························ 35
上矢状洞 ·· 65
上錐体静脈洞 ············ 73, 83, 94, 131, 133, 143, 150
　──領域に分布する動脈系 ·················· 183
上大脳静脈〔系〕·························· 14, 32, 43
小脳虫部〔前〕上部 ························ 125, 129
小脳脳幹静脈系 ··································· 15
静脈洞 ···································· 14, 32, 137
静脈洞交会 ········· 15, 40, 94, 95, 103, 118, 124, 137
シルビウス裂 ·························· 14, 103, 143
深部静脈系 ·· 56

髄膜腫 ·· 35
頭蓋外静脈系 ···································· 171

線維性索状構造 ··································· 25
前頭蓋底部内側の皮質静脈 ····················· 82
前脊髄静脈 ······································· 131
浅側頭動脈 ·· 35

総腱輪 ·· 172

た行

大脳鎌 ····························· 24, 25, 40, 43, 109
大脳脚 ·· 131
大脳静脈 ··· 110
大脳皮質静脈 ······································ 32
大脳表在静脈〔系〕······························ 14, 32
多血性病変 ·· 47
中脳被蓋 ··· 131
直静脈洞 ······························ 14, 15, 40, 124, 137
　──への動脈分布 ······························ 47
椎骨動脈 ···································· 188, 197

天幕静脈洞 ······································· 109

な行

内頸静脈 ···································· 94, 188
内頸動脈 ··· 197
内大脳静脈 ······················ 56, 58, 61, 70, 73

脳幹 ·· 125
　──出血 ································ 131, 150
脳幹小脳静脈 ···································· 126
脳幹静脈系 ······································· 132
脳静脈還流路 ······································ 12
脳静脈発生模式図 ································ 20
脳底静脈 ······················ 73, 74, 81, 83, 103, 140
　──の分枝 ····································· 79
脳梁静脈 ·· 65

は行

皮質静脈 ······································ 14, 22
左横静脈洞低形成 ································· 94

浮腫 ·· 131

ま行

右横静脈洞 ·· 99
脈絡叢静脈 ·· 63

や行

翼突静脈叢 ······································· 165

血管内治療のための血管解剖 脳静脈

2017年1月5日 第1版第1刷発行
2019年6月7日 第1版第2刷発行

編　著	清末一路 _{きよすえひろ}
発行人	影山博之
編集人	向井直人
発行所	株式会社 学研メディカル秀潤社 〒141-8414 東京都品川区西五反田 2-11-8
発売元	株式会社 学研プラス 〒141-8415 東京都品川区西五反田 2-11-8
印刷・製本	株式会社 真興社

この本に関する各種お問い合わせ
【電話の場合】●編集内容については Tel 03-6431-1211（編集部）
　　　　　　　●在庫については Tel 03-6431-1234（営業部）
　　　　　　　●不良品（落丁，乱丁）については Tel 0570-000577
　　　　　　　　学研業務センター
　　　　　　　　〒354-0045　埼玉県入間郡三芳町上富 279-1
　　　　　　　●上記以外のお問い合わせは Tel 03-6431-1002（学研お客様センター）
【文書の場合】〒141-8418　東京都品川区西五反田 2-11-8
　　　　　　　学研お客様センター『血管内治療のための血管解剖 脳静脈』係

©Hiro Kiyosue 2017. Printed in Japan.

●ショメイ：ケッカンナイチリョウノタメノケッカンカイボウ ノウジョウミャク

本書の無断転載，複製，頒布，公衆送信，翻訳，翻案等を禁じます．
本書に掲載する著作物の複製権・翻訳権・上映権・譲渡権・公衆送信権（送信可能化権を含む）は株式会社学研メディカル秀潤社が管理します．
本書を代行業者等の第三者に依頼してスキャンやデジタル化することは，たとえ個人や家庭内の利用であっても，著作権法上，認められておりません．
学研メディカル秀潤社の書籍・雑誌についての新刊情報・詳細情報は，下記をご覧ください．
　　https://gakken-mesh.jp/

本書に記載されている内容は，出版時の最新情報に基づくとともに，臨床例をもとに正確かつ普遍化すべく，著者，編者，監修者，編集委員ならびに出版社それぞれが最善の努力をしております．しかし，本書の記載内容によりトラブルや損害，不測の事故等が生じた場合，著者，編者，監修者，編集委員ならびに出版社は，その責を負いかねます．
また，本書に記載されている医薬品や機器等の使用にあたっては，常に最新の各々の添付文書や取り扱い説明書を参照のうえ，適応や使用方法等をご確認ください．

[JCOPY] 〈出版者著作権管理機構委託出版物〉
本書の無断複写は著作権法上での例外を除き禁じられています．複写される場合は，そのつど事前に，出版者著作権管理機構（電話 03-5244-5088，FAX 03-5244-5089，e-mail:info@jcopy.or.jp）の許諾を得てください．

表紙・本文デザイン	花本浩一
DTP	株式会社 真興社